国家卫生和计划生育委员会"十二五"规划教材
全国高等医药教材建设研究会"十二五"规划教材
全国高职高专院校教材

供康复治疗技术专业用

物理因子治疗技术 实训指导与学习指导

主 编 周国庆 朱 秉

副主编 刘 曦 陈 轶

编 者（以姓氏笔画为序）

邓 婕（苏州卫生职业技术学院） 陈 健（厦门大学附属中山医院）

朱 秉（复旦大学附属华山医院） 陈 睿（山东医学高等专科学校）

刘 曦（泸州医学院附属医院） 尚经轩（重庆城市管理职业学院）

刘忠良（吉林大学第二医院） 周国庆（湖北省荣军医院）

吴 军（大连医科大学附属第二医院） 姚 娓（大连医科大学附属第二医院）

张建宏（南方医科大学南方医院） 程 凯（南京医科大学附属南京医院）

张维杰（宝鸡职业技术学院） 舒 华（长沙民政职业技术学院医学院）

陈 轶（大庆医学高等专科学校）

U0386499

人民卫生出版社

图书在版编目（CIP）数据

物理因子治疗技术实训指导与学习指导/周国庆，
朱秉主编.—北京：人民卫生出版社，2014
ISBN 978-7-117-19800-4

Ⅰ.①物… Ⅱ.①周…②朱… Ⅲ.①物理疗法-
高等职业教育-教学参考资料 Ⅳ.①R454

中国版本图书馆 CIP 数据核字（2014）第 230413 号

| 人卫社官网 | www.pmph.com | 出版物查询，在线购书 |
| 人卫医学网 | www.ipmph.com | 医学考试辅导，医学数据库服务，医学教育资源，大众健康资讯 |

物理因子治疗技术实训指导与学习指导

主　　编：周国庆　朱　秉
出版发行：人民卫生出版社（中继线 010-59780011）
地　　址：北京市朝阳区潘家园南里 19 号
邮　　编：100021
E - mail: pmph @ pmph.com
购书热线：010-59787592　010-59787584　010-65264830
印　　刷：北京市艺辉印刷有限公司
经　　销：新华书店
开　　本：850×1168　1/16　印张：14
字　　数：385 千字
版　　次：2014 年 11 月第 1 版　　2018 年 1 月第 1 版第 2 次印刷
标准书号：ISBN 978-7-117-19800-4/R·19801
定　　价：29.00 元

打击盗版举报电话：010-59787491　E -mail: WQ @ pmph.com
（凡属印装质量问题请与本社市场营销中心联系退换）

近年来，我国高等职业教育发展迅猛，促进了康复治疗专业教育向系统化、规范化发展，加快了康复治疗专业向物理治疗、作业治疗和假肢矫形等亚专业的分工细化。

《物理因子治疗技术》是每一位物理治疗师(physiotherapist，PT)必须掌握的重要课程。电、光、声、磁和水等物理因子具有动力性和信息性的双重作用，在调节人体生理过程、促进机体功能和增强能力的康复等方面具有不可估量的意义。其无创伤、无痛苦、无毒副作用，临床应用非常广泛。

《物理因子治疗技术实训指导与学习指导》作为《物理因子治疗技术》的配套教材，在编写上按照主干教材的脉络进行叙述，针对性强。旨在为读者提供一套学生好学、教师好教、实习好查的教材。

学习指导部分从知识要点、重点难点分析、常见错误分析、执业考试链接、能力检测等五个方面进行叙述，其目的是帮助读者在系统学习物理因子治疗技术理论的同时，不断巩固和拓展学习内容，牢固地掌握重点内容，提高独立思考、综合分析和解决实际问题的能力。知识要点和重点难点分析的内容帮助读者尽快理解和掌握知识点，提高其预习、自学的能力；常见错误分析通过提出问题和分析问题，加深读者印象和理解；执业考试链接严格按照执业资格考试题型进行编写，题后附有详细解析，全面分析考点、解题思路和方法，帮助和提高读者的应试能力。能力检测采用简答题形式优选学习的基础内容，检查读者在知识点的掌握程度。

学生们迟早需要面对纷繁复杂的临床情况，独立地利用物理因子进行治疗。为方便教学、提供科学化、规范化、标准化的操作，我们从技能目标、实训组织形式、实训方式、实训原理、仪器设备、实训内容、实训病例和实训评价等八个模块来编写物理因子的实训指导，并通过"理论与实践"帮助操作者巩固与具体操作密切相关的理论知识。为突出实用性和可操作性，实训内容模块以"工作过程"为导向，详尽地叙述了物理因子疗法的操作步骤、操作要点(包括注意事项)、禁忌证、适应证，为读者提供科学实用、脉络清晰、系统、规范的操作流程。为方便教学、熟练地规范操作而设置了实训病例模块。

本书编者由编写《物理因子治疗技术》的全体人员组成，大家在百忙中编写相应章节，在此表示衷心的感谢！由于任务重、时间紧和学术水平有限，疏漏和不当之处难免，诚恳地欢迎读者不吝斧正，以利再版时进一步完善。

周国庆

2014 年 5 月

第一部分　实训指导

第二部分　学习指导

第一部分 实训指导

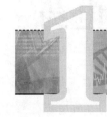

第一章

物理因子治疗技术概论

（略）

第二章

直流电疗法与直流电药物离子导入疗法

【技能目标】

掌握：

1. 常规直流电治疗技术和直流电药物离子导入治疗技术的操作流程，并规范地完成治疗。

2. 直流电疗法的治疗作用，正确选择适合于直流电疗法的患者；直流电药物离子导入疗法中所导入药物的选择原则和适应证。

熟悉：

1. 直流电水浴法的治疗技术。

2. 直流电药物离子导入的原理。

3. 直流电疗法的作用原理。

了解：直流电药物离子导入体腔法的治疗技术。

【实训组织形式】

实训 4 学时，采用集中演示和学生自主操作相结合的模式进行教学。

【实训方式】

对直流电治疗仪输出的极性进行鉴定。模拟病例对常规直流电治疗技术进行演示性操作。学生分组结合病例对直流电药物离子导入治疗技术和直流电水浴治疗技术进行实践性操作，教师组间巡查并指导。

【实训原理】

1. 直流电具有电解作用，阴极下产生碱性物质，阳极下产生酸性物质。

2. 直流电使皮肤细胞的蛋白质变性释放出组胺、组织蛋白分解成血管活性肽，以及直接刺激感觉神经末梢等机制引起血管扩张。

3. 由于电渗的作用，直流电阳极下水分减少，阴极下水分增多。

4. 电学中的"同性电荷相斥，异性电荷相吸"原理。

5. 药物离子在直流电作用下通过汗腺和皮脂腺管口、毛孔、黏膜或伤口透入体内。

6. 直流电所导入的药物通过直接作用、神经反射作用和体液作用等三种方式发挥治疗作用。

【仪器设备】

1. 直流电治疗仪　电压在 100V 以下，能输出 0～100mA 的直流电；输出插口应标明(+)、(−)极性；有的仪器设有极性转换开关和电流量程分流器。

2. 附件

(1) 电极板：①现临床多采用 0.3cm 厚的导电橡胶板，或 0.10～0.15cm 厚的铅板制成不同大小的矩形或圆形电极，或用于面部、领区等部位的特殊形状电极。②眼杯电极容量 5～10ml，在旁侧和底部各有一孔，旁侧孔便于向眼杯中灌注药液，底部孔用插有碳棒或铂金丝电极的橡皮塞堵住。③阴道、直肠电极多为碳棒电极，外缠有 1cm 厚的纱布或棉花。④全身浴盆、手浴槽和足浴槽等盆槽由绝缘性能良好的陶瓷、木质或塑料制成，盆槽壁装有碳棒电极或铅板电极，电极外有护壁。

（2）输出导线：多采用每组至少有 2 条的单芯绝缘线或 1 条可分为两支的绝缘导线，并以不同颜色区分（＋）、（－）极性。可分为两支的绝缘导线多用于连接两个主电极，便于两个部位同时进行治疗。

（3）电极衬垫：由吸水性良好的绒布制成。导电橡胶板电极所用衬垫应有 0.3～0.4cm 厚，而铅板电极的衬垫应厚达 1cm。衬垫各周边需大出电极各周边 1cm。临床上通常在衬垫的一面缝上一层绒布制成衬垫套容纳电极板，以避免电极从衬垫上滑落而引起烫伤。衬垫角应有鲜明的（＋）、（－）极性标志。

（4）固定电极用品：常用沙袋和固定带。沙袋多用于躯干部位压迫固定电极，而固定带多用于肢体捆绑固定电极。

（5）其他用品：绝缘布（覆盖电极、垫导电夹用）、煮锅两个（用于正、阴极衬垫分开煮沸消毒）、长夹（用于夹取煮锅内衬垫）、导电夹、浸药用滤纸或纱布、拟导入的药物、槽平台和屏风等。

实训一　直流电治疗仪输出极性的鉴定

	操作要点	阳极表现	要点说明
时机选择	◇ 新启用的直流电治疗仪 ◇ 检修或定期检测后的直流电治疗仪 ◇ 科学实验之前		
操作方法 1. 水电法	◇ 取盛水的玻璃杯，将 2 条输出导线插入水中，然后通电。调节电流量程分流器及输出旋钮至电流强度 10～20mA	◇ 少而大的气泡	◇ 输出导线的尖端需去除绝缘皮
2. 舌上测定法	◇ 将 2 条输出导线置于舌面，然后调节电流量程分流器及缓慢顺时针旋转电位器通以微弱的电流	◇ 有酸味	◇ 两输出导线之间需保持一定的距离
3. 淀粉测定法	◇ 取适量加入碘化钾溶液的淀粉，将 2 条输出导线插入其中，然后通电	◇ 青蓝色云翳	
4. 试纸测定法	◇ 取石蕊试纸用盐水浸湿，将 2 条输出导线置于试纸的两侧，然后通电	◇ 变为红色	

实训二　常规直流电治疗技术

	操作步骤	要点说明及注意事项
治疗前评价	◇ 病情的评估：查阅患者的一般情况；根据患者的病史、体检、辅助检查、高级脑功能评定和日常生活活动能力评定等结果对患者进行综合的评价 ◇ 选择合适的治疗对象 　✓ 禁忌证：神志不清、高热、出血倾向、恶性肿瘤、心肺肝肾功能不全、急性湿疹、孕妇腰腹骶部、皮肤破损局部、金属异物局部、安装有心脏起搏器局部及其邻近、急性传染病及对直流电不能耐受者 　对皮肤感觉障碍者慎用 　✓ 适应证：周围神经损伤、末梢神经炎、面神经麻痹、偏头痛、关节炎、肌炎、陈旧性缺血性溃疡、血栓性静脉炎、慢性炎症浸润、胃肠痉挛、骨折、术后粘连、癔症等	◇ 了解患者的主要功能障碍、能力障碍及合作程度等 ◇ 合理筛选治疗对象

续表

	操作步骤	要点说明及注意事项
计划		
1. 治疗师准备	✧ 着装整洁,剪指甲,洗手,戴口罩	✧ 遵循无菌技术原则,预防交叉感染
2. 用物准备	✧ 检查治疗仪的开关旋钮工作是否正常,输出是否平稳,输出导线、导线夹、导线电极焊接点是否完好,导电橡胶板是否有老化、有裂隙,并整平铅板电极	✧ 做好物理治疗的防护措施
	✧ 对电极板和衬垫做好清洗、消毒	✧ 破裂的电极板应予更新
	✧ 准备好固定用品、绝缘布和浸湿衬垫用的温水	✧ 电极板的角应为圆弧形,避免尖角导致电流集中出现烧烫伤
3. 环境准备	✧ 治疗室内安静、整洁、安全、光线和室温适宜。治疗床干净整洁,金属部位需用棉絮等物品遮盖	
	✧ 必要时用屏风或拉帘遮挡,注意保护患者隐私	
实施		
1. 核对、解释	✧ 核对患者的一般情况、主诉和诊断等	✧ 确认患者并获得其信任,建立安全感
	✧ 向患者或其家属解释治疗的方法和目的	✧ 空腹、饭后或过度疲劳时不宜进行治疗
	✧ 向患者交代治疗时的正常感觉和注意事项	✧ 去除治疗部位及其邻近的金属物
	✓ 一般部位治疗时应出现均匀的针刺感,或轻微的紧束感、蚁走感;眼部治疗时可有闪光感、色感;头部治疗时口腔内可有金属味等。治疗中如感觉电极下有局限性的疼痛或烧灼感,应立即通知治疗人员	✧ 导线夹下必须垫以绝缘布,电极插头必须紧密插入电极的导线插口,切勿使导线夹和导线的金属裸露部分直接接触患者的皮肤
	✓ 治疗中患者不得随意挪动体位,以免电极衬垫位置移动而减弱疗效,或电极脱落直接接触皮肤而发生烧伤	✧ 电极衬垫严防放反,避免电极与患者皮肤之间只隔一层单布
	✓ 治疗中患者不得触摸治疗仪或接地的金属物	
2. 准备电极和衬垫	✧ 根据治疗处方、治疗部位选择主、副电极板及衬垫,将电极板放入温度和湿度适宜的衬垫套内	✧ 电极与衬垫须平整,尤其是治疗部位凹凸不平时,必须使衬垫均匀接触皮肤,保证电流均匀作用,避免电流集中作用于一点
3. 安置体位并检查皮肤	✧ 患者取舒适体位,充分暴露治疗部位。治疗师检查其治疗部位皮肤的完整性,并在皮肤小破损处贴以胶布或垫上绝缘布。若治疗部位毛发过多,宜用温水浸湿或剔去	✧ 两电极衬垫之间宜保持一定距离,严禁相互接触
4. 放置电极和衬垫	✧ 根据治疗要求采用对置法或并置法正确安置衬垫及电极板,并使衬垫紧贴皮肤;确认电极的极性正确后,用固定带或沙袋固定稳妥	✧ 感觉障碍的部位、新鲜的瘢痕、植皮部位治疗时,剂量宜适当减小
5. 检查及预热治疗仪	✧ 检查治疗仪的电流量程分流器是否在所需位置、输出旋钮是否在"0"位、转向开关是否正确等,调整后打开电源预热治疗仪	✧ 在治疗中,应经常询问患者感觉、巡视电流表指针情况,随时增补或减小电流。如患者感觉电极下有局限性的疼痛或烧灼感,应立即调节电位器至"0"位,中断治疗进行检查:如有皮肤烧伤,则应停止治疗,予以妥善处理;如无烧伤,对不符合要求的情况予以纠正后继续治疗
6. 开机	✧ 预定治疗时间 15～20 分钟。顺时针方向缓慢旋转电位器,使电流表指针恒速上升,增大电流强度到目标值的½时,询问患者的感觉,待电流稳定、患者的感觉明确后,再逐渐增大电流强度至目标值。电流强度应按衬垫的面积计算,电流密度一般为 0.05～0.10mA/cm²,最大不超过 0.20mA/cm²;小儿为 0.02～0.05mA/cm²	✧ 在治疗中,需调换电极极性或调节电流量程分流器时,必须先将电位器旋回"0"位,再行调节
7. 关机	✧ 每次治疗 15～30 分钟。治疗完毕时,逆时针方向缓慢旋回电位器至"0"位;关闭电源;从患者身上取下电极和衬垫	✧ 治疗频次:每日或隔日一次;10、15 或 20 次为一个疗程

续表

	操作步骤	要点说明及注意事项
治疗后评价并记录	◇ 检查并告知患者治疗后的皮肤情况,告诉患者不要搔抓治疗部位,必要时可使用护肤剂 ◇ 了解患者的治疗反应;预约下次治疗时间 ◇ 洗手,记录治疗部位、时间和效果	◇ 出现烧伤要及时处理 ◇ 与医师交流患者的治疗反应,确定是否需要调整治疗处方

理论与实践

主电极和副电极的确定和应用

直流电疗法的操作中,除因为电流方向、电流密度和电极位置等不同而获得不同的治疗效果外,电极的面积不一也能发挥不同的治疗作用。

根据治疗目的而选用的阳极或阴极作用于特定部位发挥治疗作用,那该电极为主电极;而另一电极仅作为电流的通路,称为副电极。副电极可酌情安放在远离治疗部位的项背部、腰骶部和胸骨部等平坦且电阻较小的皮肤上。为了增强主电极的治疗作用,一般使用面积较小的电极板作为主电极,面积较大的作为副电极。这是因为在治疗仪输出同一电流时,电极面积越小的电流密度越大,引起的反应也就越强(实训图2-1)。

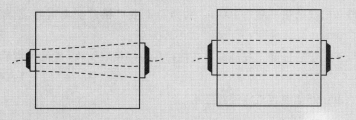

实训图2-1 左图:衬垫面积较小的主电极电流密度(左)大于衬垫面积较大的副电极(右);右图:衬垫面积相等时两电极的电流密度相等

电极的放置方法

1. 对置法 两个电极分别放置在治疗部位的内外两侧或者前后面。这种放置方法作用较深,但作用范围较局限;适用于局部或较深的部位。

2. 并置法 两个电极放在躯体的同一侧面。这种放置方法作用表浅,但作用范围较大;适用于神经、血管、肌肉等长度长的部位。(实训图2-2)

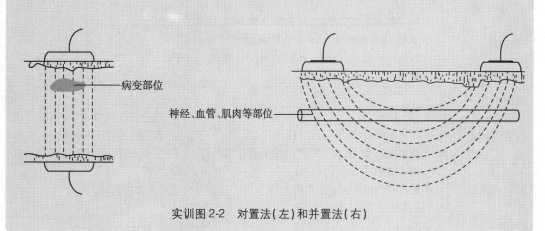

实训图2-2 对置法(左)和并置法(右)

实训三　直流电药物离子导入治疗技术

操作方法与常规直流电治疗技术基本相同,其不同之处如下:

1. 放置电极和衬垫的操作步骤与常规直流电治疗技术不同　取与主电极衬垫形状和面积相同的滤纸或纱布(消毒好的),将其用拟导入的药液浸湿,平铺在治疗部位的皮肤上,其上依次覆盖极性与拟导入药物离子的极性相同的(温湿的)电极衬垫和电极板。副电极一般不作离子导入,如需同时进行药物离子导入,操作方法同前。

2. 注意事项:

1)拟导入的药物在临床上需作过敏试验的必须进行过敏试验,过敏的药物严禁进行离子导入。

2)抗生素、酶类等药物易被电解所破坏,治疗时需用非极化电极。

3)拟导入的药物应保存于阴凉处,易变质的药物应保存于棕色瓶内。剧毒药、贵重药应单独加锁存放、专人管理。

4)药物溶剂一般用蒸馏水、乙醇或葡萄糖溶液;药液使用前必须检查其失效时间,观察有无变色及变浑,对过期和变质的药液严禁使用。自行配制的药液有效时间应不超过1周。

5)尽量减少电极板和衬垫上的寄生离子。每个衬垫最好只供一种药物使用。

6)瓶盖在使用时反放,使用后应及时盖严,防止污染。

7)滤纸或纱布的浸药量一般每 $100cm^2$ 约为3ml;要严格掌握贵重药、剧毒药的用量,切勿超量。

8)浸药滤纸于治疗后丢弃。浸药纱布在治疗后可经彻底清洗、煮沸消毒后再使用,但必须专药专用。

9)其他注意事项同常规直流电治疗技术。

实训四　直流电水浴治疗技术

	操作步骤	要点说明及注意事项
治疗前评价	◇ 病情的评估(同实训二) ◇ 选择合适的治疗对象 　✓ 禁忌证:(同实训二) 　✓ 适应证: 　全身直流电水浴疗法:疲劳综合征、多发性关节炎、多发性神经炎、多发性肌炎、神经症等 　肢体直流电水浴疗法:多发性神经炎、雷诺病、血栓闭塞性脉管炎等	◇ (同实训二)
计划 1. 治疗师准备 2. 用物准备 3. 环境准备	◇ (同实训二) ◇ 检查治疗仪和输出导线(同实训二) ◇ 浴盆或浴槽:浴槽可根据治疗需要选用单槽、双槽或四槽 ◇ 治疗室内地面应安全防滑 ◇ (其他同实训二)	◇ 经常刷洗碳棒电极,清除电极表面的污物及电解物 ◇ 盆槽、浴衣、浴巾等应经过清洗消毒 ◇ (其他同实训二)

续表

	操作步骤	要点说明及注意事项
实施		◇ 盆槽绝缘性能良好,不接地,不与下水道直接相通
1. 核对、解释	◇（同实训二）	
2. 准备盆槽用水和药物	◇ 向盆槽内注入 36～39℃ 的温水,水量达盆槽容量的 1/2～2/3。可根据治疗需要在浴水中加入药物	◇ 多槽浴时各槽内水量应一致 ◇ 浴水中药物的浓度为衬垫法药物浓度的 1/10
3. 安置体位	◇ 肢体直流电水浴时取舒适体位,将患者肢体的治疗部位裸露,置于水面以下;全身直流电水浴时取半卧位,水面不超过乳头水平	◇ 由于药物的浓度低,水中又存在寄生离子,导入到人体的药量少。所以,不宜使用贵重药品及毒性大的药物做导入
4. 放置电极	◇ 全身盆浴和上肢槽浴时,副电极可置于项背部、肩胛间区;单手槽浴时,副电极可置于上臂;偏侧肢体槽浴和下肢槽浴时,副电极可置于腰骶部;单足槽浴时,副电极可置于大腿部。四槽水浴时,双上肢为一极,双下肢为另一极,电流极性可交替改变	◇ 不得在患者进入盆槽前打开电源 ◇ 通电过程中:不得向盆槽增加或减少浴水;患者肢体不得离开水面,不得触摸电极
5. 检查及预热治疗仪	◇ 治疗仪的电流量程分流器应位于大量程上,检查输出旋钮是否在"0"位等,调整后打开电源预热治疗仪	◇（其他同实训二）
6. 开机	◇ 顺时针方向缓慢旋转电位器,使电流表指针恒速上升,逐渐增大电流强度至目标值的 1/3～1/2,同时询问患者的感觉,待电流稳定、患者感觉明确后,再逐渐增大电流强度至目标值（全身盆浴时最大电流 50～80mA;槽浴最大电流 50mA）	
7. 关机	◇ 每次治疗 5～30 分钟。治疗完毕时,逆时针方向缓慢旋回电位器至"0"位;关闭电源。患者出盆槽,擦干身体休息	
治疗后评价并记录	◇（同实训二）	◇（同实训二）

【实训病例】

1. 晏某,女,52 岁,从事家政工作十年。现因"右肩关节周围疼痛、活动受限 2 月"就诊。右肩疼痛在内旋、上举时加重,且夜间更明显。查体见右侧肱二头肌区、冈下肌区、小圆肌区及肱骨结节间沟处压痛(+),右肩主、被动活动范围均明显受限。X 线检查提示右肩部诸骨未见骨质破坏,右侧肩关节间隙较左侧变窄。诊断为右侧肩周炎。请采用直流电草乌导入技术规范操作。

2. 阎某,男,4 岁,因"鼻塞 2 日"就诊。测体温 36.7℃,鼻黏膜色白,有清稀分泌物。诊断为变态反应性鼻炎。请采用直流电锌离子导入技术规范操作。

3. 邬某,男,26 岁,因"双手痛、晨僵 20 天"就诊。查体未见双手变形,近端指间关节处轻度肿胀、色红、皮温升高,活动时疼痛加重。检查类风湿因子呈阳性,血沉增快。诊断为急性类风湿关节炎。请采用直流电水浴促皮质素导入技术规范操作。

【实训评价】

项　目	项目总分	评分标准	得　分
核对、解释	10	核对个人情况(2分);解释治疗目的(2分);交代治疗时的各种感觉和注意事项(6分)	
准备电极和衬垫	5	能根据治疗部位熟练地选择电极和衬垫(1分);在使用前对衬垫进行清洗和消毒(2分);电极整平、清洗和消毒(2分)	
安置体位并检查皮肤	5	体位摆放正确(2分);检查皮肤及对症处理(3分)	
放置电极和衬垫	10	能根据治疗部位和治疗目的确定主、副电极(2分);正确的按照对置或并置方法确定安置部位(2分);正确放置浸药滤纸或纱布(2分);安置电极和衬垫的顺序正确(4分)	
检查及预热治疗仪	10	输出导线的极性正确(4分);开机前电位器在"0"位(3分);电流量程分流器位置正确(2分);有预热过程(1分)	
开机	10	预定治疗时间(1分);旋动电位器方法正确(3分);治疗剂量正确(3分);顺序正确(3分)	
关机	5	旋回电位器(2分);关闭电源,取下电极和衬垫(1分);顺序正确(2分)	
治疗后评价和记录	5	评价皮肤情况、疗效(各1分);记录(3分)	
考查适应证	10	错一项(扣3分)	
考查禁忌证	15	每缺一例(扣3分)	
考查注意事项	15	每缺一项(扣2分)	
总　分	100		

(周国庆)

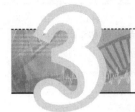

第三章

低频电疗法

【技能目标】

掌握:

1. 感应电疗法的治疗作用、适应证及其操作流程,并规范地完成治疗。

2. 经皮电神经刺激疗法(TENS)的治疗作用、适应证及其操作流程,并规范地完成治疗。

3. 功能性电刺激疗法(FES)的治疗作用、适应证及其操作流程,并规范地完成治疗。

熟悉:

1. 神经肌肉电刺激疗法(NMES)的治疗原理及操作流程。

2. 间动电疗法的治疗原理及操作流程。

了解:电睡眠疗法的治疗原理及操作流程。

【实训组织形式】

实训 4 学时,集中演示和学生自主操作相结合的模式进行教学。

【实训方式】

模拟病例对相关治疗技术进行演示性操作。学生分组结合病例进行实践性操作,教师组间巡查并指导。

实训一 感应电治疗技术

【实训原理】

1. 感应电流是双相的,通电时,电场中组织内的离子呈两个方向来回移动,因此感应电引起的电解作用不明显。

2. 感应电的高尖部分,除有足够的电压外,其波宽在 1 毫秒以上,因此,当电压(或电流)达到上述组织的兴奋阈时,就可以兴奋正常的运动神经和肌肉。

3. 感应电流对完全失神经支配的肌肉无明显刺激作用,对部分失神经支配的肌肉作用减弱。

【仪器设备】

1. 直流感应电流电疗机 电压在 100V 以下,能输出 50 ~ 100mA 的直流电;输出插口应标明(+)、(-)极性;有的仪器设有极性转换开关和电流量程分流器。

2. 附件

(1) 电极板:0.3cm 厚的导电橡胶板,或 0.10 ~ 0.15cm 厚的铅板制成不同大小的矩形或圆形电极,另配有手柄电极和滚动电极。

(2) 输出导线:每组至少有 2 条的单芯绝缘线或 1 条可分为两支的绝缘导线,并以不同颜色区分(+)、(-)极性。导线的导电性能优良,表皮绝缘性良好,柔韧性强。

(3) 电极衬垫:用吸水性良好的绒布制成。导电橡胶板电极所用衬垫应有 0.3 ~ 0.4cm 厚,因为感应电流的电解作用不明显,电极的衬垫厚度可以在 1cm 以下。衬垫各周边需大出电极各周边 1cm。通常在衬垫的一面缝上一层绒布制成衬垫套容纳电极板,以避免电极从衬垫上滑落而引起烫伤。

（4）固定电极用品：常用沙袋和固定带。沙袋多用于躯干部位压迫固定电极，而固定带多用于肢体捆绑固定电极。

（5）其他用品：绝缘布（覆盖电极用）。

【实训内容】

操作程序	操作步骤	要点说明及注意事项
治疗前评价	◇ 病情的评估：查阅患者的一般情况；根据患者的病史、体检、辅助检查、高级脑功能评定和日常生活活动能力评定等结果对患者进行综合的评价 ◇ 选择合适的治疗对象 ✓ 禁忌证：神志不清、高热、出血倾向、恶性肿瘤、心肺肝肾功能不全、急性湿疹、孕妇腰腹骶部、皮肤破损局部、金属异物局部、安装有心脏起搏器局部及其邻近、急性传染病及对直流电不能耐受者。对皮肤感觉障碍者慎用 ✓ 适应证：失用性肌萎缩（如神经失用：术后制动、疼痛引起的反射抑制肌肉收缩运动导致的）、肌张力低下、软组织粘连、四肢血液循环障碍、声嘶、便秘、尿潴留、癔症等	◇ 了解患者的主要功能障碍、能力障碍及合作程度等 ◇ 合理筛选治疗对象
计划 1. 治疗师准备 2. 用物准备 3. 环境准备	◇ 着装整洁，剪指甲，洗手，戴口罩 ◇ 检查治疗仪的开关旋钮工作是否正常，输出是否平稳，输出导线、导线夹、导线电极焊接点是否完好，导电橡胶板是否有老化、有裂隙。并整平铅板电极 ◇ 对电极和衬垫做好清洗、消毒 ◇ 准备好固定用品、绝缘布和浸湿衬垫用的温水 ◇ 治疗室内安静、整洁、安全、光线和室温适宜。治疗床干净整洁，金属部位需用棉絮等物品遮盖 ◇ 必要时用屏风或拉帘遮挡，注意保护患者隐私	◇ 遵循无菌技术原则，预防交叉感染 ◇ 做好物理治疗的防护措施 ◇ 破裂的电极应予更新 ◇ 电极板的角应为圆弧形，避免尖角
实施 1. 核对、解释	◇ 核对患者的一般情况、主诉和诊断等 ◇ 向患者或其家属解释治疗的方法和目的 ◇ 向患者交代治疗时的正常感觉和注意事项 ✓ 一般部位治疗时根据治疗剂量的强弱，应有以下治疗感受：强量可见肌肉出现强直收缩；中等量可见肌肉微弱收缩；弱量则无肌肉收缩，但有轻微的刺激感 ✓ 治疗中患者不得随意挪动体位，以免电极衬垫位置移动而减弱疗效，或电极脱落直接接触皮肤而发生烧伤 ✓ 在治疗中，患者不得触摸治疗仪或接地的金属物	◇ 确认患者并获得其信任，建立安全感 ◇ 去除治疗部位的金属物 ◇ 导线夹下必须垫以绝缘布，电极插头必须紧密插入电极的导线插口，切勿使导线夹和导线的金属裸露部分直接接触患者的皮肤 ◇ 电极与衬垫须平整，尤其是治疗部位凹凸不平时，必须使衬垫均匀接触皮肤，保证电流均匀作用，避免电流集中作用于一点

续表

操作程序	操作步骤	要点说明及注意事项
2. 准备电极和衬垫	✧ 根据治疗处方、治疗部位选择电极及衬垫,将电极板放入温度和湿度适宜的衬垫套内	✧ 两电极衬垫之间宜保持一定距离,严禁相互接触
3. 安置体位并检查皮肤	✧ 患者取舒适体位,充分暴露治疗部位。治疗师检查其治疗部位皮肤的完整性,并在皮肤小破损处贴以胶布或垫上绝缘布。若治疗部位毛发过多,宜用温水浸湿或剔去	✧ 在通电过程中,应经常询问患者感觉、巡视患处肌肉收缩情况
4. 放置电极和衬垫	✧ 可采用的方法: ✓ 固定法:采用对置法或并置法将衬垫及电极板安置在治疗部位,或主电极置于神经肌肉运动点,副电极置于支配有关肌肉的区域 ✓ 移动法:用手柄电极或滚动电极在运动点、穴位或病变区移动刺激(也可固定作断续刺激);另一片电极(约100cm²)固定于相应的平坦部位,如颈背部或腰骶部 ✓ 电兴奋法:使两个圆形电极(直径3cm)在穴位、运动点或病变区来回移动或暂时固定某点作断续的直流感应电中等量至强量的刺激 ✧ 上述方法均应使衬垫紧贴皮肤,并用固定带或沙袋固定稳妥	✧ 治疗频次:每次治疗 6~15 分钟,每日 1~2 次,20~30 次为一个疗程
5. 检查及预热治疗仪	✧ 检查治疗仪的电流量程分流器是否在所需位置、输出旋钮是否在"0"位等,调整后打开电源预热治疗仪	
6. 开机	✧ 预定治疗时间 15~20 分钟。再顺时针方向缓慢旋转电位器,使电流表指针恒速上升,观察患者治疗部位的反应并询问患者的感觉	
7. 关机	✧ 治疗完毕时,逆时针方向缓慢旋回电位器至"0"位;关闭电源;从患者身上取下电极和衬垫	
治疗后评价并记录	✧ 检查患者皮肤有无异常情况,了解其治疗反应;并告知患者检查情况,确定下次治疗时间 ✧ 洗手,记录治疗部位、时间和效果	✧ 与医师交流患者的治疗反应,确定是否需要调整治疗处方

 理论与实践

感应电疗法电极与衬垫的选用

感应电疗法的设备,一般是应用国产的直流感应电流电疗机,其输出导线、金属电极板、电极固定用品均与直流电疗法相同,另外还配有感应电疗专用的电极,有手柄电极和滚动电极。

感应电治疗的操作方法与直流电疗法基本相同,因为感应电流的电解作用不明显,放电极衬垫的厚度可以在 1cm 以下。

【实训病例】

1. 王某,女,24 岁,左尺骨鹰嘴不完全性骨折一个月后复查,既往病史:一个月前不慎摔倒,左肘着地,当时疼痛难忍、活动时疼痛加重明显。当时查体:一般情况好,神清,左肘皮肤有轻度擦伤,肘关节稍肿大、不红、鹰嘴有明显压痛、但无移位,肘关节活动明显受限,被动活动时疼痛加重。辅助检查:左肘关节正、侧位片(见:左尺骨鹰嘴外侧骨皮质可见骨不连续,向内延约 1cm 阴影。提示:左尺骨鹰嘴不完全性骨折。)诊断:左尺骨鹰嘴骨折(不全性)。处理:①左肘悬吊固定;②左肘关节制动;③一个月后复查。目前查体:左上臂围度减少,左肱二头肌肌力 4 级,肱三头肌肌力 4 级。请采用感应电治疗技术规范操作。

2. 胡某,女,58 岁,主诉在家如厕时因突感头痛,且左侧肢体不能活动 40 分钟来急诊科就医,查体:左侧肢体肌张力低下,无力,无头晕恶心。辅助检查:头颅 CT 示右侧基底节区多发腔隙性梗死。诊断:右侧基底节脑梗死。由急诊科转入神经内科,保守治疗 3 周,病情稳定后转入康复科进一步功能治疗。现发病已 3 周,生命体征稳定,左侧肢体无主动运动,肌张力低下。请采用感应电治疗技术规范操作。

3. 陈某,女,48 岁,右股骨髁上骨折 6 周后复查。既往病史:6 周前驾驶电动车不慎摔倒,当时觉右膝胀、痛、活动困难。当时查体:右大腿远端肿胀,压痛(+),不能主动站立,被动活动时疼痛加重。辅助检查:X 线检查示右股骨远端有骨质连续性中断,外侧髁可见一碎骨块。诊断:右股骨髁上骨折。处理:右下肢屈膝 20°石膏固定 4~6 周。现查体:右大腿围度 42cm,左大腿围度 50cm,右侧股四头肌肌力 3 级,腘绳肌肌力 4 级。请采用感应电治疗技术规范操作。

实训二 失神经支配肌肉电刺激治疗技术

【实训原理】

直接对神经肌肉进行电刺激可以改善血液循环、促进静脉与淋巴回流、促进神经细胞兴奋和传导功能的恢复、引起肌肉节律性收缩,从而使得肌纤维增粗、肌肉的体积和重量增加、肌肉内毛细血管变丰富、琥珀酸脱氢酶(SDH)和三磷酸腺苷酶(ATPase)等有氧代谢酶增多并活跃、慢肌纤维增多、并出现快肌纤维向慢肌纤维特征转变、增强肌力、延缓肌萎缩等。

【仪器设备】

1. 专用的神经肌肉电刺激治疗仪 脉冲宽度、频率均可调节。

2. 附件

(1)电极板:导电橡胶板。

(2)衬垫(与感应电疗法相同)。

(3)固定电极用品:常用固定带,或用不干胶粘贴固定。

【实训内容】

操作程序	操作步骤	要点说明及注意事项
治疗前评价	◇ 病情的评估:查阅患者的一般情况;根据患者的病史、体检、辅助检查、高级脑功能评定和日常生活活动能力评定等结果对患者进行综合的评价 ◇ 选择合适的治疗对象 　✓ 禁忌证:高热、出血倾向、安装有心脏起搏器局部及其邻近、恶性肿瘤部位等 　✓ 适应证:下运动神经元病损所致的失神经支配肌肉者	◇ 了解患者的主要功能障碍、能力障碍及合作程度等 ◇ 合理筛选治疗对象

续表

操作程序	操作步骤	要点说明及注意事项
计划 1. 治疗师准备 2. 用物准备 3. 环境准备	◇ 着装整洁,剪指甲,洗手,戴口罩 ◇ 检查治疗仪的开关旋钮工作是否正常,输出是否平稳,输出导线、导线电极焊接点是否完好,导电橡胶板是否有老化、有裂隙 ◇ 对电极和衬垫做好清洗、消毒 ◇ 准备好固定用品和浸湿衬垫用的温水 ◇ 治疗室内安静、整洁、安全、光线和室温适宜。治疗床干净整洁,金属部位需用棉絮等物品遮盖 ◇ 必要时用屏风或拉帘遮挡,注意保护患者隐私	◇ 遵循无菌技术原则,预防交叉感染 ◇ 做好物理治疗的防护措施 ◇ 破裂的电极应予更新
实施 1. 核对、解释 2. 准备电极和衬垫 3. 安置体位并检查皮肤 4. 放置电极和衬垫 5. 检查治疗仪 6. 开机 7. 关机	◇ 核对患者的一般情况、主诉和诊断等 ◇ 向患者或其家属解释治疗的方法和目的 ◇ 向患者交代治疗时的正常感觉和注意事项 ✓ 一般部位治疗时根据治疗剂量的强弱,应有以下治疗感受:强量可见肌肉出现强直收缩;中等量可见肌肉微弱收缩;弱量则无肌肉收缩,但有轻微的刺激感 ✓ 治疗中患者不得随意挪动体位,以免电极衬垫位置移动而减弱疗效,或电极脱落直接接触皮肤而发生烧伤 ✓ 在治疗中,患者不得触摸治疗仪或接地的金属物 ◇ 根据治疗处方、治疗部位选择电极及衬垫,将电极板放入温度和湿度适宜的衬垫套内 ◇ 患者取舒适体位,充分暴露治疗部位。治疗师检查其治疗部位皮肤的完整性,并在皮肤小破损处贴以胶布或垫上绝缘布。若治疗部位毛发过多,宜用温水浸湿或剔去 ◇ 采用单点刺激法或双点刺激法将阴极安置在治疗部位,使电极紧贴皮肤,并用固定带固定稳妥 ◇ 检查治疗仪的电流量程分流器是否在所需位置、输出旋钮是否在"0"位等,调整后打开电源预热治疗仪 ◇ 根据病情检查结果选择参数 ✓ 完全失神经支配时的治疗持续时间($t_{有效}$)是 150 ~ 600 毫秒,间歇时间($t_{止}$)是 3000 ~ 6000 毫秒 ✓ 部分失神经支配时的治疗持续时间($t_{有效}$)是 50 ~ 150 毫秒,间歇时间($t_{止}$)是 1000 ~ 2000 毫秒 ◇ 顺时针方向缓慢旋转电位器,使电流表指针恒速上升,观察患者治疗部位的反应并询问患者的感觉 ◇ 治疗完毕时,逆时针方向缓慢旋回电位器至"0"位;关闭电源;从患者身上取下电极和衬垫	◇ 确认患者并获得其信任,建立安全感 ◇ 去除治疗部位的金属物 ◇ 电极与衬垫须平整,尤其是治疗部位凹凸不平时,必须使衬垫均匀接触皮肤,保证电流均匀作用,避免电流集中作用于一点 ◇ 两电极衬垫之间宜保持一定距离,严禁相互接触 ◇ 在通电过程中,应经常询问患者感觉、巡视患处肌肉收缩情况 ◇ 治疗频次:视肌肉失神经情况确定刺激的持续时间,每日可1~2次

续表

操作程序	操作步骤	要点说明及注意事项
治疗后评价并记录	◇ 检查患者皮肤有无异常情况,了解其治疗反应;并告知患者检查情况,确定下次治疗时间 ◇ 洗手,记录治疗部位、时间和效果	◇ 与医师交流患者的治疗反应,确定是否需要调整治疗处方

【实训病例】

1. 刘某,男,24岁,4天前跌倒后出现右手腕不能上抬,查体:右侧腕背伸肌、伸指肌肌力2级,双侧肱二头肌反射、肱三头肌反射等称,右侧桡骨膜反射减弱。诊断:右侧桡神经损伤。请采用失神经肌电刺激治疗技术规范操作。

2. 万某,女,16岁。因左上臂无力1月余入院。患者1个月前逐渐出现左上臂无力、上举不能,伴有向远端放射性疼痛,但无肌肉疼痛、肢体麻木、发凉等异常。查体:双上肢脉搏及血压正常,未见皮疹。颈部未闻及血管杂音,左侧翼状肩胛,左侧三角肌肌力3级,肱二头肌肌力4级,左上肢远端肌力4级,肌肉压痛(−)。生理反射对称,病理反射未引出。辅助检查:肌电图(EMG)示左上肢神经源性损害($C_5 \sim C_6$ 神经根损伤);颈椎MRI(平扫+增强)示$C_4 \sim C_5$ 及 $C_5 \sim T_6$ 水平椎管后方软组织信号(黄韧带增厚可能)。诊断:颈椎退行性改变,神经根型颈椎病。请采用失神经肌电刺激治疗技术规范操作。

实训三　痉挛肌电刺激治疗技术

【实训原理】

直接对神经肌肉进行电刺激可以改善血液循环、促进静脉与淋巴回流、促进神经细胞兴奋和传导功能的恢复、引起肌肉节律性收缩,从而使得肌纤维增粗、肌肉的体积和重量增加、肌肉内毛细血管变丰富、琥珀酸脱氢酶(SDH)和三磷酸腺苷酶(ATPase)等有氧代谢酶增多并活跃、慢肌纤维增多、并出现快肌纤维向慢肌纤维特征转变、增强肌力、延缓肌萎缩等。

【仪器设备】

1. 痉挛肌电刺激仪

2. 附件

(1) 电极板(与感应电疗法相同)。

(2) 衬垫(与感应电疗法相同)。

(3) 固定电极用品:常用固定带,或用不干胶粘贴固定。

【实训内容】

操作程序	操作步骤	要点说明及注意事项
治疗前评价	◇ 选择合适的治疗对象 　✓ 禁忌证:肌萎缩侧索硬化症,多发性硬化的进展期或治疗后出现痉挛持续加重的情况 　✓ 适应证:脑血管意外后遗症偏瘫,儿童脑性瘫痪,产后引起的痉挛性瘫痪,多发性硬化性瘫痪,脑外伤、脊髓损伤引起的痉挛性瘫痪,帕金森病等 ◇ (其他同实训二)	◇ (同实训二)

续表

操作程序	操作步骤	要点说明及注意事项
计划	◇（同实训二）	◇（同实训二）
实施		◇ 治疗频次：每次治疗
1. 核对、解释	◇（同实训二）	10~20 分钟，每日 1
2. 准备电极和衬垫	◇（同实训二）	次，起初痉挛肌松弛
3. 安置体位并检查皮肤	◇（同实训二）	24~48 小时，随着痉挛
4. 放置电极和衬垫	◇ 将两组电极分别安置在痉挛肌的肌腱和拮抗肌的肌腹，使电极紧贴皮肤，并用固定带固定稳妥	肌松弛时间的延长，可每 2~3 天治疗 1 次，疗程较长
5. 检查治疗仪	◇（同实训二）	◇（其他同实训二）
6. 开机	◇ 设定电刺激器参数：方波 f_1 为 1Hz，$t_宽$ 为 0.3 毫秒，两组脉冲延迟时间 1 秒，预定治疗时间 10~20 分钟。再顺时针方向缓慢旋转电位器，使电流表指针恒速上升，观察患者治疗部位的反应并询问患者的感觉	
7. 关机	◇（同实训二）	
治疗后评价并记录	◇（同实训二）	◇（同实训二）

【实训病例】

1. 李某，男，62 岁，因"突发右侧肢体不能活动 30 分钟"来急诊科就医，头颅 CT 示左侧基底节区梗死。由急诊科入住神经内科保守治疗 2 周，病情稳定后转入康复科接受系统康复治疗。既往有高血压病史 5 年，经正规服药血压稳定在正常范围。现患者右侧下肢可在仰卧位协同性抬离床面，上肢可随意发起协同性屈曲，肱二头肌痉挛明显。请采用痉挛肌电刺激治疗技术规范操作。

2. 杨某，女，6 岁，为孕 28 周早产儿，出生体重 1100g，剖宫产，生后被动有哭声，三个月不会抬头，五个月抬头不稳、不会翻身，一岁时不会坐，三岁时不会独站独走。查体：腰椎侧弯，双下肢肌性硬性伸展，呈对称性姿势，肌张力高，尖足，足外翻，腱反射亢进，走路不稳常跌倒。诊断：痉挛性脑性瘫痪（双下肢）。请采用痉挛肌电刺激治疗技术规范操作。

实训四　功能性电刺激治疗技术

【实训原理】

FES 是利用神经细胞的电兴奋性，通过刺激支配肌肉的神经使肌肉收缩，它要求所刺激的肌肉必须有完整的神经支配。并利用神经细胞对电刺激的空间总和来传递外加的人工控制信号。通过外部电流的作用，神经细胞能产生一个与自然激发所引起的动作电位完全一样的神经冲动，使其支配的肌肉纤维产生收缩，从而获得运动效果。

【仪器设备】

1. FES 治疗仪　多通道，频率为 1~100Hz，脉冲波宽 100~1000 微秒，通电/断电比为 1:1~1:3 之间，电流强度在 0~100mA 之间。

2. 附件

（1）电极板：表面电极 4~8 片。

（2）固定电极用品:常用固定带,或用不干胶粘贴固定。

【实训内容】

操作程序	操作步骤	要点说明及注意事项
治疗前评价	◇ 选择合适的治疗对象 　✓ 禁忌证:失神经支配的肌肉 　✓ 适应证:上运动神经元瘫痪(脑血管意外、脑外伤、脊髓损伤、脑性瘫痪、多发性硬化等)、呼吸功能障碍、排尿功能障碍、特发性脊柱侧弯、肩关节半脱位等 ◇ (其他同实训二)	(同实训二)
计划	◇ (同实训二)	◇ (同实训二)
实施 1. 核对、解释 2. 准备电极和衬垫 3. 安置体位并检查皮肤 4. 放置电极和衬垫 5. 检查治疗仪 6. 开机 7. 关机	◇ (同实训二) ◇ 将电极板直接用不干胶粘贴固定 ◇ (同实训二) ◇ 将电极紧贴在需要产生收缩的肌肉表面 ◇ (同实训二) ◇ 设定电刺激器参数:频率为15Hz,$t_宽$为300微秒,通电/断电比为1:3,波升、波降各取1~2秒,再顺时针方向缓慢旋转电位器,使电流表指针恒速上升,观察患者治疗部位的反应并询问患者的感觉 ◇ (同实训二)	◇ (同实训二)
治疗后评价并记录	◇ (同实训二)	◇ (同实训二)

【实训病例】

1. 吴某,女,38岁,不慎从3米高房顶坠落致T_{12}、L_1椎体压缩性骨折。行手术治疗后三月余,患者现在不能站立、行走,二便失禁。查体见球-肛门反射(+),骶部感觉、运动消失。感觉平面:T_{11}平面以下轻触觉及针刺觉均消失。感觉评分68/112分,运动评分50/100分。双下肢肌张力不高,双踝阵挛(+)。诊断:脊髓损伤(T_{11},A),反射性膀胱。请采用功能性电刺激治疗技术规范操作。

2. 王某,女,15岁,主诉11岁时腰椎C形脊柱侧弯,凸向左侧,Cobb角50°,手术矫正治疗后矫正到10°。患者于一年前体检时,发现脊柱胸段明显侧弯,凸向右侧,Cobb角36°,骨盆向左前上方倾斜明显。患者出现明显头痛头晕,失眠多梦,记忆力减退,全身乏力,颈肩背僵硬酸痛。查体:患者身体瘦弱,头部略后仰,后背明显隆起,向右侧倾斜,腰部左侧凹陷,骨盆向左前方倾斜,双腿呈K形腿,左腿略长。左侧后头部紧张,能摸到条索状筋结;右侧5~9肋后外侧肋骨间隙明显变小,左侧骨盆上缘与左侧肋骨下缘之间,软组织僵化,条索状筋结明显,左前肋弓与左11、12肋肋骨间隙明显变小。臀部、大腿、小腿明显僵硬,膝盖脚踝紧张。辅助检查:X光示脊柱侧弯术后,T_7~L_3钉棒系统固定,胸段右凸Cobb角36°,腰段左凸Cobb角15°,骨盆倾斜明显。临床诊断:S形特发性脊柱侧弯,脊柱侧弯术后骨盆旋移症。请采用功能性电刺激治疗技术规范操作。

3. 赵某,男,37 岁,40 天前被人用水果刀刺伤左侧颈部。送到医院时已经呼吸、心跳停止。急行心肺复苏治疗后,心跳恢复,但四肢瘫痪,没有自主呼吸,需使用人工呼吸机呼吸已经 40 天了。查体:神志清楚,因气管切开不能言语,但可示意。脑神经正常。左侧上、下肢肌力 0 级,肌张力减低;右侧上肢近端肌力 0 级,可轻握拳、屈肘;下肢肌力 0 级。左侧上、下肢肌张力减低,右上肢肌张力略高,右下肢肌张力减低。左侧上、下肢腱反射消失,右侧肱二头肌、肱三头肌反射存在,右下肢腱反射消失。Babinski 征:左(+/-),右(+)。双侧 C_4 平面以下痛觉消失。大小便功能障碍,留置导尿。左侧耳后颈部有一纵形刀伤伤痕,长约 2cm,Ⅰ级愈合。诊断:双侧脊髓颈 4 平面损伤,损伤及颈膨大以上,以左侧为主,是不完全性脊髓横断损伤,截瘫指数 5 ~ 6 分,处于脊髓休克逐渐恢复期。请采用功能性电刺激治疗技术规范操作。

实训五　经皮电神经刺激治疗技术

【实训原理】

1. TENS 是根据闸门控制学说发展起来的。产生镇痛作用的 TENS 的强度往往只兴奋 A 类纤维。TENS 治疗过程中和治疗后,背角神经元的自发性动作电位活动亦明显减少。

2. 选择脉冲宽度应尽量大些,频率则偏低些,电流强度保持为患者稍有电感的最低水平,可取得近似直流电的成骨效应。

【仪器设备】

1. TENS 治疗机　双通道输出,每通道脉冲宽度为 0.04 ~ 0.3 毫秒可调,频率为 1 ~ 150Hz 可调。

2. 附件

(1) 电极板:4 片导电橡胶板。

(2) 衬垫:仪器自带 4 块海绵衬垫。

(3) 固定电极用品:常用固定带,或用不干胶粘贴固定。

【实训内容】

操作程序	操作步骤	要点说明及注意事项
治疗前评价	◇ 病情的评估:查阅患者的一般情况;根据患者的病史、体检、辅助检查、高级脑功能评定和日常生活活动能力评定等结果对患者进行综合的评价 ◇ 选择合适的治疗对象 　✓ 禁忌证:置有心脏起搏器者禁用;严禁刺激颈动脉窦等部位。对于眼睛部位、脑血管意外患者的头部及电极植入人体体腔内的治疗需慎用 　✓ 适应证:各种急慢性疼痛,如各种神经痛、头痛、关节痛、肌痛、术后伤口痛、分娩宫缩痛、牙痛、癌痛、肢端疼痛、幻肢痛等,也可用于治疗骨折后愈合不良	◇ 了解患者的主要功能障碍、能力障碍及合作程度等 ◇ 合理筛选治疗对象

续表

操作程序	操作步骤	要点说明及注意事项
计划 1. 治疗师准备 2. 用物准备 3. 环境准备	◇ 着装整洁,剪指甲,洗手,戴口罩 ◇ 检查治疗仪的开关旋钮工作是否正常,输出是否平稳,输出导线是否完好,导电橡胶板是否有老化、有裂隙 ◇ 对电极和衬垫做好清洗、消毒 ◇ 准备好固定用品和浸湿衬垫用的温水 ◇ 治疗室内安静、整洁、安全、光线和室温适宜。治疗床干净整洁,金属部位需用棉絮等物品遮盖 ◇ 必要时用屏风或拉帘遮挡,注意保护患者隐私	◇ 遵循无菌技术原则,预防交叉感染 ◇ 做好物理治疗的防护措施 ◇ 破裂的电极应予更新

实施
1. 核对、解释
 	
2. 准备电极和衬垫
 	
3. 安置体位并检查皮肤
 	
4. 放置电极和衬垫
 	
5. 检查治疗仪
 	
6. 开机
 	
7. 关机
	◇ 核对患者的一般情况、主诉和诊断等
	◇ 向患者或其家属解释治疗的方法和目的
	◇ 向患者交代治疗时的正常感觉和注意事项
	  ✓ 可能出现的麻颤感、震颤或肌肉抽动感等应有的感觉
	  ✓ 治疗中患者不得随意挪动体位,以免电极衬垫位置移动而减弱疗效
	  ✓ 在治疗中,患者不得触摸治疗仪或接地的金属物
	◇ 根据治疗处方、治疗部位选择电极及衬垫,将电极板放入温度和湿度适宜的衬垫套内
	◇ 患者取舒适体位,充分暴露治疗部位。治疗师检查其治疗部位皮肤的完整性,并在皮肤小破损处贴以胶布或垫上绝缘布。若治疗部位毛发过多,宜用温水浸湿或剃去
	◇ 采用对置法或并置法将衬垫及电极板安置在治疗部位,使电极紧贴皮肤,并用固定带固定稳妥
	◇ 检查治疗仪的电流量程分流器是否在所需位置、输出旋钮是否在"0"位等,调整后打开电源预热治疗仪
	◇ 预定治疗时间 20～30 分钟。采用常规TENS,频率 100Hz,波宽 0.1 毫秒,再顺时针方向缓慢旋转电位器,使电流表指针恒速上升,观察患者治疗部位的反应并询问患者的感觉
	◇ 治疗完毕时,逆时针方向缓慢旋回电位器至"0"位;关闭电源;从患者身上取下电极和衬垫
		◇ 确认患者并获得其信任,建立安全感
		◇ 去除治疗部位的金属物
		◇ 电极与衬垫须平整,尤其是治疗部位凹凸不平时,必须使衬垫均匀接触皮肤,保证电流均匀作用,避免电流集中作用于一点
		◇ 两电极衬垫之间宜保持一定距离,严禁相互接触
		◇ 在通电过程中,应经常询问患者感觉、巡视患处肌肉收缩情况
		◇ 治疗频次:每次治疗 20～30 分钟,每日可多次治疗

治疗后评价并记录	◇ 检查患者皮肤有无异常情况,了解其治疗反应;并告知患者检查情况,确定下次治疗时间 ◇ 洗手,记录治疗部位、时间和效果	◇ 与医师交流患者的治疗反应,确定是否需要调整治疗处方

【实训病例】

1. 刘某,男,49岁,主诉:腰痛3月余,加重8天。三个月来常感腰部酸痛不适,受凉及劳累后加重。8天前清晨打喷嚏引起腰痛突然加重向臀部放射,能站,不能坐及行走,俯仰及旋转受限,腰肌紧张,右侧 $L_{4,5}$、$S_{1,2}$ 椎旁压痛阳性,经CT检查 $L_{2,5}$ 椎体骨质增生。诊断:腰肌劳损。请采用TENS治疗技术规范操作。

2. 黄某,女,26岁,主诉:右下后牙胀痛2天,加重3天。5天前,出现胀痛不适,疼痛加剧。同时,右下颌区有压痛,张口受限Ⅰ度。3天前,冷热痛加剧,吃东西也痛,昨天晚上出现疼痛向耳颞太阳穴区,甚至整个右侧面部放射。发病以来,精神及饮食差,大小便正常。口腔检查:右下第3磨牙萌出不全,不倾斜。牙冠被肿胀牙龈覆盖,触痛(+)。右下6牙颌面深龋,冷热实验痛。无探痛。右下5颌面中央窝处见一个畸形小尖,已磨平,平时无不适症状出现。冷热实验无反应。诊断:①右下8冠周炎;②右下6急性牙髓炎。请采用TENS治疗技术规范操作。

3. 陈某,男,50岁,主诉左下肢疼痛21年,右下肢疼痛8年。在当地医院诊断为椎管狭窄和椎间盘突出症(L_5~S_1),先后给予对症治疗、胶原酶椎间盘内注射(2009年与2010年)、L_5~S_1椎间盘摘除、L_4~L_5椎板减压(2010年),术后出现椎间隙感染,给予抗感染、镇痛、臭氧松解粘连等治疗,效果欠佳。仍感臀部、双下肢疼痛,行走困难,需借助双拐辅助,不能平卧。严重影响生活,不能进行正常工作。查体:腰部正中可见长10cm手术切口,Ⅰ级愈合。腰椎活动受限,L_4~L_5和S_1椎旁压痛,L_5~S_1皮神经支配的区域均存在触痛与痛觉过敏。双下肢肌力5级。VAS评分:6~8分。诊断:腰背疼痛综合征。请采用TENS治疗技术规范操作。

【实训评价】

项 目	项目总分	评分标准	得 分
核对、解释	10	核对个人情况(2分);解释治疗目的(2分);交代治疗时的各种感觉和注意事项(6分)	
准备电极和衬垫	5	能根据治疗部位熟练地选择电极和衬垫(1分);在使用前对衬垫进行清洗和消毒(2分);电极整平、清洗和消毒(2分)	
安置体位并检查皮肤	5	体位摆放正确(2分);检查皮肤及对症处理(3分)	
放置电极和衬垫	10	能根据治疗部位和治疗目的确定主、副电极(2分);正确的按照合适的方式确定安置部位(4分);安置电极和衬垫的顺序正确(4分)	
检查及预热治疗仪	10	开机前电位器在"0"位(3分);电流量程分流器位置正确(4分);有预热过程(3分)	
开机	10	预定治疗时间(1分);旋动电位器方法正确(3分);治疗剂量正确(3分);顺序正确(3分)	
关机	5	旋回电位器(2分);关闭电源,取下电极和衬垫(1分);顺序正确(2分)	
治疗后评价和记录	5	评价皮肤情况、疗效(各1分);记录(3分)	
考查适应证	10	熟练、判定正确(10分)	
考查禁忌证	10	每缺一例(扣1分)	
考查注意事项	20	每缺一项(扣4分)	
总 分	100		

(邓 婕)

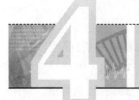

第四章

中频电疗法

【技能目标】

掌握:

1. 等幅中频电疗法、调制中频电疗法(MMFCT)、干扰电疗法(ICT)的操作流程,并规范地完成治疗。

2. 等幅中频电疗法、调制中频电疗法、干扰电疗法及音乐电疗法(MCT)的治疗作用、适应证和禁忌证。

熟悉:等幅中频电疗法、调制中频电疗法、干扰电疗法及音乐电疗法的作用原理。

了解:音乐电疗法的治疗技术。

【实训组织形式】

实训4学时,集中演示和学生自主操作相结合的模式进行教学。

【实训方式】

演示性实训。模拟病例对等幅中频电疗法、调制中频电疗法、干扰电疗法及音乐电疗法的治疗技术进行演示性操作。学生分组结合多个病例进行实践性操作,教师组间巡查并指导。

实训一　单纯音频电治疗技术

【实训原理】

音频电是一种幅度、频率恒定不变,波形呈正弦波形的中频电流。其能改善局部血液循环及营养、提高细胞膜通透性、兴奋与调节神经功能。临床上常用来治疗瘢痕和结缔组织增生、疼痛、慢性炎症等疾病。

【仪器设备】

音频电治疗仪;电极;衬垫;固定用品;绝缘布和浸湿衬垫用的温水等。

【实训内容】

操作程序	操作步骤	要点说明及注意事项
治疗前评价	◇ 病情的评估:查阅患者的一般情况;根据患者的病史、体格检查、辅助检查等结果对患者进行综合的评价 ◇ 选择合适的治疗对象 　✓ 禁忌证:急性感染性疾病、恶性肿瘤、出血性疾病、严重心力衰竭、肝肾功能不全、局部有金属异物、心区、孕妇腰腹部、植入心脏起搏器者 　✓ 适应证:瘢痕,纤维结缔组织增生、肥厚、粘连,关节纤维性强直;肌肉、韧带、关节劳损,颈肩背腰腿痛;神经炎、神经痛等周围神经病;盆腔炎性疾病、附件炎、前列腺炎、腹腔盆腔感染后残留炎性包块等慢性炎症;尿潴留、便秘、肠麻痹等平滑肌张力和运动减弱的疾病	◇ 了解患者的主要病情、局部皮肤情况及合作程度等 ◇ 合理筛选治疗对象

续表

操作程序	操作步骤	要点说明及注意事项
计划 1. 治疗师准备 2. 用物准备 3. 环境准备	◇ 着装整洁,剪指甲,洗手,戴口罩 ◇ 检查治疗仪的开关旋钮工作是否正常,输出是否平稳,输出导线、导线夹、导线电极焊接点是否完好,导电橡胶板是否有老化、有裂隙,并整平铜片或铅板电极 ◇ 对电极板和衬垫做好清洗、消毒 ◇ 准备好固定用品、绝缘布和浸湿衬垫用的温水 ◇ 治疗室内安静、整洁、安全、光线和室温适宜。治疗床干净整洁 ◇ 必要时用屏风或拉帘遮挡,注意保护患者隐私	◇ 遵循无菌技术原则,预防交叉感染 ◇ 做好物理治疗的防护措施
实施 1. 核对、解释 2. 安置体位并检查皮肤 3. 检查治疗仪 4. 开机 5. 关机	◇ 核对患者的一般情况、主诉和诊断等 ◇ 向患者或其家属解释治疗的方法和目的:改善局部血液循环及营养,提高细胞膜通透性,兴奋与调节神经 ◇ 向患者交代治疗时的正常感觉和注意事项 　✓ 一般部位治疗时应出现麻感。如有感觉过热、心慌、头晕等反应时,需立即告知工作人员,并及时调节电流强度或停止治疗。如患者感到电极下疼痛时,应立即终止治疗并检查皮肤情况;如皮肤局部出现斑点状潮红时,应及时涂烫伤油膏并及时处理 　✓ 治疗时患者不得移动体位,不可接触机器,以防烫伤 ◇ 患者取舒适体位,充分暴露治疗部位。治疗师检查其治疗部位皮肤的完整性 ◇ 检查治疗仪是否能正常工作 ◇ 打开电源开关。根据临床需要选择大小合适的电极并固定;缓慢调节"输出调节"钮以逐渐增大电流强度,同时观察患者反应。通常以患者的舒适度或耐受度为宜,但存在感觉功能障碍或有其他问题的患者则需根据实际要求选择强度 ◇ 治疗完毕时,将电流调至"0"位,取下电极,关闭电源	◇ 确认患者并获得其信任,建立安全感 ◇ 衬垫的湿度和温度要适宜 ◇ 应根据患者的耐受限来调节电流强度的输出值。患部有温热感觉障碍或新鲜的瘢痕、植皮部位时,应用小剂量,并密切观察局部反应,以免发生损伤 ◇ 在治疗过程中,应经常询问患者感觉、巡视治疗仪工作情况 ◇ 治疗频次:每次 20 ~ 30 分钟,每日 1 ~ 2 次,10 次为一个疗程
治疗后评价并记录	◇ 检查患者皮肤有无异常情况,了解其治疗反应;并告知患者检查情况,确定下次治疗时间 ◇ 洗手,记录治疗部位、时间和效果	◇ 局部皮肤出现斑点状潮红或烧伤时应及时处理 ◇ 与医师交流患者的治疗反应,确定是否需要调整治疗处方

实训二 电脑中频治疗技术

【实训原理】

调制中频电流兼有低、中频电流的特点和治疗作用,其电学参数多变、不易产生适应现象;其具有止痛、改善局部血液循环、促进淋巴回流、锻炼肌肉及调节自主神经功能等作用,临床上常用于各种疼痛、中枢与外周神经损伤等疾病的治疗。

【仪器设备】

电脑中频治疗仪;电极;衬垫;固定用品;绝缘布和浸湿衬垫用的温水等。

【实训内容】

操作程序	操作步骤	要点说明及注意事项
治疗前评价	◇ 病情的评估:查阅患者的一般情况;根据患者的病史、体格检查、辅助检查等结果对患者进行综合的评价 ◇ 选择合适的治疗对象 ✓ 禁忌证:急性感染性疾病、恶性肿瘤、出血倾向、严重心力衰竭、肝肾功能不全、局部有金属异物、心区、孕妇腰腹部、植入心脏起搏器者 ✓ 适应证:肌肉扭挫伤、肌纤维组织炎、腱鞘炎、滑囊炎、血管神经性头痛等导致的疼痛;脊髓损伤、小儿脑瘫、周围神经损伤;胃十二指肠溃疡、慢性胆囊炎;脊髓损伤引起的神经源性膀胱功能障碍、张力性尿失禁、尿潴留、慢性前列腺炎	◇ 了解患者的主要病情、局部皮肤情况及合作程度等 ◇ 合理筛选治疗对象
计划 1. 治疗师准备 2. 用物准备 3. 环境准备	◇ 着装整洁,剪指甲,洗手,戴口罩 ◇ 检查治疗仪的开关旋钮工作是否正常,输出是否平稳 ◇ 治疗室内安静、整洁、安全、光线和室温适宜。治疗床干净整洁 ◇ 必要时用屏风或拉帘遮挡,注意保护患者隐私	◇ 遵循无菌技术原则,预防交叉感染 ◇ 做好物理治疗的防护措施
实施 1. 核对、解释	◇ 核对患者的一般情况、主诉和诊断等 ◇ 向患者或其家属解释治疗的方法和目的 ◇ 向患者交代治疗时的正常感觉及注意事项 ✓ 调制中频电流作用于机体时,有明显的舒适振动感。如有感觉过热、心慌、头晕等反应时,需立即告知工作人员,并及时调节电流强度或停止治疗。如患者感到电极下疼痛时,应立即终止治疗。如皮肤局部出现斑点状潮红时,应立即涂烫伤油膏并及时处理 ✓ 治疗时患者不可接触机器,不得移动体位,以防烫伤	◇ 确认患者并获得其信任,建立安全感 ◇ 根据患者病情选择治疗处方 ◇ 衬垫湿度合适 ◇ 应根据患者耐受度掌握电流强度输出值 ◇ 在治疗过程中,治疗人员应经常询问患者感觉、巡视治疗仪工作情况
2. 安置体位并检查皮肤	◇ 患者取舒适体位,充分暴露治疗部位。治疗师检查其治疗部位皮肤的完整性,患部有温热感觉障碍或新鲜的瘢痕、植皮部位时,应用小剂量,并密切观察局部反应,以免发生损伤	◇ 治疗频次:每次治疗15~20分钟,每日1次,10~15次为一个疗程
3. 检查治疗仪 4. 开机	◇ 检查治疗仪是否正常工作 ◇ 打开电源开关。根据临床需要选择大小合适的电极并固定;选择合适处方;缓慢调节"输出调节"钮,调节电流强度,同时观察患者反应。通常以患者的舒适度或耐受度为宜,但存在感觉功能障碍或有其他问题的患者则需根据实际要求选择强度	
5. 关机	◇ 治疗完毕时,将电流调至"0"位(有的仪器在结束后自动复位),取下电极,关闭电源	

续表

操作程序	操作步骤	要点说明及注意事项
治疗后评价并记录	◇ 检查患者皮肤有无异常情况，注意观察治疗区域的皮肤有无发红、烧伤等异常。了解其治疗反应；并告知患者检查情况，确定下次治疗时间 ◇ 洗手，记录治疗部位、时间和效果	◇ 局部皮肤出现斑点状潮红或烧伤要及时处理 ◇ 与医师交流患者的治疗反应，确定是否需要调整治疗方案

 理论与实践

中频电疗法的止痛机制及临床应用

　　中频电流有比较好的镇痛作用，其止痛机制主要是产生即时效应和长期效应：①即时效应：几种中频电单次治疗时和停止作用后都可以观察到程度不同的镇痛作用，这种即时的镇痛作用可持续数分钟到数小时。即时镇痛机制有多种解释，神经机制以闸门控制学说、皮质干扰学说来解释，体液机制以5-羟色胺、内源性吗啡样物质来解释等。②长期效应：经过多次治疗后的镇痛作用可以用产生即时镇痛作用的各种因素综合作用，以及通过轴突反射引起局部血液循环加强的各种效应的综合作用来解释。因此，从机制上看中频电疗法可以用来治疗疼痛性疾病。

电脑中频治疗肩周炎

　　电脑中频治疗肩周炎、肩部疼痛，将电极放置在肩部疼痛处，选择治疗肩周炎的处方号，调节电流强度，以患者感觉舒适为宜。每次治疗20～30分钟，每日1～2次，10次为一个疗程。

实训三　立体动态干扰电治疗技术

【实训原理】

　　干扰电流作用于人体，能获得多部位，不同方向、角度和形状的动态刺激效应，兼有低频电流与中频电流的特点，以最大的电场强度发生于体内电流交叉处，作用深、范围大。具有促进血液循环、镇痛、消肿、兴奋运动神经和骨骼肌、调节自主神经与调整内脏功能的作用，常用于治疗肩周炎、骨关节炎、慢性颈肩腰腿痛等骨关节与软组织疾病，神经系统疾病及术后肠粘连、术后肠麻痹和胃肠功能紊乱等疾病。

【仪器设备】

　　立体动态干扰电治疗仪；星状电极（或吸附式电极）；衬垫；固定用品；绝缘布和浸湿衬垫用的温水等。

【实训内容】

操作程序	操作步骤	要点说明及注意事项
治疗前评价	✧ 病情的评估(同实训一) ✧ 选择合适的治疗对象 ✓ 禁忌证(同实训一) ✓ 适应证:肩周炎、骨关节炎、慢性颈肩腰腿痛等骨关节与软组织疾病,神经系统疾病及术后肠粘连、术后肠麻痹和胃肠功能紊乱,儿童遗尿症、尿潴留,雷诺病、闭塞性动脉内膜炎、肢端发绀症等循环系统疾病,肌力低下、肌肉萎缩及慢性妇科疾病等	✧ 了解患者的主要病情、局部皮肤情况及合作程度等 ✧ 合理筛选治疗对象
计划 1. 治疗师准备 2. 用物准备 3. 环境准备	✧ 着装整洁,剪指甲,洗手,戴口罩 ✧ 检查治疗仪的开关旋钮工作是否正常,输出是否平稳,检查星状电极的完整性 ✧ (同实训一)	✧ 遵循无菌技术原则,预防交叉感染 ✧ 做好物理治疗的防护措施
实施 1. 核对、解释 2. 安置体位并检查皮肤 3. 检查治疗仪 4. 开机 5. 关机	✧ 核对患者的一般情况、主诉和诊断等 ✧ 向患者或其家属解释治疗的方法和目的 ✧ 向患者交代治疗时的正常感觉及注意事项 ✓ 一般部位治疗时应出现麻感。如有感觉过热、心慌、头晕等反应时,需立即告知工作人员,并及时调节电流强度或停止治疗。如患者感到电极下疼痛时,应立即终止治疗。如皮肤局部出现斑点状潮红时,应立即涂烫伤油膏并及时处理 ✓ 患者治疗时不可接触机器,不可随便挪动体位 ✧ 患者取舒适体位,充分暴露治疗部位。治疗师检查其治疗部位皮肤的完整性 ✧ 检查治疗仪是否正常工作,打开电源开关 ✧ 根据临床需要选择大小合适的星状电极并固定,必须注意电极放置的方向(其他同实训一) ✧ 治疗完毕时,将电流调至"0"位(有的仪器在结束后自动复位),取下电极,关闭电源	✧ 确认患者并获得其信任,建立安全感 ✧ 应根据患者耐受度掌握电流强度输出值 ✧ 在治疗过程中,应经常询问患者感觉、巡视治疗仪工作情况 ✧ 治疗频次:每次治疗选用 1~3 种差频,每种差频治疗 5~10 分钟不等,每次治疗 20 分钟,每日或隔日 1 次,10~15 次为一个疗程 ✧ (其他同实训一)
治疗后评价并记录	✧ 检查患者皮肤有无异常情况,了解其治疗反应;并告知患者检查情况,确定下次治疗时间 ✧ 洗手,记录治疗部位、时间和效果	✧ 局部皮肤出现斑点状潮红或烧伤要及时处理 ✧ 与医师交流患者的治疗反应,确定是否需要调整治疗方案

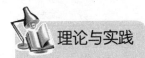

理论与实践

不同差频干扰电流的治疗作用(表4-1)

表4-1　不同差频干扰电流的治疗作用

差频	治疗作用
100Hz	抑制交感神经
90～100Hz	镇痛
50～100Hz	镇痛,促进局部血液循环,促进渗出物吸收,缓解肌紧张
25～50Hz	引起正常骨骼肌强直收缩,改善局部血液循环
20～40Hz	兴奋迷走神经,扩张局部动脉血管,引起骨骼肌不完全性强直收缩
1～10Hz	兴奋交感神经,引起正常骨骼肌收缩,引起失神经肌肉收缩,引起平滑肌收缩
0～100Hz	作用广泛,兼具上述各种作用,但因各种频率出现时间过短,针对性不十分强

实训四　音乐电治疗技术

【实训原理】

音乐电流是将音乐信号经声电转换器转换成电信号,再经放大、升压后输出的电流,是一种节律、频率和幅度随音乐不断变化的不规则正弦电流,以低频为主,中频为辅,因此兼有低频电流和中频电流的作用,而又不同于一般的低、中频。其可引起明显的肌肉收缩、促进局部血液循环、镇痛、神经节段反射作用,常用于治疗神经系统功能性疾病、心身性疾病、软组织损伤、骨关节疾病。

【仪器设备】

音乐电治疗仪;电极(或电针);衬垫;耳机;固定用品;绝缘布和浸湿衬垫用的温水等。

【实训内容】

操作程序	操作步骤	要点说明及注意事项
治疗前评价	◇ 病情的评估(同实训一) ◇ 选择合适的治疗对象 　✓ 禁忌证(同实训一) 　✓ 适应证:神经衰弱、失眠、血管性头痛、情绪不安、精神抑郁症、孤僻症等神经系统功能性疾病;脑卒中、脑性瘫痪、脊髓炎、吉兰-巴雷综合征、周围神经损伤等神经系统疾病;高血压、胃肠功能紊乱、胃溃疡等心身性疾病;软组织扭挫伤、肌纤维组织炎等软组织疾病;颈椎病、风湿性关节炎、骨性关节炎等	◇ (同实训一)
计划 1. 治疗师准备 2. 用物准备 3. 环境准备	◇ (同实训一) ◇ 选择合适的音乐 ◇ 电极法采用导电胶电极、绒布衬垫 ◇ 电针法采用电针 ◇ 治疗室环境安静,温馨舒适	◇ 操作者及患者均需戴上耳机,并通上电源 ◇ 应结合患者病情及爱好选择音乐 ◇ (其他同实训一)

续表

操作程序	操作步骤	要点说明及注意事项
实施 1. 核对、解释 2. 安置体位并检查皮肤 3. 检查仪器 4. 开机	✧（同实训一） ✧（同实训一） ✧ 检查放音装置和电极 ✧（其他同实训一） ✧ 接两副耳机,一副耳机供操作者试听用,另一副耳机供患者听音乐进行治疗用 ✓ 电极法:操作者及患者戴上耳机通上电源,按下音乐开关,调好音量后,再将电极外包浸湿的衬垫,接上导线,调节治疗机的电流输出 ✓ 电针法:操作程序与电极法相似。先选好穴位,治疗时将针刺入穴位,针柄上连接治疗仪的输出导线,电针法所用的电流强度应小于电极法	✧ 患者取舒适体位 ✧ 治疗过程中,应随时询问患者感觉,电流输出的剂量按患者的感觉分为感觉阈下、感觉阈、运动阈、运动阈上 ✧ 治疗频次:每日 1 次,每次治疗 20～30 分钟,15～20 次为一个疗程
5. 关机	✧ 治疗完毕时,关闭电源	
治疗后评价并记录	✧（同实训一）	✧（同实训一）

【实训病例】

1. 张某,女,28 岁,阑尾炎术后伤口瘢痕处瘙痒伴疼痛,查体于右下腹瘢痕肿胀充血发硬,长约 4cm。诊断为瘢痕增生。请采用单纯音频电治疗技术规范操作。

2. 李某,男,40 岁,手掌疼痛伴手指屈伸障碍。经查体后诊断为拇、示指屈肌腱腱鞘炎。请采用电脑中频治疗技术规范操作。

3. 张某,女,50 岁,颈背疼痛伴手指麻木。查体:项背部肌紧张,第 5、6、7 颈椎棘上、脊旁压痛(+),臂丛神经牵拉试验阳性,未引出病理反射。颈椎 X 片显示:$C_{5/6}$ 椎间隙变窄。诊断为颈椎病。请采用电脑中频治疗技术规范操作。

4. 钟某,男,58 岁,右肩疼痛伴活动障碍,气候变化或劳累后加重。查体:肱二头肌长头腱沟、冈上肌附着点压痛明显,右肩外展、上举、内旋、外旋等主、被动活动均受限。诊断为肩周炎。请采用立体干扰电治疗技术规范操作。

5. 王某,女,48 岁,失眠伴头痛 3 年,曾间断服用镇静催眠药物。查体:BP 130/75mmHg,心肺检查均正常。诊断为神经衰弱。请采用音乐电治疗技术规范操作。

【实训评价】

项 目	项目总分	评分标准	得 分
核对、解释	10	核对个人情况(2 分);解释治疗目的(2 分);交代治疗时的各种感觉和注意事项(6 分)	
物品准备	5	能根据治疗部位熟练地选择电极和衬垫(1 分);在使用前对衬垫进行浸湿(2 分);使用后对衬垫进行清洗及消毒(2 分)	
安置体位并检查皮肤	5	体位摆放正确(2 分);检查皮肤及对症处理(3 分)	

续表

项　目	项目总分	评分标准	得　分
确定电极放置方法、做好皮肤防护措施	10	能根据治疗部位和治疗目的确定电极放置方法(3分);做好正常部位防护(3分);连接仪器的顺序正确(4分)	
检查治疗仪	10	电极选择、连接正确(5分);开机前开关按钮在"关"位(3分);检查仪器是否正常工作(2分)	
开机	10	预定治疗时间正确(1分);打开开关方法正确(3分);治疗剂量正确(3分);顺序正确(3分)	
关机	5	旋回机钮(2分);关闭电源,移开电极(1分);顺序正确(2分)	
治疗后评价和记录	5	评价皮肤情况、疗效(各1分);记录(3分)	
考查适应证	10	熟练、判定正确(10分)	
考查禁忌证	15	每缺一例(扣3分)	
考查注意事项	15	每缺一项(扣2分)	
总　分	100		

（舒　华）

第五章

高频电疗法

【技能目标】

掌握:

1. 正确选择适合于短波疗法(电感场法)、超短波疗法(电容场法)和微波疗法的患者。

2. 短波疗法(电感场法)、超短波疗法(电容场法)和微波(分米波和厘米波)疗法治疗技术的操作流程,并规范地完成治疗。

3. 短波疗法、超短波疗法、微波疗法及高频电热疗法操作技术的注意事项。

4. 高频电的安全与防护。

熟悉:

1. 短波疗法、超短波疗法(电容场法)和微波疗法的作用原理。

2. 高频电热疗法的治疗原理。

了解:高频电热疗法的操作流程。

【实训组织形式】

实训4学时,教师集中演示和学生自主操作相结合的模式进行教学。

【实训方式】

先由教师集中演示每种治疗技术的操作程序并讲解操作要领,然后由学生分组对实训病例进行自主操作,最后由教师根据评分标准进行讲评。

实训一 短波治疗技术

【实训原理】

短波电流作用于人体时,高频电流沿着螺旋形的闭锁导线流过,在导线周围产生强烈的交变磁场。在这种交变磁场的作用下,机体组织将产生涡电流。涡电流的极性是交变的,因此导致组织内的偶极子、离子等发生旋转运动,从而引起组织产热。短波电流所产生的热量在人体组织中的分布不均匀,产热多集中于电阻较小、体液丰富的组织,肌肉组织产生的热量明显多于脂肪。

【仪器设备】

高频电实训室、短波治疗仪、计时器、厚毛巾、电缆电极、盘状电极、涡流电极、电容电极、氖光管等。

【实训内容】

操作程序	操作步骤	要点说明及注意事项
治疗前评价	✧ 评价患者临床表现或上一次治疗后的效果 ✧ 正确选择治疗对象 　✓ 禁忌证:恶性肿瘤、出血倾向、活动性结核、妊娠、严重心肺功能不全、局部金属异物、植入心脏起搏器者等 　✓ 适应证:亚急性、慢性炎性疾病、痛性疾病(周围神经损伤、神经炎、神经痛、肌痛、幻痛、坐骨神经痛、偏头痛等)	✧ 严格排除禁忌证,如:恶性肿瘤、出血倾向、活动性结核、妊娠、严重心肺功能不全、局部金属异物、植入心脏起搏器者等
计划 1. 治疗师准备 2. 物品及环境准备	✧ 查阅病历资料,了解患者病情 ✧ 治疗师衣物和皮肤干燥、衣物不含金属,具备安全用电知识 ✧ 检查器械是否完备、机器开关机调节旋钮是否在位	✧ 治疗师的衣物和皮肤保持干燥、衣物不含金属是为了防止高频辐射;治疗师应掌握安全用电基本知识与触电、电伤的处理方法 ✧ 治疗室应铺绝缘的木板或橡胶板,治疗床为木制品,房间里最好没有金属管道 ✧ 床外露的金属部分采用棉垫覆盖
实施 1. 核对、解释 2. 选择体位、电极 3. 正确放置电极 4. 开机、调节治疗剂量 5. 调节治疗时间 6. 关机	✧ 核对患者的一般情况、主诉、诊断等 ✧ 向患者解释治疗感觉和注意事项:治疗时有温热感;治疗时不能睡觉、看书、移动治疗部位、不可触摸电极及周围导体 ✧ 了解患者是否存在短波治疗的禁忌证 ✧ 患者取舒适体位,不必裸露治疗部位 ✧ 根据治疗要求及部位选择电极 ✧ 根据治疗要求及部位选择安置方法 　✓ 电缆电极法:按照治疗需要将电缆电极盘绕成一定的大小形状。电缆一般盘绕2~3圈,一般不超过4圈 　✓ 盘状电极、涡流电极法:移动支架,使盘状电极或涡流电极对准治疗部位,涡流电极可直接贴在皮肤上 　✓ 电容电极法:此操作类似超短波疗法的电容电极法,有四种电极放置方法:对置法、并置法、交叉法、单极法 ✧ 接通电源,治疗机预热3~5分钟,接通高压,调节调谐钮,使电流表指针上升达到最高,用氖光管在电极旁测试时达到最亮,此时治疗机的输出达到谐振,随后调节剂量使之符合治疗要求 ✧ 按照治疗处方要求设定定时器,治疗过程中注意询问患者有无不适感觉 ✧ 治疗结束,逆程序依次关闭输出、高压、电源 ✧ 取下患者身上的电极	✧ 根据治疗要求及部位选择治疗电极 ✧ 电缆电极法治疗时应向同一方向盘绕电缆,以免磁场对消 ✧ 盘状、涡流电极治疗时应使电极对准治疗部位 ✧ 电容电极法治疗时应根据治疗部位的不同选择不同的电极放置方法 ✧ 按照治疗处方的要求调节治疗剂量的大小,治疗时无论采用何种治疗剂量都必须先使治疗机输出谐振 ✧ 治疗剂量: 　✓ 无热量:氖光灯刚启辉、光暗弱,患者无热感 　✓ 微热量:氖光灯启辉但光线暗淡,患者轻微热感 　✓ 温热量:氖光灯明亮,患者舒适热感 　✓ 热量:氖光灯明亮,患者明显热感但尚能耐受
治疗后评价并记录	✧ 检查患者皮肤并记录 ✧ 询问患者感受并记录	✧ 确定治疗过程中有无烫伤

【实训病例】

1. 杨某,女,35 岁,诉下腹坠胀伴腰骶部疼痛反复发作 2 个月。查体:腹部平软,下腹部轻压痛,痛点不明确。B 超提示双侧附件增宽。诊断:慢性盆腔炎。请采用短波治疗技术规范操作。

2. 张某,男,23 岁,诉左前臂外伤后功能障碍 1 月余。查体:右前臂尺侧近肘关节处缝合瘢痕,右手呈"爪形手"畸形,小指及无名指尺侧皮肤感觉减退。肌电图提示右侧尺神经不全损害。诊断:右侧尺神经损伤。请采用短波治疗技术规范操作。

3. 周某,男,37 岁,诉腰部酸胀痛 5 日。查体:腰椎两侧压痛,腰椎棘突无压痛,双侧坐骨神经走行浅表压痛点均无压痛,双侧坐骨神经牵拉试验阴性,双侧膝腱反射及跟腱反射对称正常。腰椎 X 线摄片无异常发现。诊断:腰肌劳损。请采用短波治疗技术规范操作。

【实训评价】

项　目	项目总分	评分标准	得　分
核对、解释	10	核对个人信息(2 分);解释治疗目的(2 分);交代治疗时的各种感觉和注意事项(6 分)	
正确选择体位、电极及正确放置电极	20	根据治疗部位正确选择治疗体位(4 分);根据治疗要求选择治疗电极种类(4 分);根据治疗要求选择电极放置方式(5 分);正确放置电极(7 分)	
正确调节治疗剂量、治疗时间	15	治疗机输出调谐(5 分);根据病情选择和调节治疗剂量(5 分);用氖光灯测试剂量大小(3 分);询问患者温度感觉(2 分)	
开机	10	接通电源(5 分);治疗机预热(5 分)	
关机	5	关机顺序正确(3 分);取下电极(2 分)	
治疗后评价和记录	10	正确记录治疗方式、剂量和时间(5 分);记录患者治疗中有无不良反应(5 分)	
考查适应证	10	每缺一例(扣 1 分)	
考查禁忌证	10	每缺一例(扣 1 分)	
考查注意事项	10	每缺一项(扣 1 分)	
总　分	100		

实训二　超短波治疗技术

【实训原理】

超短波电流及其所形成的电场作用于人体主要产生两种效应,即温热效应和非热效应。温热效应为组织吸收电能后转变的"内生热",其热作用具有深透、均匀、选择性分布等特点,可用于改善血液循环、镇痛、消炎、降低肌张力、治疗肿瘤。非热效应又称为热外效应,超短波治疗时即使人体组织处于无温热感觉的情况下,仍然存在加速组织生长修复、加强白细胞的吞噬能力、提高免疫力等作用。

【仪器设备】

高频电实训室、超短波治疗仪、计时器、厚毛巾(或毡垫)、电容电极若干、氖光管等。

【实训内容】

操作程序	操作步骤	要点说明及注意事项

治疗前评价	◇ 评价患者临床表现以及上一次治疗后的效果
	◇ 正确选择治疗对象
	  ✓ 禁忌证:恶性肿瘤、出血倾向、活动性结核、妊娠、严重心肺功能不全、局部金属异物、植入心脏起搏器者、颅内压增高、青光眼等
	  ✓ 适应证:炎症性疾病(软组织、五官和内脏器官的急性、亚急性炎症和慢性炎症急性发作等)、疼痛性疾病(周围神经损伤、神经炎、神经痛、肌痛、幻痛、坐骨神经痛、偏头痛等)、血管和自主神经功能紊乱(闭塞性脉管炎、雷诺病、痔疮、血栓性脉管炎等)、消化系统疾病(胃肠功能低下、消化性溃疡、胃肠痉挛、胆囊炎、慢性溃疡性结肠炎、过敏性结肠炎等)、软组织和骨关节疾病(软组织扭挫伤、肌肉劳损、肩关节周围炎、颈椎病、腰椎间盘突出症、骨性关节炎、骨折延期愈合、关节积血、关节积液等)、其他(烧伤、冻伤、胃及十二指肠溃疡、急性肾衰竭、痛经等)
		◇ (同实训一)

计划 1. 治疗师准备 2. 物品及环境准备	◇ 查阅病历资料,了解病情 ◇ 检查器械是否完备、机器开关机调节旋钮是否在"0"位	◇ 治疗师的衣物和皮肤保持干燥、衣物不含金属;治疗师应掌握安全用电基本知识与触电、电伤的处理方法 ◇ 治疗室应铺绝缘的木板或橡胶板,治疗床为木制品,房间里最好没有金属管道 ◇ 金属床的外露部分采用棉垫覆盖

实施
1. 核对、解释
 	
2. 选择体位、电极
3. 正确放置电极
 	
4. 开机、调节治疗时间、调节治疗剂量
 	
5. 关机
	◇ 核对患者的姓名、性别、主诉、诊断等
	◇ 向患者解释治疗的方法和目的
	◇ 交代治疗时的感觉和注意事项:治疗时有温热感;治疗时不能睡觉、看书、移动治疗部位、不可触摸电极及周围导体
	◇ 患者取舒适体位,去除局部金属物品,不必裸露治疗部位,电极面积略大于病变部位的面积(1.2:1)
	◇ 根据治疗部位的深浅选择电极放置方法(此亦为唯一标准)
	  ✓ 对置法:两个电极相对放置,电场线集中于两极之间,横贯治疗部位。注意两个电极之间的距离不小于一个电极的直径,电极与治疗部位之间保持一定的间隙
	  ✓ 并置法:两个电极并列放置,电场线只通过表浅组织
	  ✓ 单极法:治疗时只使用一个电极,另一个电极应远离且相背而置。一般只用于小功率治疗仪
	◇ 接通电源,治疗机预热3~5分钟后,接通高压,调节调谐钮,使电流表指针上升达到最高,用氖光管在电极旁测试时达到最亮,此时治疗机的输出达到谐振。然后,根据仪器输出功率、氖光管亮度、患者温热感觉程度调节治疗剂量使之符合治疗要求
	◇ 按照治疗处方调节定时器,治疗过程中注意询问患者有无不适感觉,如有不适应及时机检查
	◇ 治疗结束,逆上述程序依次关闭输出、高压、电源
	◇ 取下患者身上的电极与衬垫
		◇ 根据治疗部位的大小选择治疗电极
		◇ 输出时无论使用何种级别的治疗剂量,必须先使仪器输出谐振
		◇ 按照治疗处方的要求调节治疗剂量的大小、电极放置方法及空气间隙大小,一般而言治疗部位较深时可适当增大空气间隙
		◇ 常用治疗剂量是无热量、微热量、温热量,特殊情况下可以使用热量
		  ✓ 无热量:氖光灯刚启辉、光暗弱,患者无热感
		  ✓ 微热量:氖光灯启辉但光线暗淡,患者轻微热感
		  ✓ 温热量:氖光灯明亮,患者舒适热感
		  ✓ 热量:氖光灯明亮,患者明显热感但尚能耐受
		◇ 根据治疗处方的要求调节治疗时间

治疗后评价并记录	◇ 检查患者皮肤并记录 ◇ 询问患者感受并记录	◇ 确定治疗过程中有无烫伤

31

【实训病例】

1. 张某,男,26 岁,诉 2 天前运动时不慎滑倒致右前臂剧痛、不能活动。X 线摄片提示为右前臂 Colles 骨折,经手法复位后石膏外固定,现患手肿胀明显。诊断为右侧 Colles 骨折、右前臂软组织损伤。请采用超短波治疗技术规范操作。

2. 肖某,男,65 岁,诉右侧胸部疼痛、多发疱疹 3 天。查体:右侧胸部沿肋间神经走行多发疱疹,水疱成簇状分布,大小从米粒至黄豆大,部分已经破溃,疼痛剧烈。诊断:带状疱疹。请采用超短波治疗技术规范操作。

3. 赵某,女,55 岁,诉右膝关节疼痛 2 年,加重 1 个月。查体:右膝关节肿胀,压痛,关节周围皮温不高,浮髌试验阳性,研磨试验阳性,X 线摄片提示右膝关节内侧间隙变窄,髁间棘变尖,关节腔积液。诊断:右膝骨关节炎。请采用超短波治疗技术规范操作。

【实训评价】

项 目	项目总分	评分标准	得 分
核对、解释	10	核对个人信息(2 分);解释治疗目的(2 分);交代治疗时的各种感觉和注意事项(6 分)	
正确选择体位及摆放电极	20	根据治疗部位正确选择治疗体位(6 分);根据治疗部位的大小选择治疗电极(4 分);根据治疗部位的深浅选择电极摆放方式(5 分);选择电极之间的正确距离(5 分)	
正确调节治疗剂量、治疗时间	15	治疗机输出调谐(5 分);根据病情选择和调节治疗剂量(5 分);用氖光灯测试剂量大小(3 分);询问患者温度感觉(2 分)	
开机	10	接通电源(5 分);治疗机预热(5 分)	
关机	5	关机顺序正确(3 分);取下电极和衬垫(2 分)	
治疗后评价和记录	10	正确记录治疗方式、剂量和时间(5 分);记录患者治疗中有无不良反应(5 分)	
考查适应证	10	每缺一例(扣 1 分)	
考查禁忌证	10	每缺一例(扣 1 分)	
考查注意事项	10	每缺一项(扣 1 分)	
总 分	100		

实训三 分米波治疗技术

【实训原理】

分米波属于特高频电磁波,它在电磁波谱中介于红外线与超短波之间,其波段接近光波,因此分米波既具有无线电磁波的物理特性,又具有光波的物理特性。分米波辐射到人体时,一部分能量被吸收,一部分能量被皮肤及各种组织所反射。富于水分的组织如血液、淋巴液、肌肉等能强烈地吸收分米波的能量,产生大量热能,引起组织温度升高,而脂肪和骨组织吸收能量最少,分米波的有效作用深度为 7~9cm。

【仪器设备】

高频电实训室、分米波治疗仪、计时器、厚毛巾、分米波辐射器、液状石蜡、微波专用防护眼镜、眼罩等。

【实训内容】

操作程序	操作步骤	要点说明及注意事项
治疗前评价	✧ 评价患者临床表现及上一次治疗后的效果 ✧ 选择合适的治疗对象 　✓ 禁忌证:恶性肿瘤、出血倾向、结核、妊娠、严重心肺功能不全、局部金属异物、植入心脏起搏器者、眼及睾丸附近辐射时应进行屏蔽 　✓ 适应证:肌肉、关节和关节周围软组织的炎症和损伤;急性软组织化脓性炎症;慢性和亚急性炎症;内脏疾病(胸膜炎、肺炎、支气管哮喘、支气管肺炎、胃十二指肠溃疡、结肠炎等);神经系统疾病(神经痛、神经炎、神经根炎、周围神经损伤、脊髓炎、多发性硬化等)	✧ 严格排除禁忌证
计划 1. 治疗师准备 2. 物品及环境准备	✧ 治疗师的衣物和皮肤保持干燥、衣物不含金属;检查电缆各接头接触是否稳妥 ✧ 环境:治疗室应铺绝缘的木板或橡胶板,治疗床为木制品,房间里最好没有金属管道 ✧ 患者不能穿不吸汗的尼龙织物或含有金属丝的织物	✧ 衣物皮肤保持干燥是为了防止烫伤,衣物不含金属是为了防止微波辐射 ✧ 木质地板和治疗床可以绝缘及减少高频电磁波的反射 ✧ 减少金属管道是为了减少高频电磁波的反射 ✧ 防护眼镜及眼罩是为了保护治疗师和患者的眼睛 ✧ 不吸汗的衣物容易引起烫伤
实施 1. 核对、解释 2. 选择体位 3. 正确选择辐射器及治疗方法 4. 开机 5. 调节治疗剂量 6. 调节治疗时间 7. 关机	✧ 查阅病历资料,核对患者的一般情况、主诉、诊断等 ✧ 向患者解释治疗的方法和目的 ✧ 向患者说明治疗中有温热感 ✧ 患者取舒适体位,可以裸露治疗部位也可穿单薄的棉织物或丝织物,但应保持衣物干燥及没有易燃物品 ✧ 按照治疗需要选用合适的辐射器,安装在治疗机支架上,接上电缆 　✓ 有距离辐射法:适用于非接触式辐射器 　✓ 接触辐射法:适用于接触式体表辐射器 ✧ 检查输出调节是否位于"0"位,接通电源,治疗机预热 3 分钟 ✧ 辐射器方向位置调节好后,接通高压、调节输出 ✧ 剂量大小多以患者的主观温热感觉和按照辐射面积计算功率,对感觉障碍或血液循环障碍的部位不以患者感觉作为调节剂量的依据 　✓ 无热量:患者无温热感,功率密度 < 88mW/cm^2 　✓ 微热量:刚能感觉的温热感,功率密度 88 ~ 220mW/cm^2 　✓ 温热量:明显而舒适的温热感,功率密度 220 ~ 440mW/cm^2 　✓ 热量:能耐受的明显热感,功率密度 440 ~ 880mW/cm^2 ✧ 按照治疗处方设定定时器,注意询问患者有无不适感觉。 ✧ 治疗结束,逆程序依次关闭输出、高压、电源 ✧ 移开或取下患者身上的辐射器	✧ 根据治疗的需要选择不同的治疗电极 ✧ 有距离辐射法的辐射距离一般不超过 5 ~ 10cm,接触辐射法应使辐射器口紧贴治疗部位 ✧ 按照治疗处方的要求调节治疗剂量的大小,选择剂量规律:急性期宜小,慢性期宜大 ✧ 治疗过程中注意保护治疗师及患者的眼睛,如果治疗部位靠近患者睾丸应进行屏蔽 ✧ 微波会破坏骨骺,因此生长中的骨骺及骨折后骨痂未形成前,不宜在该局部照射
治疗后评价并记录	✧ 检查患者皮肤并记录 ✧ 询问患者感受并记录	✧ 确定治疗过程中有无烫伤

【实训病例】

1. 谢某,女,60岁,患者右膝关节疼痛多年,诉2周前症状加重并出现膝关节肿胀。查体:右膝关节肿胀、关节周围压痛,活动受限。X线摄片提示胫股关节间隙变窄,以内侧为重,髁间棘变尖。诊断:右膝骨关节炎。请采用分米波治疗技术规范操作。

2. 吕某,女,38岁,诉上腹疼痛1年,以进食后较重。查体:痛苦表情,腹部平坦柔软、上腹正中压痛,无反跳痛及肌紧张,莫氏征阴性。胃镜检查提示慢性浅表性胃炎。诊断:慢性胃炎。请采用分米波治疗技术规范操作。

3. 张某,女,29岁,诉人流术后下腹疼痛1个月。查体:腹部平坦柔软,下腹正中及两侧压痛,压痛点不固定。B超提示双侧附件增宽变粗。诊断:慢性盆腔炎。请采用分米波治疗技术规范操作。

【实训评价】

项　目	项目总分	评分标准	得　分
核对、解释	10	核对个人信息(2分);解释治疗目的(2分);交代治疗时的各种感觉和注意事项(6分)	
正确选择体位及摆放电极	15	根据治疗部位正确选择治疗体位(2分);根据治疗目的选择合适的辐射器(3分);根据辐射器的种类选择辐射方式(5分);选择辐射器与皮肤之间的正确距离(5分)	
正确调节治疗剂量、治疗时间	20	治疗机输出调谐(3分);根据病情选择和调节治疗剂量(5分);根据辐射面积计算功率确定剂量大小(5分);询问患者温度感觉(2分);确定治疗时间(5分)	
开机	10	正确接通电源(5分);治疗机预热(5分)	
关机	5	关机顺序正确(3分);取下和移走辐射器(2分)	
治疗后评价和记录	10	正确记录治疗方式、剂量和时间(5分);记录患者治疗中有无不良反应(5分)	
考查适应证	10	每缺一例(扣1分)	
考查禁忌证	10	每缺一例(扣1分)	
考查注意事项	10	每缺一项(扣1分)	
总　分	100		

实训四　厘米波治疗技术

【实训原理】

厘米波和分米波同属于特高频电磁波,辐射到人体时,一部分能量被吸收,一部分能量被皮肤及各种组织反射。富有水分的组织强烈地吸收能量并产生大量热能,引起组织温度升高,而脂肪和骨组织吸收能量最少。温热作用可以使组织血管扩张、改善血液循环、改善组织代谢和营养,还有镇痛、脱敏、消散急性或亚急性炎症、促进组织细胞再生修复、缓解骨骼肌和平滑肌痉挛、调节神经功能等作用。厘米波的有效作用深度为3~5cm。

【仪器设备】

高频电实训室、厘米波治疗仪、计时器、厚毛巾、各种厘米波辐射器、介质水袋、液状石蜡、微波专用防护眼镜、眼罩等。

【实训内容】

操作程序	操作步骤	要点说明及注意事项
治疗前评价	◇ 评价患者临床表现及上一次治疗后的效果 ◇ 选择合适的治疗对象 　✓ 禁忌证:恶性肿瘤、出血倾向、活动性结核、妊娠、严重心肺功能不全、局部金属异物、植入心脏起搏器者、眼及睾丸附近辐射时应进行屏蔽 　✓ 适应证:肌肉、关节和关节周围软组织的炎症和损伤;急性软组织化脓性炎症;慢性和亚急性炎症;内脏疾病(胸膜炎、肺炎、支气管哮喘、支气管肺炎、胃十二指肠溃疡、结肠炎等);神经系统疾病(神经痛、神经炎、神经根炎、周围神经损伤、脊髓炎、多发性硬化等)	◇ 根据适应证选择合适的治疗对象 ◇ 严格排除禁忌证
计划 1. 治疗师准备 2. 物品及环境准备	◇ 治疗师的衣物和皮肤保持干燥、衣物不含金属;检查电缆各接头是否已拧紧 ◇ 环境:治疗室应铺绝缘的木板或橡胶板,治疗床为木制品,房间里最好没有金属管道 ◇ 患者衣物干燥且不含金属丝和尼龙织物	◇ 衣物皮肤保持干燥是为了防止烫伤,衣物不含金属是为了防止微波辐射 ◇ 木质地板和治疗床可以绝缘及减少高频电磁波的反射 ◇ 减少金属管道是为了减少高频电磁波的反射 ◇ 防护眼镜及眼罩是为了保护治疗师和患者的眼睛
实施 1. 核对、解释 2. 选择体位 3. 正确选择辐射器及治疗方法 4. 开机 5. 调节治疗剂量 6. 调节治疗时间 7. 关机	◇ 查阅患者病历资料,核对患者的一般情况、主诉、诊断等 ◇ 向患者解释治疗的方法和目的 ◇ 患者取舒适体位,裸露治疗部位或穿单薄的棉质或丝质衣物,保持衣物干燥及没有易燃物品 ◇ 按照治疗需要选用合适的辐射器,安装在治疗机支架上,接上电缆 　✓ 有距离辐射法:适用于非接触式辐射器 　✓ 接触辐射法:适用于接触式体表辐射器 　✓ 隔沙辐射法:适用于接触式体表辐射器 ◇ 检查输出调节是否位于"0"位,接通电源,治疗机预热3分钟 ◇ 辐射器方向位置调节好后,接通高压、调节输出 ◇ 剂量大小多以患者的主观温热感觉和按照辐射面积计算功率,对感觉障碍或血液循环障碍的部位不以患者感觉调节剂量 　✓ 无热量:患者无温热感,功率密度 < 88mW/cm^2 　✓ 微热量:刚能感觉的温热感,功率密度 88 ~ 220mW/cm^2 　✓ 温热量:明显而舒适的温热感,功率密度 220 ~ 440mW/cm^2 　✓ 热量:能耐受的明显热感,功率密度 440 ~ 880mW/cm^2 ◇ 按照治疗处方设定定时器,注意询问患者有无不适感觉 ◇ 治疗结束,逆上述程序依次关闭输出、高压、电源 ◇ 移开或取下患者身上的辐射器	◇ 根据治疗要求选择治疗电极 ◇ 根据治疗电极不同决定辐射距离:有距离辐射法的辐射距离一般不超过 5 ~ 10cm,接触辐射法应使辐射器口紧贴治疗部位,隔沙辐射法将沙置于治疗部位再将辐射器紧压在沙袋上 ◇ 按照治疗处方的要求调节治疗剂量的大小,选择剂量规律:急性期宜小,慢性期宜大;微波经沙后易于集中成束增加人体吸收功率,因此隔沙辐射法治疗时剂量宜小 ◇ 治疗过程中注意保护治疗师及患者的眼睛 ◇ 微波会破坏骨骺,因此生长中的骨骺及骨折后骨痂未形成前,不宜在该局部照射
治疗后评价并记录	◇ 检查患者皮肤并记录 ◇ 询问患者感受并记录	◇ 确定治疗过程中有无烫伤

【实训病例】

1. 谢某,女,60岁,患者患2型糖尿病多年,诉2周前因跌倒致右小腿外侧皮肤挫裂伤,经外科清创缝合及抗感染治疗,现伤口愈合欠佳。查体:右小腿外侧约5cm长的不规则伤口,经手术缝合,未拆线,局部发红肿胀压痛,无脓性分泌物。诊断:伤口愈合迟缓。请采用厘米波治疗技术规范操作。

2. 吕某,男,18岁,诉掏取耵聍致左侧外耳道疖肿4天。查体:痛苦表情,左侧外耳道肿胀、发红、触痛,局部有约0.5cm大小的疖肿,顶部少量黄色脓液溢出。诊断:左侧外耳道疖肿。请采用厘米波治疗技术规范操作。

3. 张某,男,52岁,诉右肩疼痛、活动受限1个月。查体:右肩关节外观正常,右肱骨结节间沟及肩峰下压痛明显,右肩前屈40°、外展70°、上举80°、后伸不能触及脊柱。X线摄片提示右肩关节未见异常。诊断:右侧肩关节周围炎。请采用厘米波治疗技术规范操作。

【实训评价】

项　目	项目总分	评分标准	得　分
核对、解释	10	核对个人信息(2分);解释治疗目的(2分);交代治疗时的各种感觉和注意事项(6分)	
正确选择体位及摆放电极	20	根据治疗部位正确选择治疗体位(4分);根据治疗目的选择合适的辐射器(6分);根据辐射器的种类选择辐射方式(5分);选择辐射器与皮肤之间的正确距离(5分)	
正确调节治疗剂量、治疗时间	18	治疗机输出调谐(3分);根据病情选择和调节治疗剂量(5分);根据辐射面积计算功率确定剂量大小(3分);询问患者温度感觉(2分);确定治疗时间(5分)	
开机	7	接通电源(2分);治疗机预热(5分)	
关机	5	关机顺序正确(3分);取下和移走辐射器(2分)	
治疗后评价和记录	10	正确记录治疗方式、剂量和时间(5分);记录患者治疗中有无不良反应(5分)	
考查适应证	10	每缺一例(扣1分)	
考查禁忌证	10	每缺一例(扣1分)	
考查注意事项	10	每缺一项(扣1分)	
总　分	100		

实训五　高频电热治疗技术

【实训原理】

高频电热疗法根据应用频率不同分为射频电热和微波电热两种,射频电热包括中波、短波和超短波;微波电热常用分米波和厘米波。应用高频电热疗法可以使癌细胞核内的 DNA、RNA 合成及细胞体内蛋白质合成受到抑制;改变细胞膜结构使细胞膜的通透性增高,膜内低分子蛋白质外溢,导致细胞破坏;使细胞溶酶体的活性升高,从而加速癌细胞的破坏;高热使癌细胞骨架排列紊乱,失去完整性,细胞功能受损导致细胞死亡;肿瘤细胞破坏后释放出抗原,刺激机体的免疫系统,增强对肿瘤的免疫功能。

【仪器设备】

高频电实训室、微波治疗仪(多采用434MHz、915MHz分米波,输出功率500~1000W;2450MHz厘米波,输出功率200W)、计时器、厚毛巾、体外辐射器、微波专用防护眼镜、眼罩等。

【实训内容】

操作程序	操作步骤	要点说明及注意事项
治疗前评价	◇ 评价患者肿瘤位置及大小 ◇ 选择合适的治疗对象 　✓ 禁忌证:高热、昏迷并严重肝肾功能不全、身体局部有金属异物、植入心脏起搏器者等 　✓ 适应证:表浅肿瘤如皮肤癌、颈淋巴结转移癌、乳腺癌、恶性黑色素癌、恶性肿瘤术后皮下种植转移癌等	◇ 根据适应证选择合适的治疗对象 ◇ 严格排除禁忌证
计划 1. 治疗师准备 2. 物品及环境准备	◇ 治疗师的衣物和皮肤保持干燥、衣物不含金属;检查电缆各接头是否已拧紧 ◇ 环境:治疗室应铺绝缘的木板或橡胶板,治疗床为木制品,房间里最好没有金属管道 ◇ 物品:微波治疗仪、木质治疗床、电容电极	◇ 衣物皮肤保持干燥是为了防止烫伤,衣物不含金属是为了防止微波辐射 ◇ 木质地板和治疗床可以绝缘及减少高频电磁波的反射 ◇ 减少金属管道是为了减少高频电磁波的反射 ◇ 防护眼镜及眼罩是为了保护治疗师和患者的眼睛
实施 1. 核对、解释 2. 选择体位 3. 正确选择辐射器及治疗方法 4. 选择治疗剂量 5. 开机 6. 关机	◇ 查阅患者病历资料,核对患者的一般情况、主诉、诊断等 ◇ 向患者解释治疗的方法和目的及可能出现的并发症 ◇ 患者取舒适体位,取下身上所有金属物,裸露治疗部位 ◇ 根据病变部位选用恰当的辐射器,体外辐射器的直径大于病变部位2~3cm ◇ 裸露治疗部位,将辐射器置于治疗部位,安装在治疗机支架上,接上电缆 ◇ 电热疗法的剂量指标是电热温度和持续时间,应用热量级(Ⅳ级)剂量,使肿瘤温度达到43℃以上 ◇ 检查输出调节是否位于"0"位,接通电源,主机自动预热3分钟 ◇ 根据需要预置输出功率、治疗温度和治疗时间等工作参数,输入完毕,程序延时2分钟后自动接通高压进行治疗 ◇ 每次治疗30~60分钟,尽可能在电热疗法开始10~15分钟内达到有效温度,每周1~3次,5~15次为一个疗程。若结合放疗或化疗时可根据放疗或化疗疗程灵活掌握 ◇ 治疗完毕,计算机发出信号,功率自动调至"0"位之后,取下辐射器。操作者可按计算机屏显示,输入被治疗者的病情资料,存入计算机	◇ 根据病变部位选择治疗电极 ◇ 严格执行治疗仪的操作规程并注意保护,不准无负载开机,切勿向四周空间、机器主机、电子装置、金属材料照射 ◇ 热疗时必须使肿瘤局部温度在10~15分钟内达到43℃以上 ◇ 治疗过程中要严密观察,防止皮肤烫伤 ◇ 植入心脏起搏器或心脏电极的患者和孕妇应禁止使用并远离机器 ◇ 治疗过程中注意保护治疗师及患者的眼睛,且不能辐射眼和睾丸
治疗后评价并记录	◇ 检查患者皮肤并记录 ◇ 询问患者感受并记录	◇ 确定治疗过程中有无皮肤烫伤

【实训病例】

1. 肖某,男,60岁,患者右侧颈部皮损2年,诉1周前出现局部少量出血,经皮肤科就诊及病理检查,确诊为皮肤鳞癌。查体:右颈部皮损约4cm×3cm大小,表面粗糙有少量渗血。请采用微波电热治疗技术规范操作。

2. 吕某,男,68岁,诉近2个月右臂原有黑痣突然增大,隆起,色素加深,触碰后易于出血,自觉轻微疼痛。经皮肤科就诊及病理学检查诊断为恶性黑色素瘤。请采用微波电热治疗技术规范操作。

3. 张某,女,69岁,患有丙型肝炎相关肝硬化,在定期B超检查时发现合并有肝细胞癌)。肿瘤位于肝脏左外侧表浅部。患者接受了腹腔镜辅助肝脏部分肝切除,术后无并发症。术后9个月,发现AFP水平上升,术后12个月,在手术切口出现皮下结节。结节被切除后病理证实为肝细胞癌。诊断:肝癌术后皮下种植转移癌。请采用微波电热治疗技术规范操作。

【实训评价】

项 目	项目总分	评分标准	得 分
核对、解释	10	核对个人信息(4分);解释治疗目的(2分);交代治疗时的注意事项和可能出现的并发症(4分)	
正确选择体位及摆放电极	15	根据治疗部位正确选择治疗体位(4分);根据病变部位的大小选择合适的辐射器(6分);根据治疗处方调节治疗温度和持续时间(5分)	
正确调节治疗剂量	20	检查治疗机输出调节是否在"0"位(5分);正确预置输出功率(5分);正确预置治疗温度和治疗时间(5分);正确预置治疗频次和疗程(5分)	
开机	10	检查和接通电源(5分);治疗机预热(5分)	
关机	5	关机顺序正确(2分);取下和移走辐射器(3分)	
治疗后评价和记录	10	正确记录患者的病情资料(5分);记录患者治疗中有无不良反应(5分)	
考查适应证	10	每缺一例(扣1分)	
考查禁忌证	10	每缺一例(扣1分)	
考查注意事项	10	每缺一项(扣1分)	
总 分	100		

(刘 曦)

第六章

光 疗 法

【技能目标】

掌握:

1. 红外线疗法、红光疗法、紫外线疗法及氦氖(He-Ne)激光疗法的治疗作用,正确选择适合于各种光疗法的患者。

2. 红外线疗法、红光疗法、紫外线疗法及氦氖(He-Ne)激光疗法治疗技术的操作流程,并规范地完成治疗。

熟悉:红光疗法及紫外线疗法的体腔法治疗技术。

了解:红外线疗法、红光疗法、紫外线疗法及氦氖(He-Ne)激光疗法的作用原理。

【实训组织形式】

实训4学时,集中演示和学生自主操作相结合的模式进行教学。

【实训方式】

模拟病例对常规红外线疗法、红光疗法、紫外线疗法及氦氖(He-Ne)激光疗法治疗技术进行演示性操作。学生分组结合多个病例进行实践性操作,教师组间巡查并指导。

实训一 常规红外线治疗技术

【实训原理】

红外线以热辐射形式作用于人体,受热后局部血液循环改善、水肿吸收、疼痛减轻、组织修复。其作用机制是热效应,因此有热射线之称。

【仪器设备】

红外线治疗仪 电压在220V±22V;输出光波段1.5~400μm;预热时间不少于10秒。无孔布巾,生理盐水纱布。用于患者及操作者使用防护目镜等。

【实训内容】

操作程序	操作步骤	要点说明及注意事项
治疗前评价	◇ 病情的评估:查阅患者的一般情况;根据患者的病史、体格检查、辅助检查等结果对患者进行综合的评价 ◇ 选择合适的治疗对象: ✓ 禁忌证:有出血倾向、高热、活动性肺结核、肿瘤所致的体质消耗、闭塞性脉管炎、炎症的急性期、烧伤后的瘢痕、系统性红斑狼疮、带状疱疹急性期等 ✓ 适应证:慢性炎症、周围神经损伤及炎症,痉挛性或弛缓性麻痹;各种原因所致的骨性关节炎、软组织损伤;术后粘连、注射后硬结、瘢痕挛缩;慢性胃肠炎;妇产科慢性炎症等	◇ 了解患者病情、有无感觉障碍、局部皮肤情况及合作程度等 ◇ 筛选治疗对象,如急性扭挫伤早期不宜在局部应用红外线照射治疗

续表

操作程序	操作步骤	要点说明及注意事项
计划 1. 治疗师准备 2. 用物准备 3. 环境准备	◇ 着装整洁、态度认真、剪指甲、洗手、戴口罩 ◇ 检查治疗仪的电源、各开关旋钮是否在初始位置;根据患者病变部位及面积调整治疗仪高度 ◇ 准备防护目镜或盐水纱布,以保护眼睛和正常部位 ◇ 治疗室内安静、整洁、室温适宜 ◇ 用屏风或拉帘遮挡,保护患者隐私	◇ 做好治疗所需的仪器、附件及防护措施准备
实施 1. 核对、解释 2. 安置体位并检查皮肤 3. 开机及预热治疗仪 4. 设定参数及开始治疗 5. 关机	◇ 结合治疗处方,核对患者的一般情况、主诉和诊断等 ◇ 向患者或其家属解释治疗的方法和目的 　✓ 向患者交代治疗时应出现温热感。如有感觉过热、心慌、头晕等反应时,需立即告知工作人员。予以妥善处理 　✓ 治疗中患者不得随意挪动体位,以免烫伤;治疗后不要搔抓治疗部位,必要时可使用护肤剂 ◇ 患者取舒适体位,充分暴露治疗部位。治疗师检查其治疗部位皮肤的完整性 ◇ 打开电源、预热治疗仪 10 秒以上 ◇ 检查治疗仪是否正常工作,设定治疗参数,预定治疗时间 20 分钟。将辐射器移至照射部位的上方或侧方,并使辐射器中心垂直对准照射部位。距离一般如下:功率 500W 以上,灯距应在 50 ~ 60cm 以上;功率 250 ~ 300W,灯距在 30 ~ 40cm;功率 200W 以下,灯距在 20cm 左右 ◇ 治疗完毕关闭电源;将旋钮调至初始状态,从患者上方移开辐射器	◇ 与患者沟通并获得其信任,建立安全感 ◇ 根据病情掌握治疗剂量及辐射器与照射部位距离 ◇ 患部有感觉障碍或照射新鲜的瘢痕、植皮部位时,应用小剂量,以免发生灼伤 ◇ 在治疗过程中,应经常询问患者感觉、巡视治疗仪工作情况 ◇ 治疗频次:每次照射 15 ~ 30 分钟,每日 1 ~ 2 次,15 ~ 20 次为一疗程
治疗后评价并记录	◇ 检查患者皮肤有无异常反应,同时沟通询问患者治疗反应;待得到患者的知情同意后,方可让患者离开并同时预约下次治疗时间 ◇ 洗手,记录治疗部位、剂量、时间、治疗后的反应和效果	◇ 出现烫伤时要及时处理 ◇ 将照射部位的汗液擦干,患者应在室内休息 10 ~ 15 分钟后方可离开,以免着凉

【病例实训】

1. 冷某,女,36 岁,因着凉后,后背部疼痛,无放射痛,于右上肢活动后疼痛加重,查体:右肩胛骨内侧缘可触及痛点,同时触及长约 1cm 条索状韧性肿物,临床诊断为肌筋膜疼痛综合征,请采用红外线治疗技术规范操作。

2. 王某,男,28 岁,因晨起后,自觉右侧颈部疼痛,颈部活动不利,旋转及左侧屈曲受限为著,被动体位来诊。查体颈部肌肉紧张,颈椎主、被动关节度因疼痛受限,临床诊断为软组织损伤,即"落枕",请采用红外线治疗技术规范操作。

3. 梁某,女,46 岁,因宫颈癌,在医院行宫颈癌根治术,术后第五天,患者拔出尿管后不能自行排尿,为求康复来诊。查体,下腹部压之有轻微的疼痛,叩诊实音,临床诊断尿潴留,请采用红外线治疗技术规范操作。

【实训评价】

项目	项目总分	评分标准	得分
核对、解释	10	核对个人情况(2分);解释治疗目的(2分);交代治疗时的各种感觉和注意事项(6分)	
物品准备	7	能根据治疗部位熟练地选择辐射器(3分);准备防护用具(2分);在使用前对附件进行清洗和消毒(1分);使用后对附件进行清洗和消毒(1分)	
安置体位并检查皮肤	5	体位摆放舒适、正确(3分);检查皮肤及对症处理(2分)	
调整仪器位置、做好防护措施	8	能根据治疗部位和目的确定治疗仪距患处高度(2分);做好正常部位防护(2分);连接仪器的顺序正确(4分)	
检查设备、开机及预热	10	辐射器选择、连接正确(2分);检查开机前各调节按钮在"初始"位(2分);检查辐射器是否正常工作(2分);开机方法正确(2分);有预热过程(2分)	
设定参数及开始治疗	10	预定治疗参数:治疗剂量(3分)、时间(3分)、距离(4分)	
关机	5	关闭电源,旋回按钮(2分);移开治疗仪(2分);顺序正确(1分)	
治疗后评价和记录	5	评价皮肤情况、疗效(2分);记录详实(3分)	
考查适应证	15	熟练、判定正确(15分)	
考查禁忌证	15	至少说出5个相关的禁忌证,每缺一例(扣3分)	
考查注意事项	10	至少说出5个相关的注意事项,每缺一项(扣2分)	
总 分	100		

实训二　红光治疗技术

【实训原理】

可见光中,红光的作用机制是热效应和光化学效应。可使局部血液循环改善、水肿吸收、疼痛减轻、组织修复,提高中枢神经兴奋性。

【仪器设备】

红光治疗仪　电压在220V±22V;光输出功率≥2W;输出光波段620~760nm,预热时间不少于10秒。光导纤维、防护墨镜等。

【实训内容】

操作方法与常规红外线治疗技术基本相同,其不同之处如下:

1. 红光疗法较红外线疗法增加了导子治疗技术,更适应妇科、耳鼻喉科等浅腔道部位的治疗。

2. 应用导子治疗技术时注意事项参照实训四。

【病例实训】

1. 马某,女,46岁,一周前在当地行子宫肌瘤手术治疗。因术后发热,阴道流脓性分泌物来诊,临床诊断为阴道吻合口瘘,请采用红光导子治疗技术规范操作。

2. 许某,女,58岁,脑梗死引起右侧肢体瘫痪,长期卧床致左下肢外踝出现压疮,局部红肿,有脓性渗出物。临床诊断为左侧外踝压疮,请采用红光散焦治疗技术规范操作。

3. 王某,男,23岁,因踢球时不慎滑倒,右膝盖局部擦伤1小时来诊,查体局部红肿,有血性渗出物。临床诊断为膝关节擦伤,请采用红光散焦治疗技术规范操作。

【实训评价】

项目	项目总分	评分标准	得分
核对、解释	10	核对个人情况(2分);解释治疗目的(2分);交代治疗时的各种感觉和注意事项(6分)	
物品准备	7	能根据治疗部位熟练地选择辐射器和导子(2分);准备防护用具(1分);在使用前对附件进行清洗和消毒(2分);使用后对附件进行清洗和消毒(2分)	
安置体位并检查皮肤	5	体位摆放正确(2分);检查皮肤及对症处理(3分)	
调整仪器位置、做好防护措施	8	能根据治疗部位和目的确定治疗仪距患处高度(2分);做好正常部位防护(2分);连接仪器的顺序正确(4分)	
检查设备、开机及预热	10	导子及辐射器选择、连接正确(2分);检查开机前各调节按钮在"初始"位(2分);检查辐射器是否正常工作(2分);开机方法正确(2分);有预热过程(2分)	
设定参数及开始治疗	10	预定治疗参数:治疗剂量正确(3分)、时间(3分)、距离(4分)	
关机	5	关闭电源,旋回调节旋钮(2分);移开治疗仪(1分);顺序正确(2分)	
治疗后评价和记录	5	评价皮肤情况、疗效(2分);记录详实(3分)	
考查适应证	15	熟练、判定正确(15分)	
考查禁忌证	15	至少说出5个相关的禁忌证,每缺一例(扣3分)	
考查注意事项	10	至少说出5个相关的注意事项,每缺一项(扣2分)	
总 分	100		

实训三 紫外线生物剂量测定

【实训原理】

紫外线作用于人体,引起一系列化学反应,有消炎、止痛的作用,其作用机制主要是光化学效应,因此又有光化学射线之称。由于年龄、肤色和疾病状态的不同,患者对紫外线的敏感性不一致,另外不同的紫外线治疗仪由于其辐射的紫外线的波长不同,因此,在治疗之前必须进行紫外线生物剂量测定。

【仪器设备】

紫外线治疗仪常用的包括高压紫外线治疗灯和低压紫外线治疗灯。

1. 高压水银石英灯 又称氩水银石英灯,高压水银石英灯的辐射成分主要是 A、B 波段,其中辐射最强的在 365nm 和 313nm。预热时间不少于 120 秒。

2. 低压水银石英灯 有冷光紫外线灯之称,辐射的光线中约85%为波长254nm的紫外线。石英导子主要用于体腔照射。预热时间不少于30秒。

3. 附件包括石英直光导、弯光导及鼻光导各一把。洞巾:准备直径不等单洞洞巾以及筛网洞巾一套,用于遮盖非治疗部位。防护目镜:患者及操作者均需佩戴防护眼镜。软尺:用于测量被照射部位范围及灯距。紫外线生物剂量测定器:长方形不透光的硬布料做成的带状盲袋,中间挖8个长方形孔,每孔为2.0cm×0.5cm,孔距1cm,盲袋内置一个可将各孔遮盖及暴露的活动板,测量时,将其放在身体对紫外线比较敏感的部位上,用布巾遮盖周围。秒表等。

【实训内容】

操作程序	操作步骤	要点说明及注意事项
治疗前评价	◇ 病情的评估:查阅患者的一般情况;根据患者的病史、体格检查、辅助检查等结果对患者进行综合的评价 ◇ 选择合适的治疗对象: ✓ 禁忌证:禁用于恶性肿瘤、出血倾向、脏器衰竭、活动性肺结核、甲状腺功能亢进症、严重的动脉硬化、红斑狼疮、急性湿疹、光敏性疾病、应用光敏药物的患者 ✓ 适应证:各种开放和闭合的皮肤创伤、局部化脓性感染、静脉炎、肋软骨炎、急性神经痛、急性关节炎、伤口愈合不良、佝偻病、软骨病、银屑病、白癜风、免疫功能障碍性疾病、变态反应性疾病、带状疱疹等	◇ 仔细询问是否有紫外线过敏史及是否应用光敏药物
计划 1. 治疗师准备 2. 用物准备 3. 环境准备	◇ 着装整洁,态度认真,剪指甲,洗手,戴口罩 ◇ 生物剂量测定器、紫外线治疗设备、洞巾(已消毒)、防护目镜、秒表 ◇ 紫外线辐射可使空气产生臭氧,因而治疗室应通风良好 ◇ (其他同实训一)	◇ 遵循无菌技术原则,预防交叉感染 ◇ 每次使用后的生物剂量测定器、洞巾等应立即清洗消毒,放置备用 ◇ (其他同实训一)
实施 1. 核对、解释 2. 安置体位 3. 生物剂量测定器放置 4. 开机并预热治疗仪 5. 生物剂量测定方法 6. 观察阈红斑量 7. 关机	◇ 对初次接受治疗者,事先应说明照射后的反应,告知照射后局部可有发红、发痒,不得沾水和用手挠 ◇ 患者仰卧,充分裸露对紫外线较敏感的下腹部,也可选前臂屈侧。并将非照射部位用不透光的布巾遮盖,加以防护 ◇ 将生物剂量测定器放置在裸露部位,检查各孔遮盖情况及活动板位置 ◇ 开启紫外线灯,并预热灯管:高压水银石英灯需预热2分钟,低压水银石英灯需半分钟 ◇ 将高压紫外线治疗灯垂直对准测定器,灯管与皮肤的距离为50cm(低压紫外线治疗灯距离皮肤5cm)。然后打开第一孔,照射一定时间后,再打开第二个孔,以此类推,直至各孔全部开放,照射完毕时,第一孔照射时间最长,而最后一孔照射时间最短。例如,每孔照射10秒,第1孔照射80秒,第2孔70秒,第3孔60秒,第4孔50秒,第5孔照射40秒,第6孔照射30秒,第7孔照射20秒,第8孔照射10秒。 ◇ 照射后24小时后所见到的最弱红斑的后一小孔的照射时间定为阈红斑量 ◇ 照射完毕,关闭电源,将辐射器移到另一适当位置后,再打开布巾	◇ 应预约患者统一时间照射,以减少开闭灯管的次数 ◇ 电压波动影响紫外线的强度和灯管的使用寿命,所以应配稳压器 ◇ 照射部位涂有药物时,应先清除,以免发生光敏反应;照射创面有坏死组织及脓性分泌物时,应先清洁创面;照射头部时,宜剃光头发 ◇ 患者和操作者均需戴防护眼镜或患者用盐水纱布遮盖眼部,以免引起电光性眼炎 ◇ (其他同实训一)

续表

操作程序	操作步骤	要点说明及注意事项
治疗后评价并记录	◇ 检查患者皮肤有无异常反应,同时沟通询问患者治疗反应;待得到患者的知情同意后,方可让患者离开并同时告知患者下次治疗时间 ◇ 洗手,记录治疗部位、剂量、时间、治疗后的反应和效果	◇ 出现烫伤及灼伤时要及时处理 ◇ 将照射部位的汗液擦干,患者应在室内休息10～15分钟后方可离开,以免着凉

【病例实训】(见实训四)
【实训评价】

项目	项目总分	评分标准	得分
核对、解释	10	核对个人情况(2分);解释治疗目的(2分);交代治疗时的各种感觉和注意事项(6分)	
物品准备	5	能根据治疗部位熟练地选择洞巾,石英导子、计时器、墨镜(3分);在使用前对附件进行清洗和消毒(1分);使用后对附件进行清洗和消毒(1分)	
安置体位并检查皮肤	5	体位摆放舒适正确(3分);检查皮肤及对症处理(2分)	
调整仪器位置、做好防护措施	10	生物剂量测定部位选择正确(2分);检查生物剂量测定器各部件是否安装正确(2分);做好正常部位防护(2分);连接仪器的顺序正确(4分)	
开机并预热治疗仪	10	辐射器选择、连接正确(5分);开机前各调节旋钮在"初始"位(2分);检查灯管是否正常工作(2分);有预热过程(1分)	
生物剂量测定及判定	10	正确观察最弱红斑(4分);正确记录生物剂量(4分);操作顺序正确(2分)	
关机	5	旋回各调节旋钮至"初始"位(2分);关闭电源,移开治疗仪(1分);顺序正确(2分)	
治疗后评价和记录	5	评价皮肤情况、疗效(2分);记录(3分)	
考查适应证	10	熟练、判定正确(10分)	
考查禁忌证	15	至少说出5个相关的禁忌证,每缺一例(扣3分)	
考查注意事项	15	至少说出5个相关的注意事项,每缺一项(扣2分)	
总 分	100		

实训四 紫外线治疗技术

【**实训原理**】及【**仪器设备**】(同实训三)

【**实训内容**】

操作程序	操作步骤	要点说明及注意事项
治疗前评价	◇ 病情的评估:查阅患者的一般情况;根据患者的病史、体格检查、辅助检查等结果对患者进行综合的评价 ◇ 选择合适的治疗对象: 　✓ 禁忌证:禁用于恶性肿瘤、出血倾向、脏器衰竭、活动性肺结核、甲亢、严重的动脉硬化、红斑狼疮、急性湿疹、光敏性疾病、应用光敏药物的患者 　✓ 适应证:各种开放和闭合的皮肤创伤、局部化脓性感染、静脉炎、肋软骨炎、急性神经痛、急性关节炎、伤口愈合不良、佝偻病、软骨病、银屑病、白癜风、免疫功能障碍性疾病、变态反应性疾病、带状疱疹等	◇ 仔细询问是否有紫外线过敏史及是否应用光敏药物
计划 1. 治疗师准备 2. 用物准备 3. 环境准备	◇ 着装整洁,态度认真,剪指甲,洗手,戴口罩 ◇ 检查体表治疗灯及体腔治疗灯灯管及插头是否完好,检查灯管清洁程度,防止灰尘积存,使用前宜用95%乙醇棉签或干细绒布擦拭管壁一次 ◇ 生物剂量测定器、秒表、墨镜、洞巾(已消毒) ◇ (同实训三)	◇ 遵循无菌技术原则,预防交叉感染 ◇ 每次使用后的光导、洞巾等应立即清洗消毒,放置备用 ◇ (其他同实训一)
实施 1. 核对、解释 2. 生物剂量测定 3. 安置体位、准备光导、洞巾 4. 开机并预热治疗仪 5. 开始治疗	◇ 对初次接受治疗者,事先应说明照射后的反应,告知照射后局部可有发红、刺痒,不得沾水和用手挠 ◇ 患者仰卧,充分裸露对紫外线较敏感的下腹部,也可选前臂屈侧 ◇ 观察阈红斑量设定为一个生物剂量 ◇ 采取合适体位,充分暴露照射部位,并将非照射部位用不透光的布巾遮盖,加以防护 ◇ (同实训三) ◇ 根据生物剂量测定结果设定治疗时间,以秒为单位,待时间设定后开启"启动"按钮 ◇ 全身照射法: 　✓ 照射距离为儿童为50cm,成人为100cm,要求患者全身裸露,戴好防护目镜 　✓ 成人分四区照射,紫外线灯管中心依次对准双乳头之间、膝前部、背部中央、膝后上部这四个部位,首次照射剂量为亚红斑量,每日1次,逐渐增加剂量 　✓ 儿童分身体前后两区照射,辐射器中心在胸腹间和腰背部,从1/2生物剂量开始,以后逐渐增加照射时间 ◇ 局部照射法: 　✓ 体表照射法:准备无菌洞巾及体表治疗灯	◇ 应预约患者统一时间照射,以减少开闭灯管的次数 ◇ 电压波动影响紫外线的强度和灯管的使用寿命,所以应配稳压器 ◇ 照射部位涂有药物时,应先清除,以免发生光敏反应;照射创面有坏死组织及脓性分泌物时,应先清洁创面;照射头部时,宜剃光头发 ◇ 患者和操作者均需戴防护眼镜或患者用盐水纱布遮盖眼部,以免发生电光性眼炎

续表

操作程序	操作步骤	要点说明及注意事项
6. 关机	✓ 体腔照射法:准备无菌洞巾及体腔治疗灯,根据病情需要选用直光导、弯光导及鼻光导 ✧ 照射完毕,将辐射器移到另一适当位置后,再打开布巾 ✧ 体腔照射时,应于治疗完毕将导子从体腔取出,冲洗干净后浸泡在75%乙醇中消毒	
治疗后评价并记录	✧ 检查患者皮肤有无异常反应,同时沟通询问患者治疗反应;待得到患者的知情同意后,方可让患者离开并同时告知患者下次治疗时间 ✧ 洗手,记录治疗部位、剂量、时间、治疗后的反应和效果	✧ 出现烫伤及灼伤时要及时处理 ✧ 将照射部位的汗液擦干,患者应在室内休息10~15分钟后方可离开,以免着凉

【病例实训】

1. 李某,女,25岁,胸4椎体棘突压痛明显,行胸部CT检查未见明显异常,常规抗炎止痛药物及局部贴敷膏药治疗效果欠佳,请进行紫外线生物剂量测定和采用紫外线治疗技术规范操作。

2. 张某,男,40岁,结肠破裂,肠修补及结肠造瘘后,刀口及吻合口瘘感染,常规治疗效果欠佳,请进行紫外线生物剂量测定和采用紫外线光导治疗技术规范操作。

3. 吴某,女,55岁,4周前因左胸部疼痛伴散在丘疹样水疱,诊断为带状疱疹,行药物治疗后疱疹消失,但仍遗留有左胸部疼痛,以夜间疼痛明显,为求进一步康复来我科,诊断为带状疱疹后遗痛。请进行紫外线生物剂量测定和采用紫外线治疗技术规范操作。

【实训评价】

项目	项目总分	评分标准	得分
核对、解释	10	核对个人情况(2分);解释治疗目的(2分);交代治疗时的各种感觉和注意事项(6分)	
物品准备	5	能根据治疗部位熟练地选择辐射器和导子(1分);在使用前对附件进行清洗和消毒(2分);使用后对附件进行清洗和消毒(2分)	
安置体位并检查皮肤	5	体位摆放舒适正确(2分);检查皮肤及对症处理(3分)	
调整仪器位置、做好防护措施	10	能根据治疗部位和治疗目的确定治疗仪距患处高度(2分);正确的放置洞巾(2分);做好正常部位防护(2分);连接仪器的顺序正确(4分)	
开机并预热治疗仪	10	导子及辐射器的选择、连接正确(2分);开机前开机按钮在"关"位(2分);检查灯管是否正常工作(2分);打开开关方法正确(2分);有预热过程(2分)	

续表

项目	项目总分	评分标准	得分
设定参数	10	生物剂量正确(4分);治疗剂量正确(2分);照射距离准确(2分);顺序正确(2分)	
关机	5	旋回机钮(2分);关闭电源,移开治疗仪(2分);顺序正确(1分)	
治疗后评价和记录	5	评价皮肤情况、疗效(2分);记录(3分)	
考查适应证	10	熟练、判定正确(10分)	
考查禁忌证	15	至少说出5个相关的禁忌证,每缺一例(扣3分)	
考查注意事项	15	至少说出5个相关的注意事项,每缺一项(扣2分)	
总 分	100		

 理论与实践

紫外线的止痛机制及临床应用

紫外线红斑量照射可解除各种浅表性疼痛,对较深层组织病变所致的疼痛也有一定的缓解作用,但对癌性疼痛应避免采用紫外线照射。中、长波段具有明显的止痛作用,短波段止痛效果较弱,无红斑量则无止痛效果。紫外线的止痛机制可能与以下因素有关:紫外线照射区血液循环增加,致痛物质清除加快;强红斑在大脑皮质形成的强势兴奋灶可干扰、抑制疼痛在大脑皮质的兴奋灶,有较好的镇痛作用;同时紫外线可使感觉神经末梢发生可逆的变性,抑制痛觉的传入,从而缓解疼痛。因此,从机制上看紫外线可以治疗临床上疼痛性疾病。

紫外线筛网照射治疗带状疱疹后遗神经痛

紫外线筛网照射法又称多孔照射法,用 $900cm^2$ 的白布,制成 $150 \sim 200$ 个面积为 $1cm^2$ 的圆孔、孔间距离为 $1cm$ 的筛网状多孔巾,小儿用的多孔巾面积、孔数、孔径均应适当缩减。将多孔巾置于局部进行照射,一般成人自 $4 \sim 6$ 个 MED 开始,小儿自 $3 \sim 4$ 个 MED 开始,可每日或隔 $1 \sim 2$ 日照射 1 次,以后根据病情酌情增减剂量。再次照射,应更换照孔位置,共照射 $10 \sim 15$ 次。

实训五 常规氦氖(He-Ne)激光治疗技术

【实训原理】

激光的生物学效应有热效应、压力效应、光化学效应、电磁效应等。激光的治疗作用依其能量的大小而不同,低能量的激光主要有抗炎和促进上皮生长的作用,高能量激光主要是热效应,主要用于外科手术。

【仪器设备】

氦氖(He-Ne)激光电压在 $220V \pm 22V$;光输出功率 $\geq 0.5mW$;输出光波段 632.8nm;预热时间不少于 10 秒。附件包括光导纤维。防护目镜供患者及操作者使用。

【实训内容】

操作程序	操作步骤	要点说明及注意事项
治疗前评价	◇ 病情的评估:查阅患者的一般情况;根据患者的病史、体格检查、辅助检查等结果对患者进行综合的评价 ◇ 选择合适的治疗对象 ✓ 禁忌证:恶性肿瘤(光敏治疗除外),皮肤结核,活动性出血,光敏性皮肤或正在服用光敏性药物 ✓ 适应证:①内科疾病:原发性高血压、低血压、类风湿性关节炎、面神经炎、三叉神经痛、小儿脑性麻痹、遗尿症;②外科疾病:慢性炎症性疾病,慢性骨、关节、肌肉疾病;③妇科炎性疾病	◇ 了解患者病情、有无感觉障碍、局部皮肤情况及合作程度等
计划 1. 治疗师准备 2. 用物准备 3. 环境准备	◇ 操作人员须穿白色工作服,戴白色工作帽,态度认真 ◇ 检查氦氖激光管安装是否正确 ◇ 光导纤维是否弯曲折断 ◇ 防护目镜或盐水纱布 ◇ (其他同实训一) ◇ 激光治疗室内灯光应充分明亮,墙壁黑色为宜,门窗玻璃应采用黑色幕布遮蔽。激光器须合理放置,避免射向人员,在激光辐射的方向上应安置必要的遮光板或屏风 ◇ 治疗室应安装通风、抽气设备,以防止污染的空气对人员的伤害	◇ 操作人员与患者应注意保护眼睛,避免激光直射眼部,操作人员应定期做健康检查,特别是眼底视网膜检查 ◇ (其他同实训三)
实施 1. 核对、解释 2. 安置体位并检查皮肤 3. 开机并预热治疗仪 4. 设定治疗参数及开始治疗 5. 关机	◇ (同实训一) ◇ 照射伤口前需用生理盐水或3%硼酸水清除表面分泌物和坏死组织 ◇ (其他同实训一) ◇ 接通电源,激光管点燃后调整电流至激光管最佳工作电流量,使激光管发光稳定 ◇ 预定治疗时间20分钟,照射距离约50cm;激光束与被照射部位呈垂直照射,使光斑准确照射在病变部位或穴位上;光纤治疗无需调整距离 ◇ 不便照射的部位可通过光导纤维照射 ◇ 治疗完毕时,各旋钮调整至初始位置,关闭电源;从患者上方移开激光管	◇ 患者不得随意变换体位、移动激光管 ◇ 治疗过程中,应随时询问患者感觉,随时调整照射距离 ◇ 激光器一般可连续工作4小时以上,不必关机 ◇ 每3~6个月定时检测激光器的输出强度 ◇ 治疗频次:每次可照射10~15分钟,每日照射1~2次
治疗后评价并记录	◇ 检查患者皮肤有无异常反应,同时询问患者治疗反应;得到患者的知情同意后,方可让患者离开并同时告知患者下次治疗时间 ◇ 洗手,记录治疗部位、剂量、时间、治疗后的反应和效果	◇ 光敏治疗者嘱其于应用药物一个月内居住暗室,严禁日光直晒,以免引起全身性光敏反应 ◇ (其他同实训一)

【病例实训】

1. 李某,男,18岁,因左耳痛到耳科就诊,诊断为外耳道疖,查体见左外耳9点处一高粱米粒大小红色肿物,局部有脓血性渗出物,拉耳实验疼痛加重,请采用氦氖(He-Ne)激光纤维导子治疗技术规范操作。

2. 赵某,女,36 岁,有糖尿病史 10 余年,昨日洗脚时不慎将足背部烫伤来诊,局部水疱已自行刺破。查体:局部红肿,皮温升高,有血性分泌物,请采用氦氖(He-Ne)激光散焦治疗技术规范操作。

3. 牛某,男,88 岁,因左侧胸背部疼痛伴散在丘疹来诊,查体见左侧胸部可见散在的红色丘疹,部分已形成小水疱。临床诊断带状疱疹,请采用氦氖(He-Ne)激光散焦治疗技术规范操作。

【实训评价】

项目	项目总分	评分标准	得分
核对、解释	10	核对个人情况(2 分);解释治疗目的(2 分);交代治疗时的各种感觉和注意事项(6 分)	
物品准备	5	能根据治疗部位熟练地选择辐射器和导子(1 分);在使用前对附件进行清洗和消毒(2 分);使用后对附件进行清洗和消毒(2 分)	
安置体位并检查皮肤	5	体位摆放正确(2 分);检查皮肤及对症处理(3 分)	
调整仪器位置、做好防护措施	10	能根据治疗部位和治疗目的确定治疗仪距患处高度(2 分);正确的放置洞巾(2 分);做好正常部位防护(2 分);连接仪器的顺序正确(4 分)	
开机并预热治疗仪	10	导子及辐射器选择、连接正确(2 分);开机前开机按钮在"关"位(2 分);检查灯管是否正常工作(2 分);打开开关方法正确(2 分);有预热过程(2 分)	
设定参数	10	预定治疗时间正确(4)分;治疗剂量正确(3 分);顺序正确(3 分)	
关机	5	旋回机钮(2 分);关闭电源,移开治疗仪(2 分);顺序正确(1 分)	
治疗后评价和记录	5	评价皮肤情况、疗效(2 分);记录(3 分)	
考查适应证	10	熟练、判定正确(10 分)	
考查禁忌证	15	每缺一例(扣 3 分)	
考查注意事项	15	每缺一项(扣 2 分)	
总 分	100		

(刘忠良)

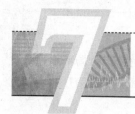

第七章

超声波疗法

【技能目标】

掌握：

1. 超声波常规剂量治疗技术的常用剂量和操作常规，并规范地完成治疗。

2. 能正确选择适合于超声波疗法的患者，并能为患者选择合适的治疗参数。

熟悉：

1. 超声波疗法的实训原理。

2. 超声药物透入治疗技术和超声雾化吸入治疗技术的操作常规。

了解：超声波疗法的仪器设备。

【实训组织形式】

实训 2 学时，集中演示和学生自主操作相结合的模式进行教学。

【实训方式】

教师对超声波治疗仪输出剂量的测定进行验证性操作，模拟病例对超声波常规剂量治疗技术、超声药物透入治疗技术和超声雾化吸入治疗技术进行演示性操作。学生分组并结合病例进行实践性操作，教师组间巡查并指导。

【实训原理】

医用超声波主要是利用逆压电效应由超声波发生装置产生，装置中主要有一块石英晶体薄片，在相应频率的高频电场作用下，晶体薄片能准确迅速地随着交变电场频率而周期性地改变其体积（压缩或伸长），形成高频率的机械振动波，即超声波。

超声波疗法的治疗原理与三个基本作用有关：①机械作用是超声波最基本的一种作用，可对组织产生"细胞按摩"或"微细按摩"作用，这是超声波治疗疾病的最基本机制；②温热作用是在机械作用的基础上产生的分布特殊的"内生热"；③理化作用是由机械作用、温热作用进一步促发的，超声波在这三者相互联系、相互作用的基础上，通过复杂的神经-体液调节途径来发挥生物效应及治疗作用。

【仪器设备】

1. 超声波治疗仪　由主机和声头两部分组成。主机包括电源电路、高频振荡发生器、调制器和定时器四个主要部分。声头直径有 1cm、2cm、5cm 等多种。

2. 耦合剂　常用的有煮沸过的水、液状石蜡、甘油、凡士林、蓖麻油，还有按一定比例配制的各种复合乳剂（水、油、胶的混合物）、液体凝胶等，以适应临床不同的用途。

3. 辅助设备　水槽、水枕、水袋、水漏斗、反射器、凹镜和透镜、声头接管等。

4. 其他用品　软纸、酒精棉球等。

实训一　超声波治疗仪输出剂量的检定

操作方法	操作要点	时机选择
1. 蒸气型气浊法	◇ 声头上滴水 1ml，再调节输出，水滴开始沸腾时，仪器的输出剂量约为 $0.5 W/cm^2$；继续增加输出剂量至水滴呈烟状由表面升起时约为 $1 W/cm^2$	◇ 新启用的超声波治疗仪 ◇ 检修后的超声波治疗仪 ◇ 使用的仪器每周检定及补正一次
2. 有贺式拇指直觉法	◇ 声头上涂耦合剂后与拇指掌面接触，调节治疗仪输出，在指甲内侧有痛性热感，能耐受时约为 $1 W/cm^2$；若甲床部有针刺样痛感，且只能耐受很短时间时约为 $2 W/cm^2$	

实训二　超声波常规剂量治疗技术（移动法）

操作程序	操作步骤	要点说明及注意事项
治疗前评价	◇ 病情的评估：查阅患者的一般情况；根据患者的病史、体检、辅助检查、高级脑功能评定和日常生活活动能力评定等结果对患者进行综合的评价 ◇ 选择合适的治疗对象 　✓ 禁忌证：恶性肿瘤、高热、出血倾向、消化道大面积溃疡、体质极度虚弱者、活动性肺结核、严重支气管扩张、化脓性炎症、急性败血症、严重心脏病的心区和交感神经节及迷走神经部位、心绞痛、心力衰竭、安装心脏起搏器或心脏支架者、血栓性静脉炎、多发性血管硬化、高度近视患者的眼部及其邻近区域、放射线或放射性核素治疗期间及其后的半年内、孕妇的下腹部和腰骶部、小儿骨骺部、感觉异常的局部禁用 　✓ 适应证：外科疾病，如软组织扭挫伤、肌肉劳损、瘢痕组织、注射后硬结、血肿机化、冻伤、冻疮、腱鞘炎、骨关节炎、颈椎病、肩周炎、强直性脊柱炎、腰椎间盘突出症、半月板损伤、髌骨软化症、肱骨外上髁炎、骨折、颞颌关节功能紊乱、尿路结石、前列腺炎、阴茎硬结、附睾淤积症、急性乳腺炎、肢体溃疡等；内科疾病，如慢性支气管炎、支气管哮喘、消化性溃疡、慢性胃炎、便秘、胆囊炎、冠心病、高血压病等；神经科疾病，如脑卒中和脑外伤后遗症、器质性痴呆、癫痫、急性脊髓炎、蛛网膜炎、脊髓灰质炎、脊髓损伤、三叉神经痛、坐骨神经痛、肋间神经痛、幻肢痛、面神经麻痹、雷诺病等；皮肤科疾病，如带状疱疹、瘙痒症、荨麻疹、硬皮病、神经性皮炎、扁平疣、跖疣等；眼科疾病，如睑板腺囊肿、外伤性白内障、中心性视网膜炎、玻璃体混浊、青光眼等；耳鼻喉科疾病，如鼻窦炎、乳突炎、耳鸣、耳聋、耳硬化症等；妇科疾病，如盆腔炎性疾病、附件炎、输卵管闭塞、痛经、外阴瘙痒等	◇ 了解患者的主要功能障碍、能力障碍及合作程度等 ◇ 合理筛选治疗对象 ◇ 注意检查治疗部位皮肤的感觉有无异常、有无破损等 ◇ 移动法适用于治疗皮肤平坦、面积较大的部位，如腰部、臀部、背部、肩部等

续表

操作程序	操作步骤	要点说明及注意事项
计划 1. 治疗师准备 2. 用物准备 3. 环境准备	◇ 着装整洁,剪指甲,洗手,戴口罩 ◇ 超声波治疗仪:检查仪器各部分连接是否良好,是否所有旋(按)钮处于"0"位,仪表指针或数字显示是否为"0",超声波输出是否良好(在声头上涂上凝胶或将声头浸入水中,调节输出强度,如水中有波纹或凝胶中出现小泡,则说明输出良好) ◇ 耦合剂:多用液态凝胶 ◇ 软纸:用于清洁皮肤和声头 ◇ 酒精棉球:用于消毒声头 ◇ 治疗室内安静、整洁、安全、光线和室温适宜;治疗床干净整洁 ◇ 注意保护患者隐私,必要时用屏风或拉帘遮挡	◇ 遵循无菌技术原则,预防交叉感染 ◇ 做好物理治疗的防护措施 ◇ 参照仪器说明书,熟悉仪器性能 ◇ 定期测定超声波治疗仪的输出强度,确保超声波治疗剂量的准确

实施
1. 核对、解释
 	
2. 安置体位
3. 选择声头
4. 涂耦合剂
5. 开机
 	
6. 关机
	◇ 核对患者的一般情况、主诉和诊断等
	◇ 向患者或其家属解释治疗的目的和方法
	◇ 告知患者治疗时的正常感觉及配合要求。治疗时无感觉或有微热感,若出现异常感觉应及时告知治疗师
	◇ 患者取舒适体位,充分暴露治疗部位
	◇ 根据治疗面积需要选择适宜的声头
	◇ 治疗部位涂耦合剂,声头轻压接触皮肤
	◇ 开启电源,选择治疗模式、频率、时间并调节输出至适宜剂量后,在治疗部位做缓慢往返或回旋移动
	  ✓ 治疗模式:多选用脉冲模式
	  ✓ 治疗频率:1MHz适用于深层病变,3MHz适用于浅层病变
	  ✓ 治疗时间:每次5~10分钟,大面积移动时可适当延长至10~15分钟
	  ✓ 治疗剂量:常用0.5~2.0W/cm^{2}的小、中等剂量。头部脉冲超声治疗时,强度由0.75~1W/cm^{2}逐渐增至1.5W/cm^2;眼部脉冲超声治疗时,强度为0.5~0.75W/cm^2
	◇ 治疗结束时,将治疗仪的输出调回"0"位,关闭电源,移开声头,清洁治疗部位和声头,声头消毒后放置在声头架上
		◇ 确认患者并获得其信任,建立安全感
		◇ 不得卷曲或扭转仪器导线
		◇ 治疗时,声头必须通过耦合剂紧密接触皮肤,方能调节输出,切忌声头空载或碰撞,以防晶体过热损坏或破裂
		◇ 治疗中应保持声头垂直作用于皮肤
		◇ 移动速度根据声头面积和治疗面积进行调整,一般为2~3cm/s,治疗中根据需要随时添加耦合剂,保持声头与皮肤紧密接触。声头的移动要均匀,勿停止不动,以免驻波形成而引起组织损伤
		◇ 治疗中,应密切观察患者反应以及仪器的工作状态,如患者感觉疼痛或有烧灼感时,应立即停止治疗,找出原因并予以纠正
		◇ 治疗仪器连续使用时,应注意仪器和声头的散热,如有过热应暂时停机,避免烫伤患者或损坏仪器;出现皮肤灼伤要及时处理

续表

操作程序	操作步骤	要点说明及注意事项
		◇ 不能用增大强度来缩短治疗时间,也不能用延长时间来降低治疗强度 ◇ 治疗频次:每日或隔日1次,一般急性病 5 ~ 10 次为一个疗程,慢性病10 ~ 15 次为一个疗程,疗程间隔 1 ~ 2 周。如需治疗3 ~ 4 个疗程者,则第2 个疗程以后间隔时间应适当延长
治疗后评价并记录	◇ 检查治疗部位皮肤,了解患者治疗反应,做好治疗记录 ◇ 告知患者检查情况,确定下次治疗时间	◇ 与医师交流患者的治疗反应,确定是否需要调整治疗处方

 理论与实践

耦合剂的选择

　　超声波治疗时必须得使用耦合剂,其目的是为了减少声头与皮肤之间的声能损耗,使得更多的声能进入人体以达到治疗作用。所选择的耦合剂声阻应介于声头材料与皮肤之间,常用的有水、甘油、石蜡油、蓖麻油、凡士林、复合乳剂、液体凝胶等,以适应临床的不同需要。

　　水与人体组织的声阻接近,对超声波能量的吸收少,是理想的耦合剂。水用作超声波耦合剂时,一定要去除水中的气泡,可用煮沸法或蒸馏法去除气体。但水的缺点是黏滞性小,不能在体表停留,故不适合作超声波直接治疗法的耦合剂,只用于水下法、水袋法等间接治疗法。而液体凝胶因其清洁、透明、便宜、无气泡、能在皮肤表面停留、不会快速被皮肤吸收、对皮肤无刺激等特点,最常用作超声波直接治疗法的耦合剂。

声头的放置

　　根据超声波的反射特性,超声波在两种介质界面的反射,除了与介质的声阻差有关以外,还与入射角角度相关。由于入射角越小,反射角就越小,超声能量反射越少,作用效率越高,因此在超声波治疗时,为了减少反射,需要将声头尽可能地垂直于治疗部位表面,并用耦合剂填充空隙。

声头大小的选择

　　在应用超声波治疗时,应根据治疗面积来选择声头大小。常用的超声声头有两种:面积分别为 $1cm^2$ 和 $5cm^2$。一般超声波最短治疗时间为 $1min/cm^2$,最长的总治疗时间为15分钟,因此选用 $1cm^2$ 声头的最大治疗面积为 $15cm^2$,选用 $5cm^2$ 声头的最大治疗面积为 $75cm^2$。

实训三 超声波常规剂量治疗技术(固定法)

操作程序	操作步骤	要点说明及注意事项
治疗前评价	◇（同实训二）	◇ 固定法适用于治疗痛点、穴位、神经根和病变很小的部位 ◇（其他同实训二）
计划	◇（同实训二）	◇（同实训二）
实施	◇ 在治疗部位涂上耦合剂,声头保持适当压力固定于治疗部位 ◇ 开启电源,调节治疗模式、频率、时间及输出剂量后,声头持续作用于治疗部位 ✓ 治疗时间:每次 3~5 分钟 ✓ 治疗剂量:宜小,常用超声强度为 0.1~0.5W/cm² ,其最大量约为移动法的1/3 ◇（其他同实训二）	◇ 固定法容易在不同组织的分界面上产生强烈的温热作用及骨膜疼痛反应,治疗时如果出现治疗部位过热或疼痛,应移动声头或降低治疗强度,避免发生灼伤 ◇（其他同实训二）
治疗后评价并记录	◇（同实训二）	◇（同实训二）

实训四 超声波常规剂量治疗技术(水下法)

操作程序	操作步骤	要点说明及注意事项
治疗前评价	◇ 水下法常用以治疗表面形状不规则、局部剧痛、不能直接接触治疗的部位,如肘、腕、手指、踝、足趾关节、开放性创伤、溃疡等 ◇（其他同实训二）	◇ 此法的优点是声波不仅能垂直且能倾斜成束状辐射到治疗部位,还可通过水使超声波完全传导 ◇（其他同实训二）
计划 1. 治疗师准备 2. 用物准备 3. 环境准备	◇（同实训二） ◇ 水槽:水槽的容积以能容纳受治肢体和声头为宜 ◇（其他同实训二） ◇（同实训二）	◇ 声头须能防水 ◇ 应采用去气水缓慢顺水槽边缘或玻璃棒注入,水中不得有气泡 ◇（其他同实训二）
实施	◇ 将声头与患者手、足等治疗部位浸入 36~38℃去气水中,声头距治疗部位 1~5cm ◇ 开启电源,调节治疗模式、频率、时间及输出剂量后,声头固定或做小范围缓慢移动 ◇（其他同实训二）	◇ 治疗时将声头浸入水中,方能调节输出,以免损坏设备 ◇（其他同实训二）
治疗后评价并记录	◇（同实训二）	◇（同实训二）

实训五　超声波常规剂量治疗技术（辅助器治疗法）

操作程序	操作步骤	要点说明及注意事项
治疗前评价	◇（同实训二）	◇ 辅助器治疗法常用于眼部、面部、颈部、脊柱、关节、阴道、前列腺、牙齿等不平之处 ◇（其他同实训二）
计划 1. 治疗师准备 2. 用物准备 3. 环境准备	◇（同实训二） ◇ 水枕或水袋 ◇（其他同实训二） ◇（同实训二）	◇ 水枕或水袋应采用去气水缓慢灌入，水中不得有气泡 ◇（其他同实训二）
实施	◇ 在水枕/水袋与皮肤、声头之间均涂以耦合剂，并将声头以适当压力置于水枕或水袋上 ◇ 开启电源，调节治疗模式、频率、时间及输出剂量后进行治疗 ◇（其他同实训三）	◇ 水枕或水袋必须与治疗部位紧密接触，使治疗部位上所有不平之处均得到治疗 ◇（其他同实训三）
治疗后评价并记录	◇（同实训二）	◇（同实训二）

实训六　超声药物透入治疗技术

操作程序	操作步骤	要点说明及注意事项
治疗前评价	◇（同实训二）	◇（同实训二）
计划 1. 治疗师准备 2. 用物准备 3. 环境准备	◇（同实训二） ◇ 药物：一般把药物加入耦合剂中。常用药物有维生素C、水杨酸、氢化可的松、呋喃西林及其他抗生素、普鲁卡因等麻醉药、丹参等活血化瘀的中药、消炎止痛软膏和瘢痕软化剂等 ◇（其他同实训二） ◇（同实训二）	◇ 禁用患者过敏和对声头有腐蚀性的药物 ◇ 慎用对皮肤有刺激的药物 ◇（其他同实训二）
实施	◇（同实训二和实训三）	◇（同实训二和实训三）
治疗后评价并记录	◇（同实训二）	◇（同实训二）

【实训病例】

1. 王某，女，55岁，退休。因"右肩部酸痛伴活动受限1月余"来康复医学科就诊。自述：1个月前做家务后出现右肩部酸痛，呈阵发性，后因天气突变、气温骤降，发展为持续性疼痛，昼轻夜重，穿衣、梳头、洗脸时疼痛加重，逐渐出现活动受限。查体：右肩部广泛压痛（VAS评分：5/10），活动时疼痛加重（VAS评分：8/10），主、被动活动均受限。诊断：右侧肩关节周围炎。请采用超声波常规剂量治疗技术规范操作。

2. 孙某,男,35 岁,公司职员。因"右肘关节疼痛伴活动受限 6 小时"来康复医学科就诊。自述:今晨打网球时右肘关节扭伤,当即出现剧烈疼痛、活动受限,经休息、冰敷后不见好转,故前来就诊。查体:右肘关节肿大,肱骨外上髁处压痛明显并向下放射(VAS 评分:7/10),Mills 试验阳性。诊断:右肱骨外上髁炎。请采用超声波常规剂量治疗技术规范操作。

3. 张某,女,65 岁,退休。因"双膝疼痛 1 月余"来康复医学科就诊。自述:1 月前无明显诱因下出现双膝酸痛、活动不利,上下楼梯时疼痛加剧,尤以下楼时为甚,休息后疼痛缓解。查体:双膝关节轻度肿胀,关节间隙有压痛(VAS 评分:5/10),活动时有摩擦音,研磨试验阳性。辅助检查:X 线检查示关节间隙狭窄、关节边缘骨赘形成;实验室检查示类风湿因子阴性。诊断:双膝骨性关节炎。请采用超声药物透入治疗技术规范操作。

【实训评价】

项目	项目总分	评分标准	得分
核对、解释	10	核对个人情况(2 分);解释治疗目的(2 分);告知治疗时的各种感觉和注意事项(6 分)	
物品准备	10	准备好与治疗相关的物品,每缺一项(扣 5 分)	
安置体位	5	体位摆放正确(5 分)	
选择声头	5	能根据治疗部位的面积选择合适的声头(5 分)	
开机	10	治疗模式正确(2 分);治疗频率正确(2 分);治疗时间正确(2 分);治疗剂量正确(2 分);顺序正确(2 分)	
关机	10	将超声输出调回"0"位(2 分);关闭电源,移开声头(2 分);清洁治疗部位和声头(2 分);声头消毒并放置在声头架上(2 分);顺序正确(2 分)	
治疗后评价和记录	5	检查治疗部位皮肤(1 分);了解患者治疗反应(1 分);做好治疗记录(3 分)	
考查适应证	15	熟练、判定正确(15 分)	
考查禁忌证	15	每缺一例(扣 3 分)	
考查注意事项	15	每缺一项(扣 3 分)	
总　分	100		

实训七　超声雾化吸入治疗技术

【实训原理】

利用超声波的空化作用,使药液在气相中分散,变成微细的雾状颗粒(直径约 $1 \sim 8 \mu m$);通过吸入将药液直接作用于呼吸道局部病灶。该法能使药物在病变局部的浓度远远高于其他给药方法,因而对呼吸道疾病具有疗效快、用药省、不良反应少等特点;可控制支气管炎症、解除支气管痉挛、减轻黏膜水肿、促进支气管分泌物液化排出,从而改善通气功能。

【仪器设备】

1. 超声雾化器　由高频振荡发生器、超声换能器、水槽、雾化罐构成,常用频率为 1.3 ~ 2.5MHz。

2. 雾化液　雾化液由药物加生理盐水 20 ~ 30ml 稀释而成,应选择水溶性、无毒性、无刺激性、不引起过敏反应的药物,常用的雾化药物有化痰剂、平喘剂、激素、抗生素等。

3. 螺纹管、面罩或口含管等。

【实训内容】

操作程序	操作步骤	要点说明及注意事项
治疗前评价	✧ 病情的评估:查阅患者的一般情况;根据患者的病史、体检、辅助检查、高级脑功能评定和日常生活活动能力评定等结果对患者进行综合的评价 ✧ 选择合适的治疗对象 　✓ 禁忌证:自发性气胸、重度肺囊肿或肺大疱、大量咯血、严重心血管疾病等,以及不能耐受此治疗的患者 　✓ 适应证:各种急慢性呼吸系统感染(包括真菌感染),如咽喉炎、扁桃体炎、气管炎、支气管炎、肺炎等;慢性阻塞性肺疾患(慢性支气管炎、肺气肿、支气管哮喘);胸外科手术后、声带息肉术后、麻醉后、呼吸道烧伤以及全身其他疾病引起的呼吸系统并发症;呼吸道湿化不足、痰液黏稠、排痰不畅、痉挛性咳嗽等的对症治疗	✧ 了解患者的主要功能障碍、能力障碍及合作程度等 ✧ 合理筛选治疗对象 ✧ 了解患者有无药物过敏史,对拟吸入的药物按医疗常规做药物过敏试验
计划 1. 治疗师准备 2. 用物准备 3. 环境准备	✧ 着装整洁,剪指甲,洗手,戴口罩 ✧ 超声雾化器:检查仪器各部分连接是否良好,所有旋(按)钮是否在"0"位 ✧ 面罩或口含管:消毒 ✧ 雾化液:根据医生处方配制 ✧ 治疗室内安静、整洁、安全、光线和室温适宜 ✧ 注意保护患者隐私,必要时用屏风或拉帘遮挡	✧ 遵循无菌技术原则,预防交叉感染 ✧ 做好物理治疗的防护措施 ✧ 参照仪器说明书,熟悉仪器性能 ✧ 雾化液必须当日新鲜配制,一般成人约为30ml,儿童约为15～20ml
实施 1. 核对、解释 2. 水槽注水 3. 放置雾化液 4. 开机 5. 关机	✧ 核对患者的一般情况、主诉和诊断等 ✧ 向患者或其家属解释治疗的目的和方法 ✧ 告知患者治疗时的正常感觉及配合要求 ✧ 将去气水250ml加入雾化器水槽内 ✧ 取配制好的雾化液加入雾化罐,然后将雾化罐放入水槽内嵌紧 ✧ 开启电源,调节雾化量 ✧ 给患者接上面罩或口含管,嘱患者做慢而深的呼吸,吸气末梢停片刻,以利于药物在呼吸道深部停留,呼气时尽量用鼻腔缓慢呼出 ✧ 每次治疗10～20分钟。治疗结束时,取下面罩或口含管(放回消毒液中浸泡消毒),先关雾化开关、再关电源开关并拔除电源	✧ 确认患者并获得其信任,建立安全感 ✧ 给多位患者连续治疗时应注意雾化器水槽内的水位,并及时添加 ✧ 治疗中应密切观察患者有无呛咳、支气管痉挛等不适反应,如有应立即停止治疗 ✧ 雾化量:如以开放式面罩计,耗水量为1～3ml/min,幼儿不超过1ml/min ✧ 给下一位患者治疗时,应更换消毒面罩(或口含管)和螺纹管 ✧ 每日工作结束后,面罩、口含和螺纹管浸泡消毒30分钟后晾干备用,倒去剩余雾化液及槽内余水,清洁雾化罐及水槽 ✧ 治疗频次:每日治疗1～3次,7～10天为一个疗程

操作程序	操作步骤	要点说明及注意事项
治疗后评价并记录	✧ 了解患者治疗反应,做好治疗记录 ✧ 确定下次治疗时间	✧ 治疗后患者应稍事休息,并观察治疗反应。如有不良反应,应停止治疗

【实训病例】

何某,男,55岁,工人。因"反复咳嗽、咳痰1周"到医院就诊。自述:有慢性支气管炎史5年,1周前因气温骤降出现咳嗽、咳痰并反复发作,经药物治疗后效果不甚理想。医生检查后诊断为慢性支气管炎急性发作。请采用超声雾化吸入治疗技术规范操作。

【实训评价】

项目	项目总分	评分标准	得分
核对、解释	10	核对个人情况(2分);解释治疗目的(2分);告知治疗时的各种感觉和注意事项(6分)	
物品准备	10	准备好与治疗相关的物品,每缺一项(扣5分)	
水槽注水	5	用冷蒸馏水注入水槽(5分)	
放置雾化液	5	放置雾化液正确(5分)	
开机	10	开启电源,调节雾化量(2分);给患者接上面罩或口含管(2分);嘱患者做慢而深的呼吸(2分);治疗时间正确(2分);顺序正确(2分)	
关机	10	取下面罩或口含管(2分);关雾化开关(2分);关电源开关(2分);面罩或口含管放在消毒液中浸泡消毒(2分);顺序正确(2分)	
治疗后评价和记录	5	了解患者治疗反应(2分);做好治疗记录(3分)	
考查适应证	15	熟练、判定正确(15分)	
考查禁忌证	15	每缺一例(扣3分)	
考查注意事项	15	每缺一项(扣3分)	
总 分	100		

(朱 秉)

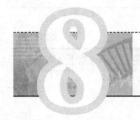

第八章

磁 疗 法

【技能目标】

掌握:

1. 静磁场疗法的治疗技术,正确选择适合的患者。

2. 静磁场疗法治疗技术的操作流程,并规范地完成治疗。

熟悉:动磁场的治疗技术及其作用原理。

了解:经颅磁刺激治疗的技术。

【实训组织形式】

实训 2 学时,集中演示和学生自主操作相结合的模式进行教学。

【实训方式】

模拟病例对静磁疗法不同治疗方法进行演示性操作。学生分组结合病例对静磁场的不同治疗方法和动磁场治疗技术进行实践性操作,教师组间巡查并指导。

实训一　静磁场治疗技术

【实训原理】

1. 磁场具有改变细胞膜电位及离子通道;抑制中枢神经元;增加成骨细胞分化及活性;使血管扩张,血流加快,改善微循环;促进红细胞聚集体解聚;激活下丘脑-垂体-肾上腺系统,使其分泌物的合成与释放增加;促进肠黏膜上皮细胞对水分、葡萄糖等物质的吸收,降低肠蠕动的频率等作用。

2. 磁疗法通过磁场对人体局部、全身或者穴位产生作用,达到治疗目的。

3. 磁学中的"同极相斥、异极相吸"原理。

【仪器设备】

1. 磁片　目前应用磁片的种类较多,多数为圆形磁片,一般直径多为 1cm,厚度 2~5mm;其他还有长方形、正方形等形状不同,厚度不等的磁片。

2. 磁针　多采用稀土合金永磁材料,其尖端的表面磁场强度较高,可达 0.15~0.2T。

3. 辅助用具　酒精棉球、衬垫、胶布及纱布等。

【实训内容】

操作程序	操作步骤	要点说明及注意事项
治疗前评价	◇ 病情的评估:查阅患者的一般情况;根据患者的病史、体格检查、辅助检查、VAS 评分等对患者进行综合的评价 ◇ 选择合适的治疗对象	◇ 了解患者的主要病史、目前症状及合作程度等 ◇ 合理筛选治疗对象

续表

操作程序	操作步骤	要点说明及注意事项
	✓ 禁忌证:神志不清、高热、出血倾向、恶性肿瘤、心肺肝肾功能不全、孕妇腰腹骶部、皮肤破损局部、安装有心脏起搏器或植入式大脑神经刺激器局部及其邻近、急性传染病及对磁场不能耐受者,对皮肤感觉障碍者慎用 ✓ 适应证:软组织挫伤、外伤性血肿、颈椎病、腱鞘囊肿、骨关节炎、风湿性关节炎、类风湿关节炎、肩周炎、乳腺炎、血管瘤、术后痛等;三叉神经痛、神经性头痛、高血压、胆石症、婴幼儿腹泻、神经衰弱等;月经紊乱、痛经等;以及皮肤溃疡、耳鸣、耳聋、颞下颌关节功能紊乱等	
计划 1. 治疗师准备 2. 用物准备 3. 环境准备	◇ 着装整洁,剪指甲,洗手,戴口罩 ◇ 检查磁片磁性是否存在、大小是否合适、有无破裂 ◇ 准备好必要的固定用品 ◇ 治疗室内安静、整洁、安全、光线和室温适宜。治疗床干净整洁 ◇ 必要时用屏风或拉帘遮挡,注意保护患者隐私	◇ 遵循无菌技术原则,预防交叉感染 ◇ 做好物理治疗的防护措施 ◇ 破裂的磁片应更新
实施 1. 核对、解释 2. 准备磁片 3. 安置体位并检查皮肤 4. 放置磁片 5. 取下磁片	◇ 核对患者的一般情况、主诉和诊断等 ◇ 向患者或其家属解释治疗的方法和目的 ◇ 向患者交代治疗时及治疗后可能出现的反应及注意事项 ✓ 不良反应:血压波动、头晕、恶心、嗜睡、失眠等 ✓ 治疗中患者不得随意挪动体位,以免磁片位置移动而减弱疗效 ◇ 根据治疗处方、治疗部位选择磁片数量、大小;正确放置磁片,注意磁极的方向,保证治疗效果 ◇ 患者取舒适体位,充分暴露治疗部位。治疗师检查其治疗部位皮肤的完整性,并在皮肤小破损处贴以胶布或垫上衬垫 ◇ 直接敷贴法:先以75%的乙醇清洁消毒所选区域,待干燥后置上磁片或磁珠,可取一大于其表面积的胶布予以固定。长时间贴敷时应在磁片与皮肤间夹一层纱布或薄纸。具体贴敷方法 ✓ 并置贴敷法:在相邻的痛点或穴位上并行贴敷磁片,极性可采用同名极或异名极 ✓ 对置贴敷法:在患区两侧相对应的部位上贴敷磁片,用异名极使两磁片的磁力线相互联系形成一个贯通磁场 ✓ 多磁片法:磁片安置采用线形或者环形。线形即将磁片固定在同一平面上,磁片可采用同名极,也可用异名极 ◇ 间接敷贴法:将磁片稳妥的固定在内衣上,避免磁片滑动;以使磁场能准确地作用于治疗部位。常见:磁腰带、磁护膝等 ◇ 治疗结束时,取下磁片	◇ 确认患者并获得其信任,建立安全感 ◇ 去除治疗部位的磁性物体、手表 ◇ 保证磁片或磁片间的磁力线最大程度的通过治疗部位 ◇ 治疗频次:直接贴敷法可每周换贴2次;间接贴敷法,可长期佩戴;耳穴贴磁法一般3~4天换贴1次

60

续表

操作程序	操作步骤	要点说明及注意事项
治疗后评价并记录	◇ 检查患者皮肤有无异常情况,了解其治疗反应;并告知患者检查情况,确定下次治疗时间 ◇ 洗手,记录治疗部位、时间和效果	◇ 与医师交流患者的治疗反应,确定是否需要调整治疗处方

实训二 动磁场治疗技术

【实训原理】(同实训一)

【仪器设备】

动磁场治疗常用的仪器有旋磁仪、低频交变磁疗仪、低频脉动磁疗仪及低频脉冲磁疗仪等。下面以临床常用的低频脉冲磁疗仪为例来说明。

低频脉冲磁疗仪:

(1) 由主机、治疗床组成。主机可根据治疗需要设置治疗时间、频率、强度及频率自动扫描和强度自动扫描控制设备。

(2) 磁头导线:两个磁头共有四根导线,需接在四个接线柱上,红的接线应接在红色接线柱上,黑的接线应接在黑色接线柱上。

【实训内容】

操作程序	操作步骤	要点说明及注意事项
治疗前评价	◇ 病情的评估:查阅患者的一般情况;根据患者的病史、体格检查、辅助检查、VAS 评分等对患者进行综合的评价 ◇ 选择合适的治疗对象 ✓ 禁忌证:神志不清、高热、出血倾向、恶性肿瘤、心肺肝肾功能不全、孕妇腰腹骶部、皮肤破损局部、安装有心脏起搏器或植入式大脑神经刺激器局部及其邻近、急性传染病及对磁场不能耐受者。对皮肤感觉障碍者慎用 ✓ 适应证:骨质疏松症、骨折、骨折延迟愈合或不愈合、骨关节炎所致疼痛、软骨损伤、股骨头缺血性坏死、腰背痛、关节炎、慢性肌腱炎等;自主神经功能紊乱、更年期综合征、睡眠障碍、带状疱疹、神经痛、周围神经损伤;淋巴水肿、雷诺病、下肢溃疡、静脉曲张等;支气管哮喘、慢性支气管炎及各种皮肤病,如放射性皮炎、鳞状红斑皮炎、丘疹水肿皮炎、烧伤、慢性感染、瘢痕等	◇ 了解患者的主要功能障碍、能力障碍及合作程度等 ◇ 合理筛选治疗对象
计划 1. 治疗师准备 2. 用物准备 3. 环境准备	◇ 着装整洁,剪指甲,洗手,戴口罩 ◇ 检查治疗仪的开关旋钮工作是否正常,输出是否平稳 ◇ 治疗室内安静、整洁、安全、光线和室温适宜。治疗床干净整洁 ◇ 必要时用屏风或拉帘遮挡,注意保护患者隐私	◇ 预防交叉感染 ◇ 做好物理治疗的防护措施 ◇ 破裂的磁片应予更新

续表

操作程序	操作步骤	要点说明及注意事项

实施
1. 核对、解释
	◇ 核对患者的一般情况、主诉和诊断等
	◇ 向患者或其家属解释治疗的方法和目的
	◇ 向患者交代治疗时及治疗后可能出现的反应及注意事项
	    ✓ 可出现的反应:血压波动、头晕、恶心、嗜睡、失眠等;如出现上述反应立即向工作人员汇报,必要时停止治疗
	    ✓ 治疗中患者不得随意挪动体位,以免磁片位置移动而减弱疗效
		◇ 确认患者并获得其信任,建立安全感
		◇ 去除治疗部位的磁性物体、手表
		◇ 保证磁片或磁片间的磁力线最大程度的通过治疗部位
		◇ 在治疗过程中,应经常询问患者感觉
		◇ 治疗频次:每次治疗时间 20～30 分钟,每天治疗 1 次,15～20 次为一个疗程

2. 安置体位并检查皮肤	◇ 患者取舒适体位,充分暴露治疗部位。治疗师检查其治疗部位皮肤的完整性	
3. 检查治疗仪和选择磁疗方法	◇ 检查治疗仪的电源是否连接、磁头导线是否连接正确、检查治疗仪面板各端口与旋钮是否均在规定位置上 ◇ 根据治疗处方、治疗部位选择相应的磁疗方法,确定相关参数,如波形、频率及磁场强度等	
4. 开机	◇ 打开电源开关,查看显示预设值;按治疗需要调节波段、磁场强度、波动脉冲频率及时间等治疗所需参数 ◇ 遵照医嘱,将磁头附在需治疗的部位,按开始键,磁头便可产生所需的磁场	
5. 关机	◇ 治疗完毕时,按停止键后按治疗的相反顺序关闭机器、旋钮调回"0"位,并取下磁头	
治疗后评价并记录	◇ 检查患者皮肤有无异常情况,了解其治疗反应;并告知患者检查情况,确定下次治疗时间 ◇ 洗手,记录治疗部位、时间和效果	◇ 与医师交流患者的治疗反应,确定是否需要调整治疗处方

 理论与实践

磁片的放置方法

1. 静磁疗法

(1) 并置法:在相邻的两个穴位或痛点上并行贴敷两块磁片,极性排列有同名极与异名极(实训图 8-1 及实训图 8-2)。

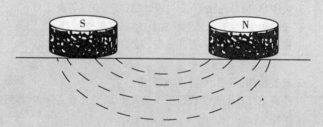

实训图 8-1 异名极并置的磁力线分布

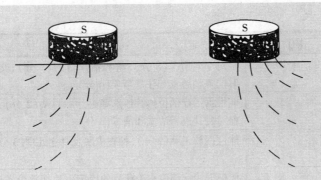

实训图 8-2　同名极并置的磁力线分布

（2）对置法：在患区两侧相对应的穴位或部位上贴敷磁片时，用异名极使两磁片的磁力线相互联系形成一个贯通磁场，则治疗部位处在磁场作用之中（实训图 8-3）。

（3）环置法：对肿物治疗时，磁片可采用环形安置，使肿物处在磁片的包围中。

此外，还可以按线形，即将磁片固定在同一平面上，磁片之间可以是同名极，也可是异名极。

2. 动磁疗法　常见的动磁场包括交变磁场、脉冲磁场和脉动磁场。

（1）旋磁疗法中为保证磁片转动后能有较强的磁场作用，机头与治疗部位距离应尽量缩短，以不触及皮肤为限。

（2）低频交变磁疗法中应使磁头的开放面与治疗部位的皮肤密切接触。

（3）低频脉冲磁疗法中应将磁头附在需治疗的部位。

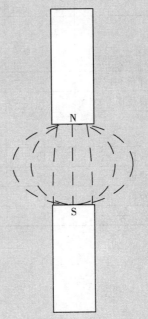

实训图 8-3　异名极对置的磁力线分布

【实训病例】

1. 王某，男，50 岁。因"右踝扭伤后肿痛 2 周"就诊。查体：右踝关节肿胀，外侧压痛明显，右足被动内外翻时局部疼痛加重。X 线片显示右踝未见明显骨折征象。诊断：右踝关节软组织扭挫伤。请采用静磁场治疗技术中直接敷贴法规范操作。

2. 李某，女，65 岁。因"左桡骨远端骨折 3 月，骨折未愈"就诊。查体：左腕轻度肿胀，局部轻压痛，左腕叩痛阳性，左前臂纵轴叩击痛弱阳性，局部无明显肤色及皮温异常，左腕活动轻度受限，活动时疼痛明显。X 线片：左桡骨远端骨折，骨折端稍移位，骨折线清晰。诊断：左桡骨远端骨折迟缓愈合。请采用动磁场治疗技术规范操作。

【实训评价】

项目	项目总分	评分标准	得分
核对、解释	10	核对个人情况(2分);解释治疗目的(2分);交代治疗时的各种感觉和注意事项(6分)	
准备磁片	5	能根据治疗部位熟练地选择磁片和衬垫(2分);在使用前对磁片进行清洗和消毒(3分)	
安置体位并检查皮肤	5	体位摆放正确(2分);检查皮肤及对症处理(3分)	
放置磁片	5	能根据治疗部位和治疗目的确定磁片摆放位置(3分);正确的选择对置或并置方式(2分)	
检查治疗仪	10	导线的连接正确(4分);检查治疗仪面板各端口与旋钮均在规定位置上(6分)	
开机	10	开电源,查看显示预设值(3分);预定治疗时间(1分);调节波段、磁场强度、波动脉冲频率(6分)	
关机	5	停止键(2分);按治疗的相反顺序关闭机器、旋回各钮,顺序正确(2分);取下磁头旋回电位器关闭电源,取下电极和衬垫(1分)	
治疗后评价和记录	4	评价皮肤情况(2分)、评价疗效(2分)	
记录不良反应	6	记录有无不良反应(1分),不良反应的症状(1分)、发生的时间(1分)、持续时间(1分)、处理(1分)及处理后患者情况(1分)	
考查适应证	10	熟练、判定正确(10分)	
考查禁忌证	15	每缺一例(扣3分)	
考查注意事项	15	每缺一项(扣2分)	
总 分	100		

(程 凯)

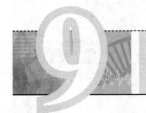

第九章

传导热疗法

【技能目标】

掌握:

1. 石蜡疗法、湿热袋敷疗法及蒸气疗法的治疗技术的操作流程,并规范地完成治疗。

2. 石蜡疗法、湿热袋敷疗法及蒸气疗法的临床应用。

熟悉:石蜡疗法、湿热袋敷疗法及蒸气疗法的治疗原理及治疗作用。

了解:石蜡疗法、湿热袋敷疗法及蒸气疗法的物理特性。

【实训组织形式】

实训 2 学时,集中演示和学生自主操作相结合的模式进行教学。

【实训方式】

模拟病例对蜡疗法、湿热袋敷疗法及蒸气疗法进行演示性操作。学生分组结合病例对石蜡疗法中蜡饼法、刷蜡法、浸蜡法、湿热袋敷疗法及蒸气疗法进行实践性操作,教师组间巡查并指导。

实训一 石蜡治疗技术(蜡饼法)

【实训原理】

1. 医用高纯度石蜡,含油量 0.8% ~ 0.9%,对皮肤、瘢痕有润泽作用,可使之柔软、富有弹性。如向石蜡中加入某种化学或油类物质,用于治疗时能产生相应的化学作用。

2. 石蜡的热容量大、蓄热能力强、导热性小,能保持较长时间的温热作用:石蜡的温热作用可达皮下 0.2 ~ 1cm。治疗后局部温度很快升高 8 ~ 12℃,在 30 ~ 60 分钟内保持较高的温度。

3. 石蜡具有良好的可塑性与黏滞性,能与皮肤紧密接触,同时随着温度降低、冷却凝固、体积缩小(体积可缩小 10% ~ 20%),对组织产生轻微的挤压,起到机械压迫作用。

【仪器设备】

1. 熔点为 50 ~ 56℃ 的白色医用石蜡。

2. 电热熔蜡槽　上层为蜡液,底层为水,在槽底以电热法熔蜡,也可以采用双层套锅(槽)隔水加热熔蜡。

3. 耐高温塑料布、铝盘、铝勺、保温棉垫、0 ~ 100℃温度计、刮蜡小铲刀、毛巾及毛刷。

【实训内容】

操作程序	操作步骤	要点说明及注意事项
治疗前评价	◇ 病情的评估:查阅患者的一般情况;根据患者的病史、体检、辅助检查、高级脑功能评定和日常生活活动能力评定等结果对患者进行综合的评价 ◇ 选择合适的治疗对象	◇ 了解患者的主要功能障碍、能力障碍及合作程度等 ◇ 合理筛选治疗对象

续表

操作程序	操作步骤	要点说明及注意事项
	✓ 禁忌证:皮肤对蜡疗过敏者、高热、急性化脓性炎症、厌氧菌感染、有出血倾向患者、甲状腺功能亢进症、恶性肿瘤、结核病、心肾功能不全患者、妊娠、温热感觉障碍者及1岁以下的婴儿 ✓ 适应证:软组织扭挫伤、腱鞘炎、滑囊炎、腰背肌筋膜炎、肩周炎、颈椎病、腰椎间盘突出症、慢性关节炎及外伤性关节疾病、术后、烧伤、冻伤后软组织粘连、瘢痕及关节挛缩、关节纤维性强直等;慢性肝炎、慢性胆囊炎、慢性胃肠炎、胃或十二指肠溃疡、慢性盆腔炎、周围神经损伤、神经炎、神经痛、神经性皮炎等	
治疗前准备 1. 治疗师准备 2. 用物准备 3. 环境准备	◇ 着装整洁,剪指甲,洗手,戴口罩 ◇ 石蜡:熔点为50～56℃的白色医用石蜡 ◇ 电热熔蜡槽 ◇ 耐高温塑料布、铝盘、铝勺、保温棉垫、0～100℃温度计、刮蜡小铲刀、毛巾 ◇ 治疗室内安静、整洁、安全、光线和室温适宜,要有通风换气设备;治疗床干净整洁 ◇ 必要时用屏风或拉帘遮挡,注意保护患者隐私	◇ 不能直接加热石蜡,以免破坏石蜡的物理性质,甚至引起石蜡燃烧 ◇ 保持石蜡的清洁 ◇ 定期检查加热仪器及电线,恒温器失灵及电线老化时应及时更换 ◇ 注意治疗室内要通风换气,避免石蜡加热产生的气体对人体造成损害
实施 1. 核对、解释 2. 蜡饼准备 3. 安置体位并检查皮肤 4. 蜡饼的放置 5. 治疗结束	◇ 核对患者的一般情况、主诉和诊断等 ◇ 向患者或其家属解释治疗的方法和目的;并向患者交代治疗时感觉和注意事项 ✓ 治疗部位有热感,治疗中如感觉治疗部位过热时,应立即通知治疗人员 ✓ 治疗时患者不得随意更换体位,以避免蜡块或蜡膜破裂后蜡液流出而引起烫伤 ◇ 将蜡液倒入铺有塑料布或橡胶布的搪瓷盘或铝盘中,使蜡液厚2～3cm,自然冷却至初步凝结成蜡块(表面45～50℃) ◇ 患者取舒适体位,充分暴露治疗部位,去除局部一切饰物。治疗师检查其治疗部位皮肤的完整性,若治疗部位毛发过多,可涂凡士林,必要时可剃去。清除治疗部位痂皮和分泌物,用消毒棉纱清洁 ◇ 将蜡块取出,敷于治疗部位,外包塑料布与棉垫保温 ◇ 每次治疗20～30分钟;治疗完毕时取下蜡块,并将蜡块用急流水冲洗后放回蜡槽	◇ 确认患者并获得其信任,建立安全感 ◇ 治疗中如患者感觉治疗部位过热时,中断治疗进行检查:如有皮肤烫伤,则应停止治疗,予以妥善处理;如无烫伤,对不符合要求的情况予以纠正后继续治疗 ◇ 在皮肤感觉障碍、血液循环障碍等部位蜡疗时温度稍低 ◇ 骨突部位可垫小块胶布,以防止烫伤 ◇ 治疗频次:每日或隔日治疗1次,15～20次为一个疗程
治疗后评价并记录	◇ 检查患者皮肤有无异常情况,了解其治疗反应;并告知患者检查情况,出现烫伤应及时处理 ◇ 治疗后不得搔抓治疗部位,必要时可使用护肤剂 ◇ 治疗后应在治疗室休息观察15分钟左右方可离开;离开时确定下次治疗时间 ◇ 洗手,记录治疗部位、时间和效果	◇ 部分患者应用蜡疗后治疗部位可出现皮疹、瘙痒等过敏反应,应立即停止蜡疗 ◇ 与医师交流患者的治疗反应,确定是否需要调整治疗处方

66

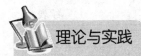

理论与实践

蜡饼大小的选择与使用

蜡饼面积的大小,根据治疗部位而定,一般用于大腿和脊柱部的蜡饼为 50cm×30cm;腰、腹部为 40cm×20cm;关节部位可小一些。

石蜡的清洁

石蜡的清洁方法主要包括水煮清洁法、白陶土清洁法、沉淀清洁法、清洗法及滑石粉清洁法。

实训二　石蜡治疗技术(刷蜡法)

操作方法与蜡饼法基本相同,其不同之处如下:

1. 将熔蜡槽内的蜡熔化并保持在 55~60℃。

2. 患者暴露治疗部位,用毛刷浸蘸蜡液后在治疗部位迅速而均匀的涂抹,使蜡液在皮肤表面冷却形成一层导热性低的蜡膜保护层。

3. 再在保护层外反复涂刷,直至蜡厚 0.5cm 时,外面再包一块热蜡饼,然后用塑料布、棉垫包裹保温。每次刷蜡的边缘不要超过第一层,以免烫伤。

4. 治疗时间与疗程与蜡饼同。

5. 该法能够加强石蜡的机械压迫作用,如治疗亚急性挫伤、扭伤等,以防止继续渗出及促使渗出液吸收。适用于四肢的治疗,操作较为方便。

实训三　石蜡治疗技术(浸蜡法)

操作方法与蜡饼法基本相同,其不同之处如下:

1. 将熔蜡槽内的蜡熔化并保持在 55~60℃。

2. 患者取舒适体位,先将需治疗的手或足按刷蜡法涂抹形成一层蜡膜保护层后,再浸入蜡液并立即提出,反复浸入、提出多次,直到体表的蜡层厚达 0.5~1cm 成为手套或袜套样,然后再持续浸于蜡液中。

3. 注意再次浸蜡时蜡的边缘不可超过第一层蜡膜边缘,以免烫伤。

4. 治疗完毕,患者将手或足从蜡液中提出,将蜡膜层剥下清洗后放回蜡槽内。

5. 每次治疗时间与疗程与蜡饼法相同。优点是保温时间长,适用于手或足部的治疗。

【实训病例】

王某,男,68 岁。左肘关节骨折内固定术后活动受限 15 天。X 线示左肱骨小头骨折,骨折端对位对线良好,内固定物无松脱。查体:左肘关节屈伸活动范围0°~50°;肌力评定:屈肘肌群肌力为4级,伸肘肌群肌力为5⁻级。诊断:肘关节术后(恢复期)。请采用石蜡治疗技术规范操作。

【实训评价】

项目	项目总分	评分标准	得分
核对、解释	10	核对患者个人情况(3 分);解释治疗目的(3 分);交代治疗时的各种感觉和注意事项(4 分)	
设备准备	10	根据治疗部位准备医用石蜡(3 分);准备好电热熔蜡槽(3 分);准备好耐高温塑料布、铝盘、铝勺、保温棉垫、0~100℃温度计、刮蜡小铲刀、毛毯、毛巾及毛刷(4 分)	

项目	项目总分	评分标准	得分
安置体位并检查皮肤	5	体位摆放正确(2分);检查皮肤及对症处理(3分)	
技术操作	20	能根据治疗部位和治疗目的确定蜡饼的大小(5分);正确的进行蜡饼的放置(2分);蜡饼法治疗时正确放置保温棉垫及耐高温塑料布(3分);注意保护骨突部位(5分);刷蜡法和浸蜡法治疗时注意对患者的保护(5分)	
询问和观察患者治疗中反应	10	注意观察患者反应(5分);若患者感觉过烫能够立即停止治疗(5分)	
治疗后评价和记录	5	评价皮肤情况(是否有皮疹、瘙痒等过敏症状)(1分);疗效(1分);记录(3分)	
考查适应证	10	熟练、判定正确(10分)	
考查禁忌证	15	每缺一例(扣3分)	
考查注意事项	15	每缺一项(扣2分)	
总　分	100		

实训四　湿热袋敷治疗技术

【实训原理】

布袋中的可塑性硅胶、皂黏土和亲水硅酸盐具有吸水性;其中,硅胶颗粒中含有许多微孔,因此,在水箱中加热时,会吸收大量的热和水分。治疗时将布袋置于患部,缓慢释放出热和水蒸汽,起到湿热敷的作用。湿热袋释放热量,通过组织传导使皮下组织温度升高,能够起到温热作用,湿热袋温度可保持30分钟。

【仪器设备】

1. 用粗帆布或亚麻布制成不同大小的方形、矩形、长带形的湿热袋,内装二氧化硅凝胶颗粒备用。

2. 毛巾、毛毯以及专用恒温水箱等。

【实训内容】

操作程序	操作步骤	要点说明及注意事项
治疗前评价	◇ 病情的评估(同实训一) ◇ 选择合适的治疗对象 　✓ 禁忌证(同实训一) 　✓ 适应证:软组织扭挫伤恢复期、肌纤维组织炎、肩关节周围炎、慢性关节炎、关节纤维强直、关节挛缩僵硬、坐骨神经痛等	◇ (同实训一)
治疗前准备 1. 治疗师准备 2. 用物准备 3. 环境准备	◇ (同实训一) ◇ 用粗帆布或亚麻布制成不同大小的方形、矩形、长带形的湿热袋(分隔成若干小格),内装二氧化硅凝胶颗粒备用;湿热袋的两角各缝制一吊环供加热和晾干时悬挂用 ◇ 毛巾、毛毯、恒温水箱 ◇ 治疗室内安静、整洁、安全、光线和室温适宜;治疗床干净整洁 ◇ 必要时用屏风或拉帘遮挡,注意保护患者隐私	◇ 注意检查恒温水箱内的水量,避免干烧 ◇ 注意检查恒温器是否正常工作,以保证准确的恒温 ◇ 检查湿热袋有否裂口,以免加热后硅胶颗粒漏出引起烫伤

续表

操作程序	操作步骤	要点说明及注意事项
实施 1. 核对、解释 2. 安置体位并检查皮肤 3. 放置毛巾 4. 湿热袋的放置 5. 治疗结束	◇ 核对患者的一般情况、主诉和诊断等。并向患者或其家属解释治疗的方法和目的 ◇ 向患者交代治疗时疗部位应有热感 ◇ 嘱患者取舒适体位，充分暴露治疗部位 ◇ 在治疗部位上覆盖数层清洁干燥的毛巾，面积稍大于拟治疗部位 ◇ 从恒温水箱取出湿热袋并拧出多余水分（以湿热袋不滴水为度），将湿热袋置于治疗部位的毛巾上，再盖以毛毯保温；随湿热袋温度的下降，逐步抽出所垫的毛巾至治疗完毕 ◇ 每次治疗20～30分钟；治疗完毕，将湿热袋取下	◇ 确认患者并获得其信任，建立安全感 ◇ 骨突部位可垫小块胶布，以防烫伤 ◇ 不要将湿热袋压在患者身体的下面进行治疗，以免袋内水分压出而引起烫伤 ◇ 对老年人及局部有感觉障碍、血液循环障碍的患者湿热袋温度宜稍低；对意识不清者慎用 ◇ 治疗中如感觉治疗部位过热时，应增加湿热袋与患者体表之间的毛巾 ◇ 治疗频次（同实训一）
治疗后评价并记录	◇ 检查患者皮肤有无异常情况，了解其治疗反应；并告知患者检查情况，确定下次治疗时间 ◇ 洗手，记录治疗部位、时间和效果	◇ 出现烫伤要及时处理 ◇ 与医师交流患者的治疗反应，确定是否需要调整治疗处方

【实训病例】

李某，女，60岁。因"左肩疼痛、活动受限三个月，加重两日"就诊。查体：左肩局部色白，皮温偏低；左肩关节的活动范围：前屈110°，后伸10°，外展90°，内旋45°，外旋55°，左肩峰下、肱二头肌长头处及左小圆肌区压痛(+)。X线检查见左侧肩关节间隙较右侧变窄。诊断为左肩关节周围炎。请采用湿热袋敷治疗技术规范操作。

【实训评价】

项目	项目总分	评分标准	得分
核对、解释	10	核对患者个人情况（2分）；解释治疗目的（2分）；交代治疗时的各种感觉和注意事项（4分）；检查湿热袋的完整（2分）	
设备准备	10	用粗帆布或亚麻布制成不同大小的方形、矩形、长带形的湿热袋（分隔成若干小格），内装二氧化硅凝胶颗粒备用（5分）；准备好毛巾、毛毯、恒温水箱（5分）	
安置体位并检查皮肤	5	体位摆放正确（2分）；检查皮肤及对症处理（3分）	
技术操作	20	在治疗部位上覆盖数层清洁干燥的毛巾，面积稍大于拟治疗部位（5分）；从恒温水箱取出湿热袋并拧出多余水分（以湿热袋不滴水为度），将湿热袋置于治疗部位的毛巾上，再盖以毛毯保温（10分）；随湿热袋温度的下降，逐步抽出所垫的毛巾至治疗完毕（5分）	
询问和观察患者治疗中反应	10	注意观察患者反应（5分）；若患者感觉过烫能够立即停止治疗（5分）	

续表

项目	项目总分	评分标准	得分
治疗后评价和记录	5	评价皮肤情况(是否有烫伤等)(1分);疗效(1分);记录(3分)	
考查适应证	10	熟练、判定正确(10分)	
考查禁忌证	15	每缺一例(扣3分)	
考查注意事项	15	每缺一项(扣2分)	
总 分	100		

实训五 蒸汽治疗技术

【仪器设备】

需设立单独的蒸疗室,室内设备包括全身熏蒸仪,并配有洗浴室及休息室。

【实训内容】

操作程序	操作步骤	要点说明及注意事项
治疗前评价	◇ 病情的评估(同实训一) ◇ 选择合适的治疗对象 ✓ 禁忌证:高热患者、癫痫、严重心血管疾病、孕妇、恶性贫血、月经期、活动性肺结核禁用。年老、体弱者慎用;急性炎症已化脓者不宜进行治疗,以免炎症扩散;急性扭伤有出血倾向时,最好在24小时后再做治疗 ✓ 适应证:风湿性关节炎、感冒、腰肌劳损、急性支气管炎、高血压病、Ⅰ和Ⅱ期神经衰弱、营养性水肿病、皮肤瘙痒症、结节性红斑、荨麻疹、慢性盆腔炎、扭挫伤及瘢痕挛缩等	◇ (同实训一)
治疗前准备 1. 治疗师准备 2. 用物准备 3. 环境准备	◇ (同实训一) ◇ 按照患者病情确定药物;如常用的药剂(两周剂量,可酌情加减):鸡血藤210g、防风120g、射干120g、桑寄生120g、艾叶12g、菖蒲120g、青木香23g、荆芥120g、淫羊藿120g、桂枝120g、香樟12g ◇ 治疗室内安静、整洁、安全、光线和室温适宜;治疗床干净整洁 ◇ 必要时用屏风或拉帘遮挡,注意保护患者隐私	◇ 遵循无菌技术原则,预防交叉感染 ◇ 做好物理治疗的防护措施
实施 1. 核对、解释 2. 治疗 3. 治疗结束	◇ 核对患者的一般情况、主诉和诊断等。并向患者或其家属解释治疗的方法和目的 ◇ 向患者交代治疗时感觉 ◇ 可采用以下方法 ✓ 全身药蒸汽浴疗法:将配好的药物放入熏蒸仪的药槽中,加水煮沸30分钟后,嘱患者仅着内衣躺入熏蒸仪内,头部需暴露 ✓ 局部熏疗法:一般用于口鼻或患部,包括蒸熏法及喷熏法。将需治疗部位直接在蒸汽上熏或喷熏 ◇ 治疗完毕,患者要在温暖、宽敞、干燥的休息室内休息并补充盐汽水	◇ 确认患者并获得其信任,建立安全感 ◇ 全身蒸汽浴时要随时观察和询问患者反应,若患者出现心慌、头昏、恶心等不适时,应立即停止蒸疗,给予静卧等对症处理 ◇ 治疗频次:每日或隔日1次,10~15次为一个疗程

续表

操作程序	操作步骤	要点说明及注意事项
治疗后评价并记录	◇ 检查患者皮肤有无异常情况,了解其治疗反应;并告知患者检查情况,确定下次治疗时间 ◇ 洗手,记录治疗部位、时间和效果	◇ 出现烫伤要及时处理 ◇ 与医师交流患者的治疗反应,确定是否需要调整治疗处方

【实训病例】

田某,男,25 岁,运动员。因"跟腱及其周围肿痛 3 天"就诊。查体:跟腱止点及其上 3~5cm 处、腱旁滑囊有压痛。X 线示跟骨无骨质破坏。诊断为跟腱周围炎。请采用蒸汽疗法治疗技术规范操作。

【实训评价】

项目	项目总分	评分标准	得分
核对、解释	10	核对患者个人情况(2 分);解释治疗目的(2 分);交代治疗时的各种感觉和注意事项(4 分);检查蒸汽治疗仪器设备(2 分)	
设备及药物准备	10	根据治疗部位准备蒸汽治疗仪:全身治疗准备全身熏蒸仪(2 分)、蒸熏法准备熏蒸仪(1 分)、喷熏法准备蒸汽发生器(1 分);药物准备(6 分)	
安置体位并检查皮肤	5	体位摆放正确(2 分);检查皮肤及对症处理(3 分)	
技术操作	20	能根据治疗部位和治疗目的确定治疗仪器的使用,全身治疗将配好的药物放入熏蒸仪的药槽中,加水煮沸 30 分钟后,嘱患者仅着内衣躺入熏蒸仪内,头部需暴露(15 分);局部治疗将需治疗部位直接在蒸汽上熏或喷熏(5 分)	
询问和观察患者治疗中反应	10	注意观察患者反应(5 分);若患者感觉过热能够立即停止治疗(5 分)	
治疗后评价和记录	5	评价皮肤情况(是否有烫伤等)(1 分);疗效(1 分);记录(3 分)	
考查适应证	10	熟练、判定正确(10 分)	
考查禁忌证	15	每缺一例(扣 3 分)	
考查注意事项	15	每缺一项(扣 2 分)	
总 分	100		

(陈 轶)

71

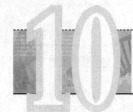

第十章

冷疗法与冷冻疗法

【技能目标】

掌握:

1. 冷疗法与冷冻疗法治疗技术的操作流程,并规范地完成治疗。

2. 冷疗法与冷冻疗法的适应证和禁忌证,正确选择适合于冷疗法与冷冻疗法的患者。

熟悉:冷疗法与冷冻疗法的基本治疗作用。

了解:冷疗法与冷冻疗法的作用机制。

【实训组织形式】

实训 2 学时,教师集中演示和学生自主操作相结合的模式进行教学。

【实训方式】

教师模拟病例对冷疗法与冷冻疗法治疗技术进行演示性操作。学生分组结合多个病例进行实践性操作,教师组间巡查并指导。

实训一 冷治疗技术

【实训原理】

1. 对局部组织的影响 局部冷冻首先引起表皮、皮下、肌肉和关节等温度下降。

2. 对血管的影响 冷因子可引起小血管收缩,血液黏滞度增加,血流速度降低,组织温度下降,施加冷因子超过 15 分钟时可反射性引起继发性血管扩张。

3. 对代谢的影响 局部冷疗可使冷的组织细胞代谢降低,耗氧量显著减少,代谢产物的蓄积减少。

4. 对胃肠道的影响 腹部冰敷 30 分钟可使大部分胃肠道反射活动增强,这种反应在冷敷后 4~18 分钟开始,同时有促进胃肠液分泌的作用,但饮用冷水可使胃血流量下降,胃液以及总酸度和游离酸的分泌减少,胃的排空功能减弱,主要是冷直接刺激消化道的结果。

5. 对皮肤的影响 在皮温降至冰点前,皮肤血管收缩,触觉敏感降低,皮肤麻木;降至冰点时,皮肤骤然变白而僵硬;继续加深冷冻,便发生凝冻而稍显隆起。

6. 对肌肉的影响 可降低肌肉的兴奋性和肌张力,故可缓解肌痉挛。

7. 对神经系统的影响 持续的冷作用皮肤感受器后,首先引起兴奋,以后抑制,最后麻痹,使神经传导速度减慢,以至暂时丧失功能。

8. 抗感染作用 冷疗对急性炎症有良好的作用,但用于亚急性炎症可能出现损害。

9. 远隔作用 冷可引起热调节的改变和全身反应。

【仪器设备】

冰水、冰块、冷水、冰袋、化学冰袋、冷疗仪、冷气雾喷射器、冷空气治疗仪、冷疗加压装置、温度计(-20℃以上)、毛巾、水盆、毛毯等。

【实训内容】

操作程序	操作步骤	要点说明及注意事项
治疗前评价	❖ 病情的评估:通过查体、问诊等确定是否有冷疗法的禁忌证。检查患者皮肤有无破损、感觉减退或丧失 ❖ 选择合适的治疗对象 　✓ 禁忌证:心血管疾病及循环障碍性疾病、慢性炎症或深部有化脓病灶、雷诺病、冷变态反应者、对冷过度敏感、冷致血红蛋白尿、红斑狼疮、肝肾功能不全、恶病质等全身状况较差患者禁用;皮肤感觉障碍、言语和认知功能障碍、老年人及婴幼儿等温度调节能力差者慎用 　✓ 适应证:疼痛和痉挛性疾病、软组织闭合性损伤、关节周围软组织炎症、软组织感染早期、出血性疾患、高热、中暑等;还可用于类风湿性关节炎、寒冷性荨麻疹和支气管哮喘等疾病的脱敏治疗	❖ 了解患者的主要功能障碍、能力障碍及合作程度等 ❖ 合理筛选治疗对象
计划 1. 治疗师准备 2. 用物准备 3. 环境准备	❖ 着装整洁,剪指甲,洗手,戴口罩 ❖ 准备好冰水、冰块、冷疗仪等冷源,检查冷疗仪是否功能正常,电线有无破损。另备好温度计、毛巾、水盆、毛毯、热饮料等物品 ❖ 治疗室内安静、整洁、安全、光线和室温适宜。治疗床干净整洁,金属部位需用棉絮等物品遮盖 ❖ 必要时用屏风或拉帘遮挡,注意保护患者隐私	❖ 遵循无菌技术原则,预防交叉感染 ❖ 做好物理治疗的防护措施
实施 1. 核对、解释 2. 常用方法的治疗操作	❖ 核对患者的一般情况、主诉和诊断等 ❖ 向患者或其家属解释治疗的方法和目的 ❖ 治疗前向患者交代冷疗时的感觉,如有轻微冰冷感和麻木感 ❖ 向患者交代可能出现的治疗副作用 ❖ 冷敷 　✓ 冰水冷敷:将毛巾浸入冰水后拧出多余水分,再敷于患部,每3~5分钟更换一次,可持续20~30分钟。同一部位治疗不超过24~48小时为宜 　✓ 冰袋冷敷:将碎冰块灌入冰袋内(容积的1/2或1/3),排出袋内空气,夹紧袋口,敷于患部。治疗时间根据病情而定,一般同一部位15~20分钟,若需较长时间或较深部位冷疗,可替换应用冰袋,最长以在同一部位不超过24~48小时为宜 ❖ 冰水局部浸浴:将患者的手、肘或足浸入含有含有碎冰的4~10℃冰水中,数秒钟后提出擦干,复温后再浸入,如此反复浸、提,半小时内浸入3~5次,以后逐渐延长浸入时间达1分钟 ❖ 冷气雾喷射:冷气雾喷射器在距体表2cm处向患部喷射3~5秒,间歇0.5~1分钟后再喷,反复喷3~10次,共3~5分钟,直到皮肤变白为止 ❖ 冷压力疗法:采用冷疗加压装置,水温一般为7.2℃,压力60mmHg。患者取坐位或仰卧位,选择大小合适的气囊套在患肢上,并拉好拉链。设定压力及时间,打开电源即开始治疗。机器工作时由远端向近端序贯加压,每次治疗15~20分钟	❖ 确认患者并获得其信任,建立安全感 ❖ 空腹、饭后或过度疲劳时不宜进行治疗 ❖ 严格掌握冷疗的温度(低于体温与周围空气的温度,但在0℃以上) ❖ 严格掌握治疗时间,治疗中患者出现明显冷痛或寒战、皮肤水肿、苍白时即应终止治疗,防止发生冰灼伤、冷冻伤、皮肤出现水疱、渗出,甚至皮肤、皮下组织坏死 ❖ 冷疗时注意保护冷疗区周围的非治疗区皮肤 ❖ 冷气雾喷射治疗禁用于头面部,以免造成眼、鼻、呼吸道的损伤 ❖ 治疗期间皮肤出现瘙痒、潮红、水肿、荨麻疹、心动过速、血压下降、虚脱,应立即终止冷疗,及时处理。如平卧休息,保暖,喝热饮料 ❖ 治疗每日1或2次,6~10次为一个疗程
治疗后评价并记录	❖ 检查并告知患者治疗后的皮肤情况,了解其治疗反应;预约下次治疗时间 ❖ 洗手,记录治疗部位、时间和效果	❖ 与医师交流患者的治疗反应,确定是否需要调整治疗处方

【实训病例】

1. 章某,男,75 岁,脑血管疾病后出现假性延髓麻痹,头颅 MRI 示脑干多发性梗死。现饮水呛咳、构音障碍、流涎等。拟给予冰块刺激口周围、舌两侧及软腭等处,以改善病人吞咽功能及发音的功能,请采用冷治疗技术规范操作。

2. 刘某,男,25 岁,进行篮球运动时不慎出现右侧腰部肌肉扭伤。查体:右侧腰部活动受限。现处在损伤急性期,请采用冷治疗技术规范操作。

【实训评价】

项目	项目总分	评分标准	得分
核对、解释	10	核对个人情况(2 分);解释治疗目的(2 分);交代治疗时的各种感觉和注意事项(6 分)	
准备实验用物	5	能根据病人情况、治疗部位熟练地选择治疗方法(2 分)及实验用物(3 分)	
检查患者皮肤	5	体位摆放正确(2 分);检查皮肤及对症处理(3 分)	
治疗前沟通	5	向患者交代冷疗时产生的问题正确(5 分)	
冷敷	10	选择合理(4 分);操作正确(6 分)	
冰水浸浴	10	操作正确(10 分)	
冷气雾喷射	5	操作正确(5 分)	
冷压力疗法	5	操作正确(5 分)	
治疗后评价和记录	5	评价皮肤情况、疗效(各1 分);记录(3 分)	
考查适应证	10	熟练、判定正确(10 分)	
考查禁忌证	15	每缺一例(扣3 分)	
考查注意事项	15	每缺一项(扣2 分)	
总　分	100		

 理论与实践

冷疗法在运动损伤领域的应用

对于运动功能损伤如关节扭伤、肌肉拉伤、肌肉疲劳和痉挛等,目前可以采取冷疗法和其他疗法相结合,以便于更好的恢复。例如:活性冷敷(冷敷与主动运动相结合)、低温条件下的伸展(冷敷与伸展活动的组合)等。由于冷敷能够消除疼痛,允许主动运动更早地开始,可先在伤部进行15 ~ 20 分钟冰敷,然后进行主动的运动练习3 ~ 5分钟,再冰敷3 ~ 5 分钟使伤部失去感觉,再进行主动,此为冷敷与主动运动相结合的方法。低温条件下的拉伸可以抑制因轻度的肌肉拉伤及肌肉挫伤所引起的肌肉痉挛,能够提高牵伸效率、缓解疼痛。先将患部肌肉冷敷至麻木,然后进行拉伸,拉伸持续到麻木感消失,再冷敷、再拉伸。

实训二　冷冻治疗技术

【实训原理】

冷冻疗法对组织、器官的影响可表现为以下几个方面:

1. 使病变组织坏死　主要通过机械损伤、细胞中毒死亡、微循环障碍、破坏细胞膜等机制。

2. 引起免疫反应　在应用冷冻治疗疣、恶性肿瘤时,可致抗原的释放和多种细胞活素的形成,而使远处损害消退。

【仪器设备】

液氮、新鲜动物皮(猪皮等)、棉签、液氮冷冻治疗器。

【实训内容】

操作程序	操作步骤	要点说明及注意事项
治疗前评价	✧ 病情的评估:通过查体、问诊等确定是否有冷冻疗法的禁忌证。检查患者皮肤病变种类、部位、大小及厚度,以便选择正确的治疗方法或合适的冷冻头 ✧ 选择合适的治疗对象 　✓ 禁忌证(同实训一) 　✓ 适应证:皮肤科疾病:良性疾病有色素痣、雀斑、寻常疣、扁平疣、胼胝、单纯性血管瘤等;恶性肿瘤有鳞状上皮癌、基底细胞癌、恶性黑色素瘤等;妇科疾病:良性疾病有慢性宫颈炎、宫颈糜烂、宫颈息肉、宫颈1~2级尖锐湿疣等;恶性肿瘤有子宫原位癌、宫颈癌等;五官科疾病:良性疾病有白内障、视网膜剥离、耳血管瘤、耳乳头状瘤、过敏性鼻炎、鼻出血等;恶性肿瘤有牙龈癌、舌癌、鼻咽癌等;外科疾病:良性疾病有内外痔、肛门湿疹、肛门溃疡、肛门脓肿及直肠息肉等;恶性肿瘤有颅脑肿瘤、肺癌、肝癌、直肠癌等	✧ 了解患者的主要功能障碍、能力障碍及合作程度等 ✧ 合理筛选治疗对象
计划 1. 治疗师准备 2. 用物准备 3. 环境准备	✧ 着装整洁,剪指甲,洗手,戴口罩 ✧ 准备好液氮、新鲜动物皮(猪皮等)、棉签、液氮冷冻治疗器等冷冻治疗用物,检查冷冻治疗器是否正常工作,电线有无破损 ✧ 治疗室内安静、整洁、安全、光线和室温适宜。治疗床干净整洁,金属部位需用棉絮等物品遮盖 ✧ 必要时用屏风或拉帘遮挡,注意保护患者隐私	✧ 遵循无菌技术原则,预防交叉感染 ✧ 做好物理治疗的防护措施
实施 1. 核对、解释 2. 常用方法的治疗操作	✧ 核对患者的一般情况、主诉和诊断等 ✧ 治疗前向患者或家属交代冷冻治疗后的反应过程,取得患者的同意和合作:冷冻时,局部组织变白,数分钟后发红、肿胀,部分患者1~2天局部可发生水疱或大疱。水疱破裂,局部可有渗出。一般1~2周干燥结痂。此后,痂皮逐渐脱落,可留色素沉着或色素脱失。一般可逐渐消退,有时有轻度的萎缩性瘢痕 ✧ 接触冷冻法:临床最常用的一种冷冻方法,有棉签法和冷冻探头接触法两种 　✓ 棉签法:将液氮倒入小容量容器中,用消毒棉签蘸取少量液氮后直接压迫病变部位,并持续一定时间(数秒至数分钟)。可反复进行操作,直至病变部位发白变硬。此方法常用于治疗表浅而局限的病变,如痣、疣、面部雀斑等	✧ 确认患者并获得其信任,建立安全感 ✧ 空腹、饭后或过度疲劳时不宜进行治疗 ✧ 冬季注意非治疗部位保暖,防止感冒 ✧ 年老体弱者最好采取卧位治疗 ✧ 在采用冷冻治疗时,注意保护非治疗部位,操作时避免致冷剂外漏,溅洒在正常组织和衣物上。眼部治疗时,注意防止致冷剂损伤角膜

续表

操作程序	操作步骤	要点说明及注意事项
	✓ 冷冻探头接触法:根据病变部位选择冷冻头,直接接触病变部位,持续数秒到数分钟,治疗良性病变,选择较病变面积稍小的冷冻头;治疗恶性病变,选择大于病变0.5～1.0cm的冷冻头,治疗时,将冷冻头轻压病灶;与病变处紧密接触。对血供丰富的组织和较深的病变,可加压冷冻。此法分为冷头和热头接触法两种。冷头接触法是指先降温后接触病灶,热头接触法是先接触病灶再启动降温冷冻病灶。在冷冻过程中,为增强疗效,可反复进行冷冻,称为冻融循环,可反复冻融2～3个循环。因冷冻头面积相对局限,故只适用于较小范围的病变,对较大范围的病变可采用分区治疗 ◇ 插入冷冻法:将针形冷冻头插入肿瘤内,以达较深部位肿瘤的治疗。主要用于破坏深部组织病变,可配合麻醉;对于较大病灶,可少量多次的进行治疗 ◇ 倾注冷冻法:是将液态致冷剂直接倾注于病变部位进行冷冻的一种治疗方法,适用于范围大、局部不规则、侵入程度深的恶性病变。治疗时,先用凡士林纱布或泡沫塑料保护病变周围的正常组织,在病变处覆盖消毒棉球,再将液态制冷剂倾注到棉球处,持续2～3分钟。其制冷速度快,破坏力较强,一般在24～48小时后,局部组织细胞坏死,数天后坏死组织脱落。适用于治疗恶性肿瘤 ◇ 喷射冷冻法:利用特制的喷头,将制冷物质用液管呈雾状直接喷射至治疗部位。喷射时注意保护好病变周围的正常组织。其特点为制冷速度快,破坏力强,适用于高低不平和范围较大的病变部位。如将液氮直接喷在病变区,适用于表面积大而高低不平的弥散性浅表肿瘤。如氯乙烷喷射法,多采用间歇喷射,一次喷射3～5秒后停止30秒,可反复进行多次。此法局部反应较重,易出现水肿,渗出较多,治疗时,注意观察皮肤反应,以不引起皮肤凝冻为宜 ◇ 浸泡法:将病变部位直接浸泡于液态制冷剂中,2～3分钟后取出。此法多用于治疗指、趾和足跟等处病变	◇ 喷射法治疗后局部会出现水肿,渗出较多,应严格选择适应证,禁用于头面部,以免造成眼、鼻、呼吸道的损伤 ◇ 加压冷冻治疗时,应避开主要神经分布区,以免损伤神经。皮下脂肪较少的部位不宜过度加压 ◇ 冷冻过度或时间过久,局部可出现水肿及渗出,严重时有大疱、血疱。冷冻治疗后3～5天保持创面清洁、干燥,预防感染。严重者应严格无菌穿刺抽液,外涂1%～2%甲紫液,必要时进行换药。结痂后禁用手揭,应让其自然脱落
治疗后评价并记录	◇ 检查并告知患者治疗后的皮肤情况,了解其治疗反应;预约下次治疗时间 ◇ 洗手,记录治疗部位、时间和效果	◇ 出现冷冻反应要及时处理,对于冷冻过度要正确处理 ◇ 与医师交流患者的治疗反应,确定是否需要调整治疗处方

【实训病例】

张某,女,66 岁,因头面部赘生物就诊,检查后诊断为寻常疣。请采用液氮冷冻治疗技术规范操作。

【实训评价】

项目	项目总分	评分标准	得分
核对、解释	10	核对个人情况(2 分);解释治疗目的(2 分);交代治疗时的各种感觉和注意事项(6 分)	
准备实验用物	5	能根据病人情况、治疗部位熟练地选择治疗方法(2 分),选择实验用物(3 分)	
检查患者皮肤	5	体位摆放正确(2 分);检查皮肤及对症处理(3 分)	
治疗前沟通	5	向患者交代冷冻治疗时产生的问题正确(5 分)	
棉签法	10	操作正确(10 分)	
冷冻头接触法	10	操作正确(10 分)	
喷射法	10	操作正确(10 分)	
治疗后评价和记录	5	评价皮肤情况、疗效(各 1 分);记录(3 分)	
考查适应证	10	熟练、判定正确(10 分)	
考查禁忌证	15	每缺一例(扣 3 分)	
考查注意事项	15	每缺一项(扣 2 分)	
总　分	100		

(陈　睿)

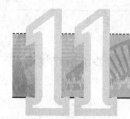

第十一章

水 疗 法

【技能目标】

掌握:

1. 水疗法中各种治疗技术的操作流程,并规范地完成治疗。

2. 水疗法的治疗作用,正确选择适合于水疗法的患者。

熟悉:全身浸浴治疗技术、水中运动治疗技术、水淋浴治疗技术的作用原理。

了解:涡流浴治疗技术的作用原理。

【实训组织形式】

实训4学时,集中演示和学生自主操作相结合的模式进行教学。

【实训方式】

模拟病例对全身浸浴治疗技术、水中运动治疗技术、水淋浴治疗技术、涡流浴治疗技术进行演示性操作。学生分组结合多个病例对各种治疗技术进行实践性操作,教师组间巡查并指导。

【实训原理】

1. 水疗法可通过温度刺激来发挥治疗作用。人体对寒冷刺激的反应迅速、激烈,而对温热刺激引起的反应则较为缓慢、不强烈和逐渐感到温热。①水浴与热水浴可使血管扩张、充血,促进血液循环和新陈代谢,降低神经的兴奋性,缓解痉挛,减轻疼痛;②不感温水浴的镇静作用明显;③冷水浴、凉水浴可使血管收缩,神经兴奋性增高,肌张力提高。

2. 水疗法通过水的喷雾、冲洗、摩擦、涡流等碰撞身体表面产生机械效应。其产生的机械作用主要表现为静水压力作用、浮力作用和冲击作用。①静水压力作用可压迫胸廓、腹部,使呼吸有某种程度的阻力,增强了呼吸运动和气体交换;可压迫体表静脉和淋巴管,促进了血液和淋巴循环,有利于减轻水肿;②浮力作用可使浸入水中的躯干、肢体、骨关节受到向上力的支托而漂浮起来,明显地减轻了躯干、肢体和关节的负荷,便于活动和进行运动功能的训练,大大提高了患者的关节活动范围和运动能力;③水流冲击作用可对周围血管起到扩张作用,可引起周围神经系统的兴奋。

【仪器设备】

1. 更衣室　在设计上要符合无障碍通道的要求,可设置贮衣柜或在墙上装置衣钩。

2. 综合淋浴室　装设多种淋浴喷头,如雾样的、雨样的、针状的、周身的、上行的(即坐浴)和可以活动的直喷头等。

3. 盆浴室　每个盆浴间参考面积为 $6 \sim 8m^2$,房高 3.5m。

4. 湿布包裹疗法室　要求有治疗床,冷、热水管道,一个用来浸湿被单的陶瓷盆装置。

5. 水中运动池　成人浴池容积大于 $10m \times 3m \times (1 \sim 1.4)m$。治疗浴池辅助设备包括:①电动悬吊装置:以转移病人出入治疗池,有担架式、坐位式及轮椅式,悬吊装置要求操作简便,启动灵活,安全可靠;②治疗床或椅:为患者提供在水中的固定位置,这种床和椅子要求有足够的重量,而且要防锈;③步行训练用双杠:其规格与地面上的相同;④漂浮物:用于支撑患者头颈部或肢体,或作为在水中进行抗阻力运动以及促进运动的辅助工具;⑤水过滤与消毒装置:水中运动池应安装过滤、循环和消毒装置。

6. 水疗休息室　应有坐位和卧位休息两种。

7. 其他　Hubbard 槽浴池、涡流浴池、气泡浴池、步行浴池、干燥消毒毛巾等。

实训一　全身浸浴治疗技术

操作程序	操作步骤	要点说明及注意事项
治疗前评价	◇ 病情的评估:根据患者的病史、体格检查及辅助检查等资料了解患者的病情、自理情况、合作程度及反应情况等作综合的评定 ◇ 选择合适的治疗对象 　✓ 禁忌证:传染病、心肺肝肾功能不全、严重动脉硬化、恶性肿瘤、炎症感染、出血倾向、活动性肺结核、皮肤破溃、妊娠期、月经期、大小便失禁、身体极度衰弱;发热患者禁用温、热水浸浴;对冷过敏者禁用冷水浸浴 　✓ 适应证:内科疾病:高血压病、血管神经症、早期动脉硬化、胃肠功能紊乱、习惯性便秘、风湿性肌痛、风湿或类风湿性关节炎、多汗症等;神经科疾病:肌营养不良、神经衰弱、自主神经功能紊乱、神经痛、多发性神经炎、周围神经麻痹、雷诺病等;皮肤科疾病:慢性湿疹、荨麻疹、皮肤瘙痒症、银屑病、脂溢性皮炎等;外科疾病:骨性关节炎、强直性脊柱炎等	◇ 了解患者的理解程度及合作程度 ◇ 合理筛选治疗对象
计划 1. 治疗师准备 2. 用物准备 3. 患者准备 4. 环境准备	◇ 仪表端庄、着装整洁、洗手 ◇ 相关知识准备充分 ◇ 消毒浴盆,并用清水冲刷干净 ◇ 水疗室,水源,浴盆,浴盆盖罩 ◇ 药物浸浴需准备浴水添加的药物 ◇ 汽水浸浴需准备空气压缩机和汽水浴专用浴盆,并将空气压缩机与浴盆相连 ◇ 其他用品:包括洗浴用具(如浴衣、浴帽、毛巾、拖鞋等),休息、保温、测温用品(如毛毯、毛巾被、床单、枕头、温度计等),补充液体用具(如饮水桶、水杯),刷洗、消毒用品(如长柄盆刷、消毒液等),以及基本的急救药品、设备 ◇ 了解全身浸浴疗法的相关知识、配合要点 ◇ 水疗前排空二便 ◇ 不宜在空腹或饭后 1 小时内进行浸浴 ◇ 水疗室光线充足,通风良好,室温 22~23℃,相对湿度在 75% 以下 ◇ 地面防滑,并附设有常规的洗浴附属设备	◇ 水源应清洁无污染,能充分供应冷、热水 ◇ 浴盆应消毒并用清水刷洗干净 ◇ 洗浴用具应专人专用 ◇ 气水浴所用的浴盆底及四壁有小孔,空气可通过输气管由浴盆壁小孔进入浴水中,可形成直径在 0.2mm 以上大小不等的气泡

续表

操作程序	操作步骤	要点说明及注意事项
实施	❖ 在消毒后的浴盆内注入2/3容量(200~300L)的淡水,用温度计测量水温达到治疗要求,并用浴盆盖罩保持治疗所需温度 ❖ 根据医嘱,如进行药物浸浴,须将药物投入至浴水中并充分搅匀 ❖ 根据医嘱,如进行气水浴,需启动空气压缩机,使浴水中出现气泡 ❖ 患者去除衣物入浴。患者体位一般选择半卧位,并使入浴后水面与乳头平齐(头颈部及胸部应在水面以上),枕下垫浴巾,静卧于水中治疗。汽水浴治疗时,患者体表可附有大小不同的气泡,患者可以活动肢体 ❖ 达到医嘱规定治疗时间后,患者出浴盆,擦干身体,穿衣,休息片刻,适当饮水 ❖ 排空浴水,刷洗、消毒浴盆	❖ 患者应静卧水中,不得自行注水或排水、改变水温或水量,不得任意延长治疗时间,也不得在水中擦澡 ❖ 治疗人员应密切注意患者情况,尤其对体弱、年老、年幼患者更应注意观察,防止淹溺或出现不良反应 ❖ 若患者出现头晕、多汗、恶心、心慌、疲乏、寒战等不良反应,治疗人员应立即搀扶患者出浴,进行必要的检查,并行保温、休息等对症处理
治疗后评价并记录	❖ 观察患者全身状况,以及局部皮肤有无不良反应 ❖ 洗手,记录治疗部位、时间和效果	❖ 热水浸浴后,出汗多者应喝盐水 ❖ 与医师交流患者的治疗反应,确定是否需要调整治疗方案

实训二　水中运动治疗技术

操作程序	操作步骤	要点说明及注意事项
治疗前评价	❖ 患者病情的评价:疾病诊断和评定;患者身体一般情况、自理及合作程度;心肺功能;运动功能;感觉功能;并发症;皮肤有否损伤;是否有二便失禁;是否有传染病 ❖ 选择合适的治疗对象 　✓ 绝对禁忌证:急性传染病、恶病质、主动脉瘤、活动性结核、心脏代偿功能不全、动脉硬化等 　✓ 相对禁忌证:对血压过高或过低患者,可酌情选用水中运动,但治疗时间宜短,治疗后休息时间宜长;大、小便失禁者,入浴前排空大、小便,宜做短时间治疗,防止将大、小便排入池水中 　✓ 适应证:脊髓不完全性损伤、脑血管意外偏瘫、肩-手综合征、小脑性或感觉性共济失调、帕金森病、肌营养不良、骨折后遗症、骨性关节炎、强直性脊柱炎、风湿性或类风湿关节炎等	❖ 了解患者的理解程度及合作程度 ❖ 合理筛选治疗对象

续表

操作程序	操作步骤	要点说明及注意事项
计划 1. 治疗师准备 2. 用物准备 3. 患者准备 4. 环境准备	◇ 仪表端庄、洗手、穿防水衣 ◇ 相关治疗方法、知识准备充分 ◇ 了解患者是否初次入水,有否入水经验,对水有无恐惧感,游泳能力如何等 ◇ 水中运动水池、清洁水源、水中运动用器具 ◇ 其他用品:包括防水帽,耳塞,休息、保温用品(如毛毯、毛巾被、床单、枕头),补充液体用具(如饮水桶、水杯),以及基本的急救药品、设备 ◇ 了解水中运动的相关知识、治疗目的及配合要点 ◇ 入水前排空大、小便 ◇ 水疗室光线充足,通气良好,室温 22~23℃,相对湿度在 75% 以下,地面防滑	◇ 水中运动疗法应在餐后 1~2 小时进行 ◇ 将池水充分消毒,以防池水进入患者眼睛或耳部后引发眼、耳疾患
实施	◇ 调节合适水温:按医嘱调节运动水池内的水温,一般为 38℃ ◇ 患者去除衣物,戴防水帽、耳塞进入水池。对不能步行患者采用升降起重装置或其他方法使患者入池。治疗师同时也进入水池 ◇ 开始治疗:治疗师根据医嘱或治疗目的选择水中运动治疗方式。对患者进行相应水中运动治疗。训练时间及次数:根据患者患病种类及患者个体情况,灵活掌握,一般每次 10~15 分钟。如果患者体弱,可缩短时间,或者将 15 分钟总训练时间分为 5 分钟、5 分钟、5 分钟分段训练。训练次数最少每周 1~2 次,身体强壮者可 1 周 6 次 ◇ 结束治疗,治疗师及患者离开运动水池 ◇ 患者擦干身体,穿衣,在休息室休息 30~60 分钟,以利体力恢复	◇ 让患者入浴前、后施行淋浴,以保持池水清洁及患者健康 ◇ 入运动水池前最好双足踩过 1% 甲醛浸过的脚垫后再入水 ◇ 患者肺活量在 1500ml 以下时不宜在深水中进行水中运动
治疗后评价并记录	◇ 观察患者全身状况,以及局部皮肤有无不良反应 ◇ 洗手,记录治疗部位、时间和效果	◇ 治疗完毕,患者需休息片刻再离开 ◇ 与医师交流患者的治疗反应,确定是否需要调整治疗方案

实训三 水淋浴治疗技术

操作程序	操作步骤	要点说明及注意事项
治疗前评价	◇ 患者病情的评价：根据患者的病史、体格检查及辅助检查等资料了解患者的病情、自理情况、合作程度及反应情况等作综合的评定 ◇ 选择合适的治疗对象 ✓ 禁忌证：急性传染病、恶病质、主动脉瘤、高血压病、活动性结核、心脏代偿功能不全、动脉硬化等 ✓ 适应证：肥胖症、肌痛、神经症、神经痛、慢性多发性神经根炎、肌肉萎缩或不全麻痹、疲劳综合征、自主神经功能紊乱、痔疮、脱肛、前列腺炎、妇女盆腔疾患等	◇ 了解患者的理解程度及合作程度 ◇ 合理筛选治疗对象
计划 1. 治疗师准备 2. 用物准备 3. 患者准备 4. 环境准备	◇ 仪表端庄、洗手、穿防水衣 ◇ 相关知识准备充分 ◇ 淋浴室、淋浴操纵台、水源 ◇ 其他用品：包括防水帽、洗浴用具（如浴衣、毛巾、拖鞋等），休息、保温用品（如毛毯、毛巾被、床单、枕头），补充液体用具（如饮水桶、水杯），以及基本的急救药品、设备 ◇ 了解淋浴的相关知识、配合要点 ◇ 淋浴室光线充足，通风良好，室温 22～23℃，相对湿度在 75% 以下，地面防滑	◇ 新机器或长期未使用的机器，在使用前将淋浴头打开充分放水冲洗后方可使用，以免管内生锈或秽物将喷水管堵塞，同时也容易将调节器磨坏，造成漏水
实施	◇ 按医嘱调好水温及水压，步骤如下 ✓ 打开冷、热水开关 ✓ 打开下水开关 ✓ 转动调节器把手，并观察温度计之温度，调节到所需温度为止 ✓ 打开欲行治疗的开关 ✓ 关闭下水开关，检视水压表。如水压过高，则将下水开关打开，调节至所需水压 ◇ 患者去除衣物，戴防水帽入浴治疗 ◇ 治疗人员根据医嘱选择淋浴方式。进行喷射浴、扇形浴等治疗时，患者应在距操纵台 2.5～3m 处，禁止用水射流冲击头部、前胸、会阴部 ◇ 治疗完毕，先打开下水开关，此时淋浴即不再喷水。再按相反顺序关闭操纵台上开关 ◇ 患者擦干身体，穿衣	◇ 在扳动调节器把手前，必须将冷、热水开关先打开。不得强力扳动，以免损害轴上小伞齿轴 ◇ 在关闭冷、热水开关前，先将把手移到中心位置 ◇ 坐浴水管设有关闭球形阀，可让患者自行调节水量 ◇ 治疗完毕，要擦干所有淋浴装置，并上油保护，防止生锈 ◇ 治疗时严密观察患者反应，如有头昏、心慌、气短、面色苍白、全身无力等，应立即停止治疗
治疗后评价并记录	◇ 观察患者全身状况，以及局部皮肤有无不良反应 ◇ 洗手，记录治疗部位、时间和效果	◇ 治疗完毕，患者需休息片刻再离开 ◇ 与医师交流患者的治疗反应，确定是否需要调整治疗方案

实训四 涡流浴治疗技术

操作程序	操作步骤	要点说明及注意事项
治疗前评价	◇ 患者病情的评价:根据患者的病史、体格检查及辅助检查等资料了解患者的病情、自理情况、合作程度及反应情况等作综合的评定 ◇ 选择合适的治疗对象 　✓ 禁忌证:发热,可播散的感染,急性炎症,心功能不全,高血压和呼吸功能不全无法耐受者,恶性肿瘤,活动性出血 　✓ 适应证:开放性伤口和烧伤;亚急性或慢性创伤或炎症;外周血管病,如雷诺现象等;周围神经损伤或其他引起肌肉萎缩的疾病,如关节炎、肌炎等;神经性疼痛、截肢后幻痛;中枢神经伤病后肢体瘫痪	◇ 了解患者的理解程度及合作程度 ◇ 合理筛选治疗对象
计划 1. 治疗师准备 2. 用物准备 3. 患者准备 4. 环境准备	◇ 仪表端庄、着装整洁、洗手 ◇ 相关知识准备充分 ◇ 对患者进行必要的解释工作及告知治疗中应注意的问题 ◇ 医嘱中规定的浴槽,水源 ◇ 浴水中添加的药物 ◇ 洗浴用具(如浴衣、毛巾、拖鞋等),休息、保温用品(如毛毯、毛巾被、床单、枕头),补充液体用具(如饮水桶、水杯),以及基本的急救药品、设备 ◇ 了解涡流浴的相关知识、配合要点 ◇ 治疗室内保持舒适的室温,通风良好,湿度要低 ◇ 治疗室地面需干燥、防滑	◇ 每次使用前用消毒液消毒浴槽,尤其是喷嘴处,并用清水冲刷 ◇ 检查浴槽各部件能否正常工作
实施	◇ 根据医嘱选好规格合适的浴槽 ◇ 在浴槽内注入2/3容量的水,按治疗需要调节水温或添加药物 　✓ 开放性伤口、循环功能障碍、心功能不全的患者,一般可根据疾病及其严重程度选择33.5~35.5℃或35.5~37℃的水温 　✓ 慢性病患者可采用相对较高的水温 　✓ 小的局灶部位的治疗可采用相对温暖的水温,全身浸入者水温不要超过38℃ 　✓ 无禁忌证的疼痛患者,可采用37~40℃或40~43.5℃的水温 　✓ 若涡流浴作为水中运动的媒介,则采用27.5~33.5℃的水温,温度高于这一范围容易产生疲劳 　✓ 开放性伤口可在浴水中添加次氯酸钠等抗感染药物 ◇ 患者脱去衣物,进入浴槽,取舒适体位,将肢体或身体充分浸入水中	◇ 当启动涡流后,水面必须超过浴槽底部小孔5cm ◇ 注意水流喷射方向,严禁水流喷射头、面、心脏、脊柱、生殖器部位 ◇ 患者不能倚靠喷嘴或将手指、足趾抵于喷嘴处 ◇ 水温超过43.5℃则不安全。所以避免水温过高,以防止患者晕倒或其他不适,一旦发生,应及时终止治疗 ◇ 意识不清的患者,因对温度的判断能力差,因此治疗过程中必须密切监测水温

续表

操作程序	操作步骤	要点说明及注意事项
	✓ 上肢治疗时在浴槽的一侧放一椅子;足、踝治疗时在浴槽的底部放一高座;全身治疗时在浴槽的底部放一座位,患者取舒适体位 ✓ 在浴槽的边缘用干的垫子支持肢体,可提供最大程度的舒适感 ◇ 启动涡流及充气装置,使水中发生涡流和气泡。转动喷嘴调节喷水的深度、方向和强度,使水流喷射于病变区域。初始,涡流强度宜轻缓,随后可根据患者耐受性增强 ◇ 根据医嘱决定治疗时间,一般每次 10~20 分钟 ◇ 治疗结束,先关闭涡流、充气、喷水装置,然后患者出浴 ◇ 治疗后患者立即擦干身体,穿衣,并休息片刻	
治疗后评价并记录	◇ 进行皮肤状况和全身生理状况在内的评定 ◇ 洗手,记录治疗部位、时间和效果	◇ 与医师交流患者的治疗反应,确定是否需要调整治疗方案

【实训病例】

1. 刘某,男,29 岁,已婚,工人,因"全身点状红点、鳞屑、皮肤剧烈瘙痒一周"来院就诊。三年前因情绪受打击,发热一周后身上出现散在红点,主要在大腿部,确诊为牛皮癣,经内服中药、外用尿素软膏等治疗后,症状暂时得以控制,但易反复发作。现出现全身性的点滴状、小斑块状皮损,尤以四肢严重,并有鳞屑,夜间瘙痒严重,精神尚可。遂来院就诊,接受水疗法的全身硫磺浴治疗,瘙痒症状较前明显改善。请采用全身浸浴治疗技术规范操作。

2. 王某,女,55 岁,已婚,农民,右膝关节疼痛、肿大,活动功能受限 5 年,近来症状逐渐加重,诊断为"右侧膝关节炎"。医生建议进行包括水中运动治疗在内的综合物理因子治疗,以改善其膝关节疼痛、关节功能障碍等症状。请采用水中运动治疗技术规范操作。

3. 李某,女,35 岁,已婚,工人,因"下腹坠胀、腰骶部酸痛、白带增多 2 周"来院就诊。患者下腹部疼痛 3 年,带下量多、色白、质稀、时有腥气味,腰酸痛,二便正常。医院诊断为慢性盆腔炎,曾服用抗生素(氨苄西林、先锋、灭滴灵等),无明显效果。近 2 周来,上述症状加重,严重影响患者工作、生活,遂来院就诊,接受水疗法的上行性淋浴治疗,同时配合药物治疗。请采用水淋浴治疗技术规范操作。

【实训评价】

项目	项目总分	评分标准	得分
核对、解释	10	核对个人情况(2 分);解释治疗目的(2 分);交代治疗时的各种感觉和注意事项(6 分)	
水温调节	5	调节水温至要求温度(5 分)	
安置体位并检查皮肤	5	体位摆放正确(2 分);检查皮肤及对症处理(3 分)	
操作方法	20	能根据治疗部位和治疗目的确定治疗方法(5 分);按照治疗方法进行熟练的操作(10 分);操作过程中注意保护患者(5 分)	

续表

项目	项目总分	评分标准	得分
观察治疗反应	10	能及时观察患者治疗反应并及时处理(10分)	
治疗结束后对患者的保护	5	告诫患者治疗后用干毛巾擦净身体,不要立即冲洗,适当休息(3分);对物品进行消毒(2分)	
治疗后评价和记录	5	评价皮肤情况、疗效(各1分);记录(3分)	
考查适应证	10	熟练、判定正确(10分)	
考查禁忌证	15	每缺一例(扣3分)	
考查注意事项	15	每缺一项(扣2分)	
总　分	100		

（张维杰）

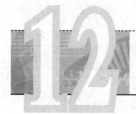

第十二章

压 力 疗 法

【技能目标】

掌握:

1. 正压疗法的基本操作流程,并规范地完成治疗。

2. 正压疗法的适应证和禁忌证。

熟悉:负压疗法及正负压疗法的基本操作流程、适应证和禁忌证。

了解:体外反搏疗法的操作流程及治疗作用。

【实训组织形式】

实训2学时,集中演示和学生自主操作相结合的模式进行教学。

【实训方式】

学生分组结合多个病例对正压顺序循环疗法、皮肤表面加压疗法、绷带加压法、负压疗法、正负压疗法等治疗技术进行实践性操作,教师组间巡查并指导。

实训一　正压顺序循环治疗技术

【实训原理】

正压作用于局部肢体时,毛细血管和静脉中的血液、淋巴管中的淋巴液受到挤压,向压力小的肢体部位流动,而随着局部毛细血管和淋巴管的排空,减轻局部组织水肿。

【仪器设备】

该治疗技术使用的设备为气袋式治疗装置,由主机(气泵和控制系统)、导气管道和上下肢气囊三部分组成。根据型号不同,目前厂家生产的有 4～12 腔不等的气袋治疗设备,每腔压力为 0～180mmHg 可调,采用梯度加压的工作方式作用于上、下肢。

【实训内容】

操作程序	操作步骤	要点说明及注意事项
治疗前评价	◇ 病情的评估:查阅患者的一般情况;根据患者的病史、体检、辅助检查、高级脑功能评定和日常生活活动能力评定等结果对患者进行综合的评价 ◇ 选择合适的治疗对象 　✓ 禁忌证:肢体重症感染未得到有效控制、近期下肢深静脉血栓形成、大面积溃疡性皮疹 　✓ 适应证:肢体创伤后水肿、淋巴回流障碍性水肿或某些手术后的淋巴水肿(如乳腺癌根治术后上肢淋巴水肿)、截肢后残端肿胀、复杂性区域性疼痛综合征(如神经反射性水肿、脑血管意外后偏瘫肢体水肿)、静脉淤滞性溃疡、对长期卧床或手术被动体位者预防下肢深静脉血栓形成	◇ 了解患者的主要功能障碍、能力障碍及合作程度等 ◇ 合理筛选治疗对象

续表

操作程序	操作步骤	要点说明及注意事项
计划 1. 治疗师准备 2. 用物准备 3. 环境准备	◇ 着装整洁,剪指甲,洗手,戴口罩 ◇ 检查治疗仪的开关旋钮工作是否正常;电线是否有老化、有裂隙;导气管道及上下肢气囊是否固定完好、是否漏气 ◇ 治疗室内安静、整洁、安全、光线和室温适宜。治疗床干净整洁 ◇ 必要时用屏风或拉帘遮挡,注意保护患者隐私	◇ 遵循无菌技术原则,预防交叉感染 ◇ 做好物理治疗的防护措施 ◇ 漏气的装置应予更换
实施 1. 核对、解释 2. 安置体位并检查皮肤 3. 选择气囊 4. 连接导气管 5. 打开电源 6. 设定压力、治疗时间、开机 7. 关机	◇ 核对患者的一般情况、主诉和诊断等 ◇ 向患者或其家属解释治疗的方法和目的 ◇ 向患者交代治疗时的正常感觉和注意事项 ◇ 让患者采用舒适的体位,如坐位或仰卧位。检查治疗部位皮肤的完整性 ◇ 选择合适的气囊套在肢体上并拉上拉链固定 ◇ 将导气管按顺序分别插在主机和气囊的接口上 ◇ 按下电源按钮,使主机通电 ◇ 其末端压力可设定在 13.3 ~ 17.3kPa(100 ~ 130mmHg)之间,其他各节段压力由电脑控制相应递减,或人为手动调节;设定治疗时间后按"启动"钮开始治疗 ◇ 每次治疗 20 ~ 30 分钟,最长不超过 60 分钟;治疗时间到,将各项参数回归"0"位,然后关闭电源	◇ 确认患者并获得其信任,建立安全感 ◇ 治疗应在患者清醒的状态下进行 ◇ 若皮肤有尚未结痂的溃疡或压疮应加以隔离保护后再行治疗,若有新鲜出血伤口则应暂缓治疗 ◇ 注意观察患肢皮肤颜色变化,并询问患者的感觉,及时调整 ◇ 治疗频次:每日 1 ~ 2 次,6 ~ 10 次为一个疗程
治疗后评价并记录	◇ 检查并告知患者治疗后的皮肤情况,了解其治疗反应;预约下次治疗时间 ◇ 洗手,记录治疗部位、时间和效果	◇ 出现损伤要及时找明原因并做相应处理 ◇ 与医师交流患者的治疗反应,确定是否需要调整治疗处方

 **理论与实践**

正压顺序循环治疗装置的治疗原理

1. 通过对多腔气囊有顺序的反复充放气,形成了对肢体和组织的循环压力,从肢体的远端到肢体的近端进行均匀有序的挤压,促进血液和淋巴的流动,改善微循环,加速肢体组织液回流,有助于预防血栓的形成、减轻或消除肢体水肿,能够直接或间接治疗与血液淋巴循环相关的诸多疾病。

2. 通过被动均匀的按摩作用,可以加速组织中代谢废弃物、炎症因子、致痛因子的吸收。还可以防止肌肉萎缩,防止肌肉纤维化,加强肢体的含氧量,有助于解决因血液循环障碍引起的疾病。

正压顺序循环治疗装置的作用

1. 对肢体水肿的作用　上、下肢的原发性和继发性淋巴水肿、慢性静脉源性水肿、脂性水肿、混合性水肿等,特别是对乳腺术后的上肢淋巴水肿,效果显著。治疗原理是促进血液和淋巴液循环,代谢产物和炎性致痛物质清除,消除水肿。

2. 对偏瘫,截瘫患者的影响　偏瘫、截瘫以及其他长期卧床的患者,因血流缓慢,肌肉张力低下,极易发生下肢深静脉血栓,导致下肢肿胀、溃疡、皮肤色素沉着;甚至因预防、治疗不当可能会导致心、肺等重要器官栓塞而危及生命。应用空气波压力治疗仪进行治疗,反复对肢体进行加压后再卸压,从而产生如同肌肉的收缩和舒张作用,促进静脉血液和淋巴液循环,并取得充分按摩效果,对预防深静脉血栓和防治下肢肌肉萎缩有重要意义。

3. 对糖尿病足、糖尿病末梢神经炎的治疗　正压循序加压于患肢上,在加快静脉血液和淋巴组织液回流的过程中,可迅速地将淋巴液及静脉血液驱向肢体近心端,减低了肢端组织内压力,在气体排空的时间内,动脉供血迅速增强,这样就迅速改善肢体组织的供血供氧,并使代谢产物和炎性致痛物质得以清除,更加有利于下肢动脉缺血患者(糖尿病足、糖尿病末梢神经炎、间歇性跛行)的康复。

正压顺序循环治疗装置增加了神经血流灌注和氧合作用,并且提高了神经的氧耗量从而达到改善功能的目的,所以肢体麻木症状明显减轻,皮肤感觉亦较治疗前敏感。

4. 对肢体血液循环的影响　正压顺序循环治疗装置运用间歇压力,通过空气波的反复膨胀和收缩作用,可以达到改善血液循环,提高皮肤表面温度,扩张活化血管的效果,有助于抗血栓形成和改善循环,清除血液中代谢废弃物,加强肢体氧合度,有助于解决因血液循环障碍引起的疾病。

5. 对静脉功能的影响　对静脉曲张、静脉溃疡等静脉回流不佳的患者来说,使用此治疗仪相当于一个静脉回流泵,远端的压力大,近端的压力小,采用梯度压力来代偿静脉功能不全。

实训二　弹力绷带加压治疗技术

【实训原理】

当弹力绷带作用于局部肢体时,毛细血管和静脉中的血液以及淋巴管中的淋巴液受到挤压,向压力小的肢体部位流动,而随着局部毛细血管和淋巴管的排空,使局部组织水肿减轻;同时由于压力影响,局部组织长期缺血、缺氧,成纤维细胞的增殖受抑制,致使成纤维细胞凋亡增加从而抑制瘢痕的增生。

【仪器设备】

弹力绷带和剪刀。

【实训内容】

操作程序	操作步骤	要点说明及注意事项
治疗前评价	✧ 病情的评估:查阅患者的一般情况;根据患者的病史、体检、辅助检查、高级脑功能评定和日常生活活动能力评定等结果对患者进行综合的评价 ✧ 选择合适的治疗对象 　✓ 禁忌证:治疗部位有感染性创面:此时加压不利于创面愈合,甚至导致感染扩散;脉管炎急性发作:加压加重了局部缺血,甚至造成坏死;下肢深静脉血栓形成:加压有使血栓脱落的危险,脱落的栓子可能导致肺栓塞或脑栓塞,造成严重后果 　✓ 适应证:增生性瘢痕:外科手术后的瘢痕和烧伤后的增生性瘢痕等;肢体水肿:如偏瘫肢体的肿胀、淋巴回流障碍的肢体肿胀、下肢静脉曲张性水肿、手术后的下肢肿胀等;截肢:截肢残端塑形,防止残端肥大皮瓣对假肢应用的影响;预防性治疗:如防止烧伤后21天以上愈合的创面发展成增生性瘢痕和预防瘢痕所致的关节挛缩和畸形;预防久坐或久站工作者的下肢静脉曲张发生	✧ 了解患者的主要功能障碍、能力障碍及合作程度等 ✧ 合理筛选治疗对象
计划 1. 治疗师准备 2. 用物准备 3. 环境准备	✧ 着装整洁,剪指甲,洗手,戴口罩 ✧ 检查弹力绷带的弹力是否较好 ✧ 治疗室内安静、整洁、安全、光线和室温适宜;治疗床干净整洁 ✧ 必要时用屏风或拉帘遮挡,注意保护患者隐私	✧ 遵循无菌技术原则,预防交叉感染 ✧ 做好物理治疗的防护措施
实施 1. 核对、解释 2. 安置体位并检查皮肤 3. 缠绕弹力绷带 4. 检查绷带松紧情况 5. 治疗时间	✧ 核对患者的一般情况、主诉和诊断等 ✧ 向患者或其家属解释治疗的方法和目的 ✧ 向患者交代治疗时的正常感觉和注意事项 ✧ 患者取舒适体位,检查治疗部位及其远端的皮肤情况 ✧ 肢体包扎时,由远端正常皮肤开始向近端缠绕,若均为瘢痕仅需露出指(趾)末端。四肢需缠绕弹力绷带2或3层,躯干则需缠绕3或4层。每圈间相互重叠1/3～1/2;均匀地做螺旋形或"8"字形包扎,末端避免环状缠绕。 ✧ 压力以绷带下刚好能放入两指较为合适,近端压力不应超过远端压力 ✧ 每4～6小时更换1次	✧ 确认患者并获得其信任,建立安全感 ✧ 在不影响肢体远端血运和患者可耐受的情况下,要有足够的、适当的压力,压力应持续保持在1.3～3.3kPa ✧ 定期清洗绷带以保持清洁 ✧ 随时检查压力的大小,绷带的弹性有无变小,局部皮肤有无异常
治疗后评价并记录	✧ 检查并告知患者治疗后的皮肤情况,了解其治疗反应 ✧ 洗手,记录治疗部位、时间和效果	✧ 与医师交流患者的治疗反应,确定是否需要调整治疗方案

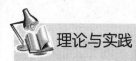

理论与实践

弹力绷带加压治疗技术的应用特点

应用弹力绷带治疗烧伤瘢痕越早越好,具体应在早期肉芽创面期和深度烧伤创面愈合后尚未形成瘢痕之前就开始治疗。但初愈的创面皮肤较嫩,易起水疱,应在内层敷两层纱布再包扎绷带,平铺后用尼龙搭扣粘合加压。特殊部位应给予特殊的处理,如皮肤薄嫩处及骨突处应加软衬垫,以防止皮肤破溃;皮肤凹陷处应给予必要的充填,以使压力均匀地达到各处;对于中空或易变形的部位,如鼻背瘢痕和外耳瘢痕,加压时应给予必要的支撑和充填,以免造成或加重畸形。需要注意的是弹力绷带加压治疗技术以及其他皮肤表面加压方法并不是治疗烧伤后瘢痕的唯一有效疗法,更不能替代手术治疗,对烧伤后的瘢痕,应采取包括手术、功能锻炼、其他物理疗法等在内的综合治疗措施。

实训三 负压治疗技术

【实训原理】

当负压作用于肢体时,肢体外部的压力低于体内压力,血管被动扩张;同时,沿动脉血流方向的压力梯度较正常状态明显增大,肢体产生被动充血,流入微循环的动脉血相对增加,使肢体的营养和能量供应得以提高,有利于组织的修复及微循环的重建。

【仪器设备】

1. 负压治疗仪 负压治疗的设备为专用的负压舱,可将上肢或下肢单独放入舱内。出入口处由专用的垫圈密封,用空压机抽取舱内空气从而产生负压。舱体留有可观察肢体情况的"窗口"。

2. 附件 坐椅或床和用于固定的皮带。

【实训内容】

操作程序	操作步骤	要点说明及注意事项
治疗前评价	◇ 病情的评估:查阅患者的一般情况;根据患者的病史、体检、辅助检查、高级脑功能评定和日常生活活动能力评定等结果对患者进行综合的评价 ◇ 选择合适的治疗对象 　✓ 禁忌证:出血倾向、静脉栓塞早期、近期有外伤史、动脉瘤、大面积坏疽、血管手术后、治疗部位有感染灶、治疗部位有恶性肿瘤 　✓ 适应证:一般认为凡肢体缺血性疾病,若不宜手术或患者不愿手术,均可应用负压治疗,如雷诺现象(雷诺病)、血栓闭塞性脉管炎、脑血管意外后偏瘫、糖尿病足及下肢坏疽等;此外,不同部位的负压疗法有着其自身的适应证,如腹部负压最早用于缩短产程和减轻分娩疼痛,下半体负压用于治疗充血性心力衰竭;还可以用特制形状的负压治疗仪作用于阴茎,治疗功能性阳痿	◇ 了解患者的主要功能障碍、能力障碍及合作程度等 ◇ 合理筛选治疗对象

续表

操作程序	操作步骤	要点说明及注意事项
计划		
1. 治疗师准备	◇ 着装整洁,剪指甲,洗手,戴口罩	◇ 遵循无菌技术原则,预防交叉感染
2. 用物准备	◇ 检查治疗仪的开关旋钮工作是否正常;电线是否有老化、有裂隙;设备接头处是否牢固、是否有漏气现象	◇ 做好物理治疗的防护措施
3. 环境准备	◇ 治疗室内安静、整洁、安全、光线和室温适宜。治疗床干净整洁	◇ 漏气的装置应予更换
	◇ 必要时用屏风或拉帘遮挡,注意保护患者隐私	
实施		
1. 核对、解释	◇ 核对患者的一般情况、主诉和诊断等	◇ 确认患者并获得其信任,建立安全感
	◇ 向患者或其家属解释治疗的方法和目的	
	◇ 向患者交代治疗时的正常感觉和注意事项	◇ 高龄患者或体弱患者以卧位治疗为宜
2. 安置体位并检查皮肤	◇ 患者取舒适位,坐位或仰卧位。检查治疗部位皮肤的完整性	◇ 根据患者耐受情况,逐渐将压力调到适宜强度,以有轻度肿胀感为宜
3. 患肢放入压力舱,固定、密封	◇ 患肢裸露深入舱内,调整压力舱的高度和倾斜角度	
	◇ 用与患肢周径相符的柔软而有弹性的垫圈固定在压力舱口,并密封舱口	◇ 注意观察患肢的肤色变化情况,并询问患者的感觉;出现头晕、恶心、心慌、气短、出汗等症状时应立即暂停治疗
	◇ 移动治疗仪,使舱口尽量靠近患肢根部,再将患者的坐椅或床与仪器用皮带固定	
4. 打开电源	◇ 按下电源开关	
5. 设定负压值及治疗时间	◇ 上肢压力范围为 $-8.6 \sim -13.3$kPa($-65 \sim -100$mmHg),一般为 -10.7kPa(-80mmHg);下肢压力范围为 $-10.7 \sim -17.3$kPa($-80 \sim -130$mmHg),一般为 -13.3kPa(-100mmHg);每次治疗 $10 \sim 15$ 分钟	◇ 治疗频次:每日一次,$10 \sim 20$ 次为一个疗程
6. 开机	◇ 按下开始治疗按钮	
7. 关机	◇ 治疗时间到,各项参数回归"0"位,关闭电源	
治疗后评价并记录		
	◇ 检查并告知患者治疗后的皮肤情况,了解其治疗反应;并预约下次治疗时间	◇ 与医师交流患者的治疗反应,确定是否需要调整治疗方案
	◇ 洗手,记录治疗部位、时间和效果	

理论与实践

负压对患者的影响

1. **患者感觉** 患者对负压引起的感觉,不如正压治疗舒适,压力过大还会出现膨胀感,在治疗中患者可能会出现对负压不适的不良表现。如果不良反应明显,应立即停止。

2. **皮肤反应** 由于负压的作用,可使局部毛细血管充血甚至破裂,红细胞破裂,表皮淤血,出现自溶现象,所以负压治疗时出现淤血是正常的治疗反应,淤血一般在停止治疗2小时后即可恢复,但应防止肢体出血;若有明显出血情况,应停止治疗。

实训四 正负压治疗技术

【实训原理】

施加于肢体的正负压力周期性变化,使外周血管被动性收缩与舒张,从而发挥改善肢体血液循环的作用。

【仪器设备】

1. 正负压治疗仪 目前所采用的正负压治疗装置多为电脑调控舱或压力治疗舱,主要由透明筒状压力舱及密封肢体固定装置、操作和控制系统、压力表等部分组成。

正负压治疗装置与负压治疗设备结构相似,主要区别在于正负压治疗设备除了可以加负压外,空压机还可向舱内加正压,即正负压的转换,故正负压治疗设备不仅能进行单纯的负压治疗或正压治疗,还可进行正负压交替治疗。

2. 附件 坐椅或床和用于固定的皮带。

【实训内容】

操作程序	操作步骤	要点说明及注意事项
治疗前评价	✧ 病情的评估:查阅患者的一般情况;根据患者的病史、体检、辅助检查、高级脑功能评定和日常生活活动能力评定等结果对患者进行综合的评价 ✧ 选择合适的治疗对象 ✓ 禁忌证(同实训三) ✓ 适应证:单纯性静脉曲张、静脉炎早期和病情已经稳定的动脉栓塞引起的循环障碍;四肢动脉粥样硬化、动脉中层硬化、血栓闭塞性脉管炎;周围血液循环障碍,包括外伤后血管痉挛、雷诺现象(雷诺病)、弛缓性瘫痪合并循环障碍(如复杂性区域性疼痛综合征);免疫性疾病引起的血管病变,如多发性动脉炎、硬皮病、类风湿关节炎合并脉管炎、系统性红斑狼疮;糖尿病性血管病变;局部循环障碍引起的皮肤溃疡、压疮、组织坏死等;其他非禁忌疾病引起的血液循环障碍,如真性红细胞增多症早期;淋巴水肿,如乳腺癌术后术侧上肢淋巴性水肿;冻伤;预防术后下肢深静脉血栓形成等	✧ 了解患者的主要功能障碍、能力障碍及合作程度等 ✧ 合理筛选治疗对象 ✧ 感觉障碍者慎用
计划 1. 治疗师准备 2. 用物准备 3. 环境准备	✧ 着装整洁,剪指甲,洗手,戴口罩 ✧ 检查治疗仪的开关旋钮工作是否正常;电线是否有老化、有裂隙;设备接头处是否牢固、是否有漏气现象 ✧ 治疗室内安静、整洁、安全、光线和室温适宜。治疗床干净整洁 ✧ 必要时用屏风或拉帘遮挡,注意保护患者隐私	✧ 遵循无菌技术原则,预防交叉感染 ✧ 做好物理治疗的防护措施 ✧ 漏气的装置应予更换

续表

操作程序	操作步骤	要点说明及注意事项
实施 1. 核对、解释	◇ 核对患者的一般情况、主诉和诊断等 ◇ 向患者或其家属解释治疗的方法和目的 ◇ 向患者交代治疗时的正常感觉和注意事项,解除其顾虑	◇ 确认患者并获得其信任,建立安全感 ◇ 鼓励患者积极参与并配合治疗
2. 安置体位并检查皮肤	◇ 让患者采取舒适体位,如坐位或仰卧位;检查皮肤情况	◇ 在患者清醒的状态下进行治疗
3. 患肢放入压力舱,固定、密封	◇ 患肢裸露深入舱内,调整压力舱的高度和倾斜角度 ◇ 用与患肢周径相符的柔软而有弹性的垫圈固定在压力舱口,并密封舱口 ◇ 移动治疗仪,使舱口尽量靠近患肢根部,再将患者的坐椅或床与仪器用皮带固定	◇ 高龄患者或体弱患者以卧位治疗为宜 ◇ 每次治疗应检查患肢,若有尚未结痂的溃疡灶或压疮应加以隔离保护后再治疗;若有新鲜的出血伤口,则应暂缓治疗
4. 打开电源	◇ 按下电源开关	
5. 设定负压值和持续时间	◇ 压力通常设定在 −6.67 ~ 13.3kPa（−50 ~ 100mmHg） ◇ 单侧肢体每次治疗 30 ~ 60 分钟,若双侧均需治疗,则每一肢体治疗 45 分钟;若病情较重,患肢可治疗 1.5 小时,另一肢体治疗 30 分钟	◇ 治疗从正压相开始,使肢体淤血排除后,再给予负压使之充血 ◇ 注意观察患肢的肤色变化情况;患者如出现头昏、恶心、心慌、气短、出汗等症状时应立即暂停治疗
6. 开机 7. 关机	◇ 按下开始治疗按钮 ◇ 治疗时间到,将各项参数回归"0"位,关掉电源	◇ 治疗频次:一般每日 1 次,如病情有所减轻,可减至每周治疗 3 次;20 ~ 30 次为一个疗程
治疗后评价并记录	◇ 检查并告知患者治疗后的皮肤情况,了解其治疗反应;并预约下次治疗时间 ◇ 洗手,记录治疗部位、时间和效果	◇ 与医师交流患者的治疗反应,确定是否需要调整治疗方案

实训五　体外反搏治疗技术

【实训原理】

由电子控制系统检测出病人的心电图 R 波信号,在心脏进入舒张早期时,将包扎于四肢及臀部的气囊以大约 50 毫秒的时差序贯充气,并由远端向近端依次的快速加压,迫使主动脉流向四肢的血液受阻,并产生逆向压力波,提高主动脉的舒张压,从而增加冠状动脉、脑动脉及肾动脉的血流量;当心脏进入收缩期,全部气囊迅速同步排气,下肢减压后,动脉舒张,接纳来自主动脉的血压,从而减轻心脏的后负荷。

【仪器设备】

体外反搏治疗装置为四肢序贯式充排气反搏仪,由控制系统、床体和专用气泵等三部分组成。

【实训内容】

操作程序	操作步骤	要点说明及注意事项
治疗前评价	✧ 病情的评估:查阅患者的一般情况;根据患者的病史、体检、辅助检查、高级脑功能评定和日常生活活动能力评定等结果对患者进行综合的评价 ✧ 选择合适的治疗对象 ✓ 禁忌证:心律失常且对体外反搏设备的心电触发系统有明显干扰者;失代偿性心衰[如中心静脉压(CVP)>0.9kPa、肺水肿];控制不良的高血压病(Bp>21.3/13.3kPa);频发性期前收缩或心率>140 次/分;严重的主动脉瓣关闭不全;需要进行外科治疗的主动脉瘤;2 个月内发生的下肢血栓栓塞性脉管炎;肢体有感染、皮炎及新近有静脉血栓形成;存在出血倾向,或 INR ≥3.0 的服用华法林者;妊娠 ✓ 适应证:冠心病、脑血管病、高血压病、糖尿病、心力衰竭、经皮冠状动脉介入、抗血小板治疗、抗凝治疗、心房纤颤、缺血性肾脏疾病、缺血性肢体疾病(如动脉硬化性血管闭塞、血栓闭塞性脉管炎、末梢循环障碍等)	✧ 了解患者的主要功能障碍、能力障碍及合作程度等 ✧ 合理筛选治疗对象 ✧ 感觉障碍者慎用
计划 1. 患者准备 2. 治疗师准备 3. 用物准备 4. 环境准备	✧ 患者应穿柔软棉质衣裤 ✧ 患者提前 15 分钟到治疗室 ✧ 患者排尿及排便 ✧ 着装整洁,剪指甲,洗手,戴口罩 ✧ 检查治疗仪的开关旋钮工作是否正常;电线是否有老化、有裂隙;设备接头处是否牢固、是否有漏气现象 ✧ 治疗室内安静、整洁、安全、光线和室温适宜 ✧ 治疗床干净整洁 ✧ 注意保护患者隐私,必要时用屏风或拉帘遮挡	✧ 遵循无菌技术原则,预防交叉感染 ✧ 做好物理治疗的防护措施 ✧ 治疗前后应检查记录心率、血压,必要时记录心电图 ✧ 漏气的装置应予更换
实施 1. 核对、解释 2. 安置体位并固定电极 3. 包扎气囊套 4. 将心电开关置于"心电位"	✧ 核对患者的一般情况、主诉和诊断等 ✧ 向患者或其家属解释治疗的方法和目的 ✧ 向患者交代治疗时的正常感觉和注意事项 ✧ 患者仰卧于反搏床上,连接心电电极,红色正极置于心尖部,白色负极置于胸骨左缘第二或第三肋间,黑色地线置于剑突下方。用胶布将相应电极固定牢固 ✧ 选择合适的气囊套,并包扎于四肢及臀部 ✧ 将充排气开关置于"0"位,并将心电模拟开关置于"模拟"位。打开监控系统电源,调整相关旋钮使心电波、充排气信号、脉搏波在示波荧光屏上的亮度及位置适宜	✧ 确认患者并获得其信任,建立安全感 ✧ 治疗前应向患者说明治疗作用,以解除其顾虑;鼓励患者积极参与并配合治疗 ✧ 治疗应在患者清醒的状态下进行 ✧ 包扎时注意拉平衣裤,以防打褶处摩擦损害皮肤

94

续表

操作程序	操作步骤	要点说明及注意事项
5. 开机及设置监控	◇ 设置反搏比率:如果患者心率正常,反搏比率开关置于"1∶1"挡位;如患者心率过快,反搏比率开关可置于"1∶2"挡 ◇ 开启充排气开关,可听到电磁阀启动声响,将调节阀旋转至起始端,防止开泵时充气压力突然上升 ◇ 开启气泵开关,旋转调压阀使充气压力逐渐上升,治疗充气压维持在 0.035 ~ 0.042MPa,气囊序贯时限为 40 ~ 50 毫秒 ◇ 将脉搏传感器耳夹夹于患者耳垂,开启脉搏观察开关,在荧光屏上观察脉搏曲线。通过调整充气钮(调整充气时限)和调整调压阀,使反搏波起始于主波峰值之后约 50 毫秒处或于重搏波起始切迹处	◇ 气囊套要松紧适度,一般以在气囊套与肢体间能插入两指为宜。气囊套连接软管不可扭曲,并有适当的余量 ◇ 当控制系统发生故障或患者心律失常时,应立即关闭气泵,排除故障或心率正常后重新开启仪器 ◇ 脉搏曲线的反搏波波幅及时限不符合要求时,应及时查找原因,并及时调整有关影响因素 ◇ EECP 的标准疗程是 36小时,可分为每天 1 ~ 2小时进行;一般持续时间约 7 ~ 8 周
6. 关机	◇ 首先旋转调压阀,使压力下降,再关闭气泵 ◇ 先关闭全部充气开关,然后关闭排气开关 ◇ 关闭耳脉开关,取下脉搏传感器、心区皮肤表面电极,解除全部气囊,将各开关、旋钮调回"0"位或原位。关闭监控系统电源(新型设备为按键式调节控制钮)	
治疗后评价并记录	◇ 检查并告知患者治疗后的皮肤情况,了解其治疗反应;并预约下次治疗时间 ◇ 洗手,记录治疗部位、时间和效果	◇ 与医师交流患者的治疗反应,确定是否需要调整治疗方案

 理论与实践

暂停使用体外反搏治疗仪的情况

治疗过程中,如遇到下列情况须立即停止治疗:①监控系统工作不正常;②气泵故障或管道漏气,反搏压达不到 0.035MPa;③充排气系统发生故障;④反搏中出现心律失常,心电电极脱落,或患者自诉明显不适而不能坚持治疗时。

体外反搏治疗的疗程

EECP 的标准疗程是 36 小时,可分为每天 1 ~ 2 小时进行。一般持续时间约 7 ~ 8 周。过去推荐患者每年接受两个标准疗程的治疗(上、下半年各一次),但具体 EECP 的最佳疗程如何确定,目前还缺乏大规模的临床研究资料。

【实训病例】

1. 李某,女,52 岁,诉右乳腺癌根治术后右上肢肿胀半月。查体:右乳腺癌根治术切口愈合良好,压痛(-),右上臂肿胀明显,瘀斑(+),皮温不高,疼痛(+),活动加重。诊断为右乳腺癌根治术后右上肢淋巴水肿。请采用正压顺序循环治疗技术规范操作。

2. 王某,男,40 岁,诉右小腿中 1/3 截肢术后肿胀 35 天。查体:右小腿残端皮肤愈合良好,压痛(+),无窦道及分泌物,淤血及肿胀明显。诊断为右小腿中 1/3 截肢术后肿胀。请采用弹力绷带治疗技术规范操作。

3. 张某,女,60 岁,诉反复心前区疼痛 7 年,加重半年。查体:心前区及心尖搏动未见异常;心率 56 次/分,心律齐,各瓣膜听诊区未闻及明显杂音;周围血管征阴性;辅助检查:血尿便常规、肝肾功、电解质、凝血四项等未见明显异常;心脏彩超及胸部 X 线检查未见明显异常。心电图:窦性心动过缓。冠脉造影检查示:①前降支近段轻度狭窄约 40%,自狭窄处起始至远段血管普遍细小;②回旋支近段轻度狭窄约 45%;③右冠状动脉中段轻度狭窄约 40%。诊断为:冠心病(前降支、回旋支、右冠状动脉轻度狭窄)。暂不适合放支架,征求家属意见,同意保守治疗。请采用体外反搏治疗技术规范操作。

【实训评价】

项目	项目总分	评分标准	得分
核对、解释	15	核对个人情况(2 分);解释治疗目的(5 分);交代治疗时的各种感觉和注意事项(8 分)	
检查设备	10	能正确检查仪器以保证治疗的需要(10 分)	
安置体位并检查皮肤	7	体位摆放正确(2 分);检查皮肤及对症处理(5 分)	
设置治疗参数	13	能根据治疗部位、治疗目的以及治疗方式设置合适的治疗参数;压力范围合适(10 分),时间正确(3 分)	
开机	5	注意并处理治疗过程中遇到的问题(5 分)	
关机	10	操作程序正确(10 分)	
治疗后评价和记录	10	评价皮肤情况、疗效(各 4 分);记录(2 分)	
考查适应证	10	熟练、判定正确(10 分)	
考查禁忌证	10	每缺一例(扣 3 分)	
考查注意事项	10	每缺一项(扣 2 分)	
总　分	100		

(尚经轩)

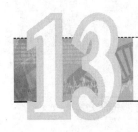

第十三章

生物反馈疗法

【技能目标】

掌握：肌电生物反馈疗法的基本操作步骤、适应证及禁忌证。

熟悉：手指皮肤温度生物反馈疗法、血压生物反馈疗法与脑电生物反馈疗法的适应证及禁忌证。

了解：生物反馈治疗仪的基本结构。

【实训组织形式】

实训2学时，集中演示和学生自主操作相结合的模式进行教学。

【实训方式】

模拟病例对生物反馈治疗技术进行演示性操作。学生分组结合多个病例对生物反馈治疗技术进行实践性操作，教师组间巡查并指导。

【实训原理】

1. 生物反馈就是应用人体自我调节和控制系统的相关理论，将人体内的各种信息（电信号、化学信号、机械信号等）通过患者自己意识的控制和反复的行为练习，来调整机体的内环境、改善身体内部调节机制。建立生物反馈需要两个必要的条件：第一要有将生物信息转换为声、光、图像等信号的电子仪器；第二要有人的意识参与（主动性），才能构成完整的反馈环路。

2. 生物反馈疗法的作用主要集中在以下三个方面：

（1）调节自主神经功能：生物反馈疗法通过电子仪器记录并显示有关自主神经参与调节的生物信息，如血压、心率、血管收缩和舒张等，让被治疗者直观地观察到与其所患疾病密切相关的关键的生理改变，从而通过强化的训练，用自身主观意识去控制这些生理改变，达到减轻临床症状、甚至治愈相关疾病的目的。

（2）调节肌肉的肌张力：生物反馈疗法通过电子仪器记录并显示肌肉的电位信号，让被治疗者直观地观察到与其所患疾病密切相关的肌肉电位变化情况，从而通过强化的训练，用自身主观意识去控制这些生理改变，达到降低或者提高相应肌肉肌张力，放松或者加强肌肉收缩的目的。

（3）调节脑电波节律：生物反馈疗法通过电子仪器记录并显示与某种身体活动或者状态有关的脑电波类型和节律，并记住相应的特征，然后通过主动诱导该类型的脑电波出现及强化训练，达到增强有利脑电波、抑制不利脑电波的目的，从而缓解和控制某些神经精神疾病。

【仪器设备】

1. 生物反馈治疗仪　肌电生物反馈治疗仪、皮肤温度生物反馈治疗仪、血压生物反馈治疗仪。

2. 附件　棉签、脱脂棉、75%医用乙醇、细砂纸、导电膏、固定带等。

实训一 肌电生物反馈治疗技术

操作程序	操作步骤	要点说明及注意事项
治疗前评价	◇ 病情的评估:查阅患者的一般情况;根据患者的病史、体检、辅助检查、高级脑功能评定和日常生活活动能力评定等结果对患者进行综合的评价 ◇ 选择合适的治疗对象 　✓ 禁忌证:不愿接受训练者;不能合作者;5岁以下儿童;智力障碍者;精神分裂症急性发作期;感觉性失语或其他交流理解障碍的患者;严重心脏病患者;心肌梗死前期或发作期间;复杂的心律失常伴血流动力学紊乱者;青光眼或治疗中出现眼压升高;在训练过程中出现血压骤然升高、头痛、头晕、恶心、呕吐或治疗后失眠、幻觉等其他精神症状时应及时停止治疗;其他任何临床疾病的急性期 　✓ 适应证:神经精神疾病包括偏瘫、截瘫、脑瘫、周围神经损伤、紧张性头痛、偏头痛、肢端动脉痉挛症(雷诺病)、癫痫、口吃、面神经麻痹、更年期综合征、焦虑症、抑郁症、书写痉挛、多动症等;心血管疾病包括心律失常、原发性高血压、姿势性低血压等;呼吸系统疾病包括支气管哮喘、肺气肿等;消化系统疾病包括小儿脊髓脊膜膨出导致大便失禁、消化性溃疡等;泌尿系统疾病包括尿失禁等;骨关节疾病包括肩周炎、急性腰背痛、痉挛性斜颈、假肢活动的动能训练等。生物反馈疗法还广泛应用于对运动员、飞行员、海员、演员等的体能和自我控制训练	◇ 了解患者的主要功能障碍、能力障碍及合作程度等 ◇ 合理筛选治疗对象
计划 1. 治疗师准备 2. 用物准备 3. 环境准备 4. 患者准备	◇ 治疗师掌握仪器的操作常规,具有相关培训认证和临床经验,并且需要制订生物反馈治疗的观察表格;着装整洁,剪指甲,洗手,戴口罩 ◇ 在治疗前,治疗师需要选择灵敏、有效、安全的肌电生物反馈治疗仪器,准备治疗过程中可能需要的相关用品(如清洁治疗部位皮肤需要的细砂纸、棉签、酒精等) ◇ 检查治疗仪各开关旋钮是否在"0"位,能否正常工作 ◇ 训练场所要安静、舒适、空气清新,室温适宜(18~25℃),光线柔和偏暗,陈设整洁,尽量减少不必要的谈话和人员的走动 ◇ 必要时用屏风或拉帘遮挡,注意保护患者隐私 ◇ 心理准备:治疗师要有针对性地消除患者对于治疗的担心和顾虑 ◇ 生理准备:患者的训练应至少在餐后半小时进行,排空二便,穿着舒适宽松的衣裤,选择最舒适的体位,安静休息15~20分钟。同时,治疗师要帮助患者进行治疗部位的皮肤清洁	◇ 遵循无菌技术原则,预防交叉感染 ◇ 做好生物反馈治疗的防护措施

续表

操作程序	操作步骤	要点说明及注意事项
实施 1. 核对、解释	◇ 核对患者的一般情况、主诉和诊断等 ◇ 向患者或其家属解释治疗的方法和目的	◇ 确认患者并获得其信任，建立安全感
2. 准备电极和电极线	◇ 将电极线的一端插入肌电生物反馈治疗仪的输出孔。在肌电生物反馈治疗仪电极的金属面涂抹导电胶	◇ 治疗部位处的皮肤要用细砂纸或乙醇脱去皮脂，以利于电极的导电，保证调控的灵敏性
3. 安置体位并检查皮肤	◇ 患者取舒适体位，裸露治疗部位。用肥皂水清洁拟安放电极部位的皮肤，再用75%乙醇脱脂；角质层厚的部位可先用细砂纸轻擦皮肤，再用75%乙醇脱脂	◇ 掌握面部、颈及躯干、上肢、下肢、内脏括约肌主要肌肉信号电极放置法
4. 放置电极	◇ 将电极固定于皮肤相应治疗部位	◇ 对于肌电生物反馈的治
5. 开机	◇ 开启开关，测定肌电基线	疗，关键是需要准确找到
6. 训练过程患者的指导	◇ 指导患者根据肌电生物反馈治疗仪显示的声、光、电或仪表信号，通过主观意识控制治疗部位的肌肉活动。放松性训练的时候，患者逐渐松弛身体的各个部位，同时注意到仪器荧光屏上显示的肌电电位数值的下降、声音响度的变小和曲线密集程度变稀疏，这时就达到了训练目的；强化性训练的时候，则需要患者主观控制治疗部位的肌肉收缩，而仪器显示的信号则会是肌电电位数值的升高、声音响度的变大和曲线密集程度的变密集 ◇ 施加强化刺激 ◇ 指导语的使用：可以采用治疗师现场从旁指导或者播放录音磁带的方式进行 ◇ 每次训练5分钟，强化性肌电生物反馈治疗时肌肉收缩要达到75~100次，然后休息3分钟，反复训练4回为一次治疗，每日根据情况可治疗1~3次，通常需连续治疗10~20次	治疗部位即需要针对的肌肉，尤其是在强化性训练的过程中。要准确找到适合的治疗部位，就需要治疗师对于疾病或功能障碍的解剖和电生理基础有所了解 ◇ 注意量程选择和细调旋钮，每次均要从大端调至小端，否则易损坏仪器 ◇ 体会肌感：通常可以采取渐进放松法培养患者的肌感。具体做法是：让患者根据治疗师的指导语，注意听觉和视觉信号，依次进行四肢部位肌肉紧张和放松训练，如右手→
7. 关机	◇ 关闭电源开关后取下电极，并用棉签将放置电极处的导电胶擦拭干净。将仪器整理好	右上肢→左手→左上肢→右足→右小腿→右大腿→左足→左小腿→左大腿
治疗后评价并记录	◇ 检查患者有无异常情况，了解其治疗反应；并告知患者检查情况，确定下次治疗时间 ◇ 洗手，记录治疗部位、时间和效果	◇ 训练的过程中要做好相关的记录，比如治疗时间、自我感觉、基线电位值、本次治疗所达到的电位值 ◇ 与医师交流患者的治疗反应，确定是否需要调整治疗处方

实训二　皮肤温度生物反馈治疗技术

操作方法与肌电生物反馈治疗技术基本相同，其不同之处如下：

1. 用75%医用乙醇涂抹患者的示指或中指末节指腹脱脂。

2. 将温度生物反馈治疗仪的温度传感器固定于患者的示指或中指末节指腹上。

3. 开启温度生物反馈治疗仪开关，此时治疗仪上可以显示该处皮肤温度的读数曲线。

4. 患者在治疗师指导语言和治疗仪显示的反馈信号引导下，通过自我意识控制来调节皮肤温度升高或下降，从而控制指端的血管紧张度。

5. 每次训练 15 ~ 20 分钟,每日 1 ~ 3 次。

6. 治疗结束后,关闭电源,取下温度传感器,整理好仪器。

7. 注意事项 治疗部位处的皮肤要用乙醇脱去皮脂,以利于温度传感器的导电,保证指端皮肤温度调控的灵敏性。其他注意事项同肌电生物反馈治疗技术。

实训三 血压生物反馈治疗技术

1. 将血压生物反馈治疗仪的充气袖带套至患者上臂,充气后治疗仪荧屏上将显示患者目前的血压状况。

2. 根据仪器显示的血压数值,指导病人努力通过主观意念调节交感神经兴奋性,从而调节血压的变化。

3. 治疗每次总共 40 分钟左右,每周约 3 ~ 5 次。

4. 注意事项 在每两次袖带充气的间期需要放松袖带 1 分钟,以利于肢体的血液循环。其他注意事项同肌电生物反馈治疗技术。

【实训病例】

1. 李某,女,65 岁,高血压 10 年,糖尿病 8 年,突发右上、下肢无力,逐渐加重 2 天。查体:神志清楚,血压正常,右侧鼻唇沟浅,伸舌右偏,右上、下肢肌力 0 级,肌张力低,腱反射低下,右下肢病理征阳性。诊断为脑梗死。请采用肌电生物反馈治疗技术规范操作。

2. 王某,男,45 岁,发现高血压病 2 年,血压常波动于 143 ~ 159/91 ~ 106mmHg 之间,心率 78 次/分,律齐,各瓣膜听诊器未闻及杂音。诊断为高血压病 Ⅱ 级。请采用血压生物反馈治疗技术规范操作。

【实训评价】

项目	项目总分	评分标准	得分
核对、解释	20	核对个人情况(2 分);了解病情(4 分);说明治疗步骤和反馈信号的意义(6 分);解释治疗目的(2 分);交代治疗时的各种感觉和注意事项(6 分)	
治疗仪的检查	5	检查治疗仪各开关旋钮是否在"0"位,能否正常工作(5 分)	
安置体位并检查皮肤	5	体位摆放正确(2 分);检查皮肤及对症处理(3 分)	
放置电极	10	电极表面涂以导电膏(2 分);能根据治疗部位和治疗目的正确放置电极(4 分);正确放置电极在相应特定的位置(2 分);电极导线与治疗仪相连正确(2 分)	
开机	10	开启开关,测定肌电基线(2 分);量程选择和细调旋钮操作方法正确(4 分);指导语引导正确(4 分)	
关机	5	关闭电源,取下电极(2 分);顺序正确(3 分)	
治疗后评价和记录	5	评价皮肤情况、疗效(各 1 分);记录(3 分)	
考查适应证	10	熟练、判定正确(10 分)	
考查禁忌证	15	每缺一例(扣 3 分)	
考查注意事项	15	每缺一项(扣 2 分)	
总 分	100		

(陈　健)

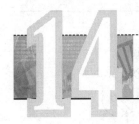

第十四章

冲击波疗法

【技能目标】

掌握：

1. 冲击波治疗技术的操作流程，并规范地完成治疗。

2. 冲击波疗法的治疗作用，正确选择适宜的治疗对象。

熟悉：冲击波疗法的作用原理。

了解：体外冲击波疗法的理论基础。

【实训组织形式】

实训 2 学时，集中演示和学生自主操作相结合的模式进行教学。

【实训方式】

介绍冲击波治疗仪的结构特征。模拟病例对常规冲击波治疗技术进行演示性操作。学生分组结合病例对冲击波治疗技术进行实践性操作，教师组间巡查并指导。

【实训原理】

1. 冲击波是一种机械波，兼有声学、光学和力学的某些特性。

2. 体外冲击波是利用声波经由反射器反射后集中成高能量的冲击波，它作用于人体造成物理冲击，刺激生长激素释放，导致微血管新生，达到组织再生以及修复的目的。

3. 体外冲击波的物理机制包括机械效应、空化效应、光学效应、声学效应和热效应。

4. 体外冲击波主要是通过其物理效应和生物效应发挥治疗作用。这两种效应均取决于冲击波的能级和能流密度。其物理效应包括材料破坏性理学效应（挤压和拉伸作用）、成骨效应、镇痛效应、代谢激活效应。其生物效应包括空化作用、应力作用、压电作用、时间依赖性和累积效应、代谢激活效应、损伤效应。

5. 冲击波疗法的治疗作用可以产生对骨组织的生物学效应、对肌腱组织的生物学效应、对相关细胞的生物学效应。

【仪器设备】

冲击波治疗仪由水处理部分、冲击波发生装置、电气控制部分、反射体及机械手臂和脚轮制动装置五部分组成（实训图 14-1）。

1. 冲击波发生装置是治疗机的核心部件，由电磁筒和反射体组成。电磁筒是在一个圆柱形绝缘体外壁安装一组高频线圈，线圈外面紧贴一个圆筒形金属振膜，电磁筒安装在一个旋转抛物线形反射体底部，反射体内充满水。当充放电电路中的电容器储存的电荷通过高频线圈瞬时放电时，它周围就产生脉振磁场，根据电磁感应原理金属振膜就会发生振动，从而使振膜外的水介质产生冲击波，冲击波向四周平衡传播，碰到反射体的旋转抛物面而反射，然后在抛物面的焦点处聚焦（焦点即是治疗点）。

2. 技术特性（实训表 14-1）

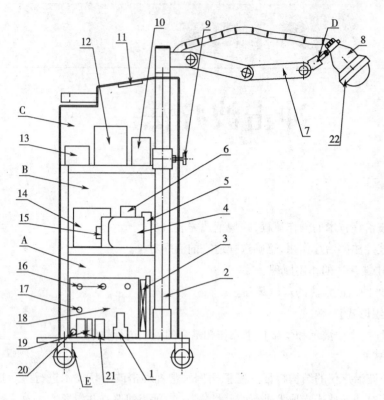

实训图 14-1 冲击波治疗仪

A. 水处理部分
B. 冲击波发生装置
C. 电气控制部分
D. 反射体及机械手臂
E. 脚轮制动装置

1. 循环泵
2. 立柱
3. 散热器
4. 电容
5. 触发变压器
6. 充电高压变压器
7. 曲臂
8. 反射体和水囊
9. 机械手臂制动手把

10. 接触器
11. 触摸屏
12. PLC
13. 内置保险座,开关电源
14. 降压隔离变压器
15. 大功率触发器
16. 出、入水孔快速接头
17. 水位开关
18. 水箱

19. 截止阀
20. 排水口
21. 进水,排水控制电磁阀
22. 水囊箍装饰盖

实训表 14-1 冲击波治疗仪技术特性

序号	项目	电磁式
1	焦点冲击波的峰值压强	5 ~ 20Mpa
	焦点冲击波的膨胀声压	<6Mpa
2	焦点冲击波的脉宽	≤0.8μs
3	焦点冲击波的前沿	≤0.4μs
4	焦点冲击波的聚集范围	径向±4mm
		轴向±20mm
5	焦点与反射体上端口平面距离	≥80mm
6	高压放电范围	7 ~ 10kV
7	单个脉冲的储能	12 ~ 25J
8	电容寿命	≥20 万次
9	电磁筒寿命	≥50 万次

【实训内容】

实训　冲击波治疗技术

操作程序	操作步骤	要点说明及注意事项
治疗前评价	◇ 病情的评估:根据患者的病史、体检、辅助检查等结果对患者进行综合的评价 ◇ 选择合适的治疗对象 　✓ 禁忌证:神志不清、高热、出血倾向、恶性肿瘤、心肺肝肾功能不全、安装有心脏起搏器等 　✓ 适应证:骨折延迟愈合和骨不连、钙化性肌腱炎、肱骨外上髁炎、跟痛症、肩峰下滑囊炎、肱二头肌长头腱炎、肱骨内上髁炎、弹响髋、胫骨结节骨骺骨软骨炎、成人股骨头缺血性坏死等	◇ 了解患者的功能障碍及合作程度等 ◇ 合理选择治疗对象,对禁忌证病人切勿使用 ◇ 应避免冲击含气体的组织,如肠胃组织,以免这些组织受到伤害 ◇ 压力脉冲会引起有害的心脏活动
治疗前准备 1. 治疗师准备 2. 用物准备 3. 环境准备	◇ 着装整洁,剪指甲,洗手,戴口罩 ◇ 检查治疗仪的插头是否完好,水囊是否已箍紧或破损 ◇ 按调试程序开启治疗机,检查各部件运行是否正常,了解放电范围和性能 ◇ 治疗室内安静、整洁、光线和室温适宜;治疗床干净整洁 ◇ 必要时用屏风或拉帘遮挡,注意保护患者隐私	◇ 遵循治疗规范,预防交叉感染 ◇ 做好防护措施
实施 1. 核对和解释 2. 定位	◇ 核对患者的一般情况、主诉和诊断等 ◇ 向患者或其家属解释治疗的方法和目的 ◇ 患者取舒适体位,充分暴露治疗部位。治疗师检查其治疗部位皮肤的完整性 ◇ 寻找触痛点:根据患者的治疗部位在其范围内寻找触痛点,并以触痛点为冲击波治疗点,即触痛点就是焦点。操作者用手轻按患者的疼痛点,观察患者的表情并询问患者的疼痛程度,以确定患者疼痛点的深浅程度 ◇ 本治疗机的焦点与反射体杯口的距离为80mm ◇ 将定位尺插在反射体装饰盖的槽上,根据触痛点的位置判断治疗点的大概深度,然后按水囊进水按键进水或水囊排水按键排水,使水囊胀缩,对照定位尺的标志反复进水或排水,使触痛点与反射体杯口的距离等于80mm,拆下定位尺 ◇ 一手扶在曲臂上,另一手握住反射体下托体将反射体移到患者疼痛处,使水囊完全接触患者皮肤。同时根据血管、神经的解剖走向,避开重要的血管和神经组织	◇ 做好对患者的宣传、解释工作,以消除紧张心理 ◇ 如果患者皮肤破损,应先治好再进行治疗 ◇ 准确定位是提高疗效的重要因素之一 ◇ 在定位过程中应避开重要的血管和神经组织 ◇ 患者与水囊之间的压力应适中,不能太紧,以免压伤患者,但也不能太松,致使冲击波传导能力差 ◇ 发现患者严重不适时,应停止放电冲击,找出原因并对症处理后,再进行治疗或暂缓治疗 ◇ 治疗机的压力脉冲通过肌肉组织后衰减,剩余能量就会被骨组织吸收

续表

操作程序	操作步骤	要点说明及注意事项
3. 能量的选择	✧ 一般情况下,治疗软组织病变需要使用低能量的冲击波,而治疗骨不连一类的骨组织疾病则需要使用高能量的冲击波。因此,本治疗机治疗软组织病变时选择第1、第2级别的能量;在治疗骨不连一类的骨组织疾病时应选择第3、第4级别的能量。但当治疗效果不明显时,操作者可以适当地增加能量	✧ 机械手臂上的标志"✋"表示可以触摸 ✧ 机械手臂上的标志"✋"表示严禁触摸 ✧ 在开始治疗前,应锁定四个脚轮的刹车装置,以免治疗机移动而影响治疗 ✧ 在治疗过程中,操作者应密切观察患者的表情并询问患者的疼痛感觉,如果患者疼痛难忍,应适当降低治疗能量或者暂停治疗,等患者平复后再进行治疗
4. 频次的选择	✧ 治疗软组织病损:每次治疗1200~2000次,每次治疗间隙为3~5天,并根据病情灵活掌握 ✧ 治疗骨组织病损:有两种方法,一种是足量一次,一般冲击4000~6000次;另一种是适量多次,每次治疗1600~2500次,治疗3次以上,每次治疗间隙为3~5天。具体方法由操作者根据患者的病情、体质等灵活处理	
5. 冲击治疗	✧ 用75%乙醇对患者治疗部位的皮肤和治疗机水囊外表面进行消毒,然后在治疗部位和水囊外表面涂上适量的医用B超耦合剂,并使水囊表面不存在气泡 ✧ 打开电源,顺时针方向缓慢旋转电位器至"治疗"位,预定治疗频次。首先进入第1级,按手动和连续触发按键手动触发,让患者适应;然后再将能量增加到所需要的级别,按手动和连续触发按键2秒,连续触发冲击 ✧ 在治疗过程中,微调反射体的位置使患者的治疗部位有一种刺痛的感觉	
6. 关机	✧ 治疗完毕后,逆时针方向缓慢旋回电位器至"停止"位,关闭电源。从患者身上取下电极和衬垫将水囊移离治疗部位,擦去耦合剂,患者休息1~2分钟,若无不适方可离开,操作者对水囊外表面进行清洗和消毒	
治疗后评价	✧ 检查患者疼痛情况,了解治疗反应;并告知患者检查情况,确定下次治疗时间 ✧ 洗手,记录治疗部位、时间和效果	✧ 与医师交流患者的治疗反应,确定是否需要调整治疗处方

【实训病例】

1. 王某,男性,45岁,因右肘部疼痛2周就诊。查体:右肱骨外上髁压痛明显。诊断为右肱骨外上髁炎。请采用冲击波治疗技术规范操作。

2. 李某,女性,38岁,因右足跟疼痛1周就诊。查体:右侧足跟部压痛明显。诊断为跟痛症。请采用冲击波治疗技术规范操作。

3. 范某,男性,50岁,因右肘部疼痛3周就诊。查体:右肱骨内上髁压痛明显。诊断为右肱骨内上髁炎。请采用冲击波治疗技术规范操作。

【实训评价】

项目	项目总分	评分标准	得分
核对、解释	10	核对个人情况(2分);解释治疗目的(2分);交代治疗时的各种感觉和注意事项(6分)	
设备检查	5	检查设备的插头是否完好(1分);水囊是否已箍紧或破损(4分)	
定位	5	寻找触痛点(2分);治疗焦点与反射体杯口的距离是否正确(2分);水囊是否完全接触患者皮肤(1分)	
能量的选择	10	治疗软组织病变需要使用低能量的冲击波(5分);治疗骨不连一类的骨组织疾病则需要使用高能量的冲击波(5分)	
冲击治疗频次的选择	10	治疗软组织病例:每次治疗1200~2000次,每次治疗间隙为3~5天(5分);治疗骨组织病损:有两种方法,一种是足量一次,一般冲击4000~6000次;另一种是适量多次,每次治疗1600~2500次,治疗3次以上,每次治疗间隙为3~5天(5分)	
冲击治疗	15	在水囊和患者的皮肤上均匀地涂上一层超声耦合剂,并使水囊表面不存在气泡(5分);按治疗能量增加按键,增加治疗能量(5分);按手动和连续触发按键2秒,连续触发冲击(5分)	
治疗后评价和记录	5	评价皮肤情况、疗效(各1分);记录(3分)	
考查适应证	10	熟练、判定正确(10分)	
考查禁忌证	15	每缺一例(扣3分)	
考查注意事项	15	每缺一项(扣2分)	
总　分	100		

(张建宏)

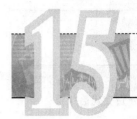

第十五章

自 然 疗 法

【技能目标】

掌握:

1. 空气浴疗法、岩洞疗法、高山疗法、日光浴疗法、沙浴疗法、森林浴疗法的治疗技术的操作流程,并规范地完成治疗。

2. 空气浴疗法、岩洞疗法、高山疗法、日光浴疗法、沙浴疗法、森林浴疗法的治疗作用,正确选择适合于各种自然疗法的患者。

熟悉:空气浴疗法、岩洞疗法、高山疗法、日光浴疗法、沙浴疗法、森林浴疗法的注意事项。

了解:空气浴疗法、岩洞疗法、高山疗法、日光浴疗法、沙浴疗法、森林浴疗法的作用原理。

【实训组织形式】

实训2学时,集中演示和学生自主操作相结合的模式进行教学。

【实训方式】

模拟病例对空气浴疗法、岩洞疗法、高山疗法、日光浴疗法、沙浴疗法、森林浴疗法治疗技术进行演示性操作。学生分组结合多个病例进行实践性操作,教师组间巡查并指导。

实训一 空气浴治疗技术

【实训原理】

通过温度刺激引起的反应、改善代谢,对循环和呼吸系统的影响调节机体功能。

【仪器设备】

合适的气候、床、凳子、毛巾、墨镜等物品。

【实训内容】

操作程序	操作步骤	要点说明及注意事项
治疗前评价	◇ 病情的评估:查阅患者的一般情况;根据患者的病史、体格检查、辅助检查等结果对患者进行综合的评价 ◇ 选择合适的治疗对象 　✓ 禁忌证:重症心肺疾患、冠心病、体质严重虚弱、高热、重症肾脏疾病、严重高血压病、出血倾向等 　✓ 适应证:适用于虚弱体质、易患感冒者、鼻炎、哮喘稳定期、一般心血管疾病、神经症、风湿病、非特异性肺疾病、慢性支气管炎、非活动性肺结核、高血压病、动脉粥样硬化、糖尿病、肥胖病、贫血等	◇ 了解患者的主要功能障碍、能力障碍及合作程度等 ◇ 合理筛选治疗对象

续表

操作程序	操作步骤	要点说明及注意事项
计划 1. 治疗师准备 2. 用物准备 3. 环境准备	◇ 着装整洁,剪指甲,洗手,戴口罩 ◇ 合适的气候、床、凳子、毛巾、墨镜 ◇ 治疗环境安静、整洁、安全、光线和温度合适。治疗床干净整洁	◇ 做好物理治疗的防护措施 ◇ 根据病情掌握治疗时间

实施
1. 核对、解释
 	
2. 具体实施
	◇ 核对患者的一般情况、主诉和诊断等
	◇ 向患者或其家属解释治疗的方法和目的
	◇ 常见的空气浴的种类及其操作
	  ✓ 温暖空气浴:在气温 20～30℃时进行,令患者穿短裤(妇女着胸罩),在海边、湖滨或树荫下,卧于床榻或躺椅上。第一次从 5～15 分钟开始,以后每次增加 15 分钟。最终达到 1～2 小时,每天 1～2 次。1～2 个月为一个疗程
	  ✓ 凉爽空气浴:在气温 14～20℃时进行,患者裸体或半裸体,在室内或室外静卧或做轻微活动。第一次从 5 分钟开始,以后每日增加 5～10 分钟,最终达到 30～60 分钟。每天 1～2 次,一个月为一个疗程
	  ✓ 寒冷空气浴:在气温 6～14℃时进行,患者先着单衣在室内接受寒冷作用,然后逐渐到室外冷空气中散步;待适应后再逐渐去除外衣。治疗时间可由每次数分钟逐渐增加至每次 20 分钟,每日 1～2 次,半个月为一个疗程
		◇ 确认患者信息并获得其信任,建立安全感
		◇ 在治疗过程中,应经常询问患者感觉
		◇ 治疗中着衣以少为佳,以使空气尽量多接触患者皮肤。但在操作时,要视患者体质情况而定,以不受凉为度
		◇ 循序渐进,时间由短逐渐延长;温度由高逐渐降低;衣着由多逐渐减少
		◇ 为防止机体过度散热和受凉,应避免急剧的气流直接地吹来
		◇ 在室内进行空气浴时,应避免患者的头、鼻对着敞开的窗户
		◇ 患关节炎的患者应注意病变部位的保暖,胃肠道易激惹的患者应遮盖腹部
		◇ 密切关注天气情况,避免在天气急剧变化时进行空气浴治疗
		◇ 患感冒等疾病时,应暂停空气浴治疗,待病愈后再继续
		◇ 夏季在太阳下进行空气浴要戴墨镜,以保护眼睛

治疗后评价并记录	◇ 检查患者有无异常情况,了解其治疗反应;并告知患者检查情况,确定下次治疗时间 ◇ 记录治疗时间和效果	◇ 与医师交流患者的治疗反应,确定是否需要调整治疗处方

实训二 岩洞治疗技术

【实训原理】

吸入轻度寒冷的空气,对体温调节有刺激作用,使氧化过程、呼吸、循环及气体交换的生理变化增强。

【仪器设备】

合适的岩洞、保暖衣物、防雨设备、防滑设备、床、凳子、毛巾等物品。

【实训内容】

操作程序	操作步骤	要点说明及注意事项
治疗前评价	◇ 病情的评估(同实训一) ◇ 选择合适的治疗对象 　✓ 禁忌证:重症支气管哮喘、肺气肿、支气管扩张、重症高血压病及心脏病等 　✓ 适应证:支气管哮喘(非急性发作期),呼吸功能不全不超过Ⅰ~Ⅱ级,慢性肺炎、支气管扩张;高血压病1~2级,无频发的心绞痛,心功能不全不超过Ⅰ级等	◇ (同实训一)
计划 1. 治疗师准备 2. 用物准备 3. 环境准备	◇ 着装整洁,剪指甲,洗手,戴口罩 ◇ 合适的岩洞、保暖衣物、防雨设备、防滑设备、床、凳子、毛巾 ◇ 治疗环境安静、整洁、安全、光线和温度合适。治疗床干净整洁	◇ (同实训一)
实施 1. 核对、解释 2. 具体实施	◇ 核对患者的一般情况、主诉和诊断等 ◇ 向患者或其家属解释治疗的方法和目的 ◇ 常见的岩洞疗法 　✓ 天然岩洞疗法　①病房式:在洞口或洞内设置病床,配备专门的护理人员,患者昼夜在其内接受各种治疗。②游动式:白天去岩洞,晚上回到住房或病房安睡 　✓ 人工石窟(土屋)疗法　①石窟法:将岩墙挖凿成窟,或利用石穴。石窟内铺中草药,患者卧于其上。每天1~2次,每次1~3小时不等。②土屋法:在山旁或山林中用石土、烧砖或泥土造屋	◇ 确认患者信息并获得其信任,建立安全感 ◇ 在治疗过程中,应经常询问患者感觉 ◇ 接受岩洞疗法的患者应在岩洞中停留较长时间 ◇ 在岩洞疗法中要注意保护病变部位,如关节炎患者的关节、胃肠易激惹患者的腹部 ◇ 在进行岩洞疗法时,可根据病情需要配合气功、导引、按摩、音乐、文娱、香气等疗法,效果更好
治疗后评价并记录	◇ (同实训一)	◇ (同实训一)

实训三　高山治疗技术

【实训原理】

山高气寒,人体阳气内敛,耗散减少。森林茂盛、阳光充足、空气新鲜,可促进疾病康复、延年益寿。

【仪器设备】

合适的高山、保暖衣物、防雨设备、防滑设备、毛巾等物品。

【实训内容】

操作程序	操作步骤	要点说明及注意事项
治疗前评价	◇ 病情的评估:查阅患者的一般情况;根据患者的病史、体格检查、辅助检查等结果对患者进行综合的评价 ◇ 选择合适的治疗对象 　✓ 禁忌证:活动性肺结核、肺气肿、心动过速、心力衰竭、冠心病、急性炎症等 　✓ 适应证:贫血、神经症、高血压病 1~2 级、慢性支气管炎、胸膜炎后遗症、哮喘、非活动性肺结核、外伤性神经症、偏头痛、甲状腺功能亢进症、佝偻病、慢性风湿性关节炎等	◇ 了解患者的主要功能障碍、能力障碍及合作程度等 ◇ 合理筛选治疗对象
计划 1. 治疗师准备 2. 用物准备 3. 环境准备	◇ 着装整洁,剪指甲,洗手,戴口罩 ◇ 合适的高山、保暖衣物、防雨设备、防滑设备、毛巾 ◇ 治疗环境安静、整洁、安全、光线和温度合适;治疗床干净整洁	◇ 做好物理治疗的防护措施 ◇ 根据病情掌握治疗时间
实施 1. 核对、解释 2. 具体实施	◇ 核对患者的一般情况、主诉和诊断等 ◇ 向患者或其家属解释治疗的方法和目的 ◇ 常见的高山疗法 　✓ 留居高山法　①定居法:居住在高山两年以上。②暂居法:居住在高山半年至两年 　✓ 旅居高山法:居住高山十天至半年	◇ 确认患者信息并获得其信任,建立安全感 ◇ 在治疗过程中,应经常询问患者感觉 ◇ 注意高山中的温度变化,根据温度变化随时添加衣服 ◇ 在高山疗法中要注意保护病变部位,如关节炎患者的关节、胃肠易激惹患者的腹部
治疗后评价并记录	◇ 检查患者有无异常情况,了解其治疗反应;并告知患者检查情况,确定下次治疗时间 ◇ 记录治疗时间和效果	◇ 与医师交流患者的治疗反应,确定是否需要调整治疗处方

实训四 日光浴治疗技术

【实训原理】

通过日光的视觉和色觉作用,日光的热效应、化学效应、对皮肤的作用来发挥治疗作用。

【仪器设备】

合适的阳光、防风衣物、毛巾、床、凳子、墨镜、遮阳伞等物品。

【实训内容】

操作程序	操作步骤	要点说明及注意事项
治疗前评价	◇ 病情的评估(同实训三) ◇ 选择合适的治疗对象 ✓ 禁忌证:活动性肺结核、动脉硬化、胸膜炎、结核性腹膜炎、心脏病失代偿期,中枢神经器质性疾病、频发性头痛、出血倾向,不满 1 岁的小儿等 ✓ 适应证:常用于体质虚弱、营养不良、贫血、痛风、神经衰弱、神经炎、神经痛、心脏病代偿期、高血压病、糖尿病、肥胖病、骨关节炎、骨结核、骨折后遗症、颈椎病、腰椎间盘突出症、盆腔炎性疾病、慢性创伤性溃疡、慢性湿疹、痛经等	◇ (同实训三)
计划 1. 治疗师准备 2. 用物准备 3. 环境准备	◇ 着装整洁,剪指甲,洗手,戴口罩 ◇ 合适的阳光、防风衣物、毛巾、床、凳子、墨镜、遮阳伞 ◇ 含有维生素或者盐类的清凉饮料 ◇ 治疗环境安静、整洁、安全、光线和温度合适;治疗床干净整洁	◇ (同实训三)
实施 1. 核对、解释	◇ 核对患者的一般情况、主诉和诊断等 ◇ 向患者或其家属解释治疗的方法和目的 ◇ 向患者交代治疗的正常反应及注意事项 ✓ 治疗后患者精神睡眠良好,食欲正常,体力增加 ✓ 如皮肤出汗或显著变红并感到疼痛,则表示照射过量,应终止照射治疗 ✓ 如在疗程中出现头痛、头昏、恶心、心悸、食欲差、睡眠差、神疲乏力、皮肤脱屑等证,说明剂量过大,应减少剂量或暂停治疗	◇ 确认患者信息并获得其信任,建立安全感 ◇ 在治疗过程中,应经常询问患者感觉 ◇ 循序渐进,由小剂量开始,逐渐增加至规定剂量 ◇ 为避免机体大量散热,在气温低于20℃,或获取21J热量需要 10 分钟以上,或风速超过 3m/s 的情况下,不宜露天进行日光浴

续表

操作程序	操作步骤	要点说明及注意事项
2. 具体实施	◇ 局部疗法:在日光浴床上遮住不照射的部位,开始照射患部时给 2 个单位热量,以后逐渐增至 6～12 个单位热量 ◇ 全身疗法 　✓ 开始全身照射法:治疗者取卧位,从 1 个单位热量开始,第一天照射身体正面、背面、左右侧各 1 个单位热量,以后每日或间日增加 1 个单位热量,逐渐增至 6～10 个单位热量,连续照射 7 次,休息 1 日再进行,25～30 次为一个疗程;小儿患者一般由 1/5 个单位热量开始,逐渐增至 1～1.4 个单位热量,最多每次不超过 4 个单位热量 　✓ 顺序全身照射法:如第一天只照射足部 1 个单位热量,第二天先将剂量增加到 2 个单位热量照射足部后,露出小腿再照射 1 个单位热量,以后逐渐增加面积和照射剂量,至第七天达 7 个单位热量 　✓ 间隙全身照射法:此法由第一天 1 个单位热量开始,逐渐增至 3 个单位热量,再在每次照射 3～5 个单位热量后,令患者转到遮阴处休息 5～10 分钟后,再回到日光下进行照射。如此反复至规定剂量为止	◇ 每次治疗前应在遮阴处行 5～6 分钟空气浴 ◇ 浴时应使用遮阳伞挡住头部,并带深色护目镜 ◇ 不宜空腹或饭后立即进行日光浴 ◇ 浴前不宜洗澡 ◇ 浴中禁止睡眠、阅读书报 ◇ 浴后饮用饮料以补充丢失的水分和盐类
3. 休息与清洁	◇ 日光浴后应在遮阴处休息 5～10 分钟,然后以 28～34℃ 的温水冲洗	
治疗后评价并记录	◇ (同实训三)	◇ (同实训三)

理论与实践

太阳辐射光谱的组成

太阳辐射的光包括紫外线(波长 400nm 以下)、可见光线(波长 400～760nm)和红外线(波长 760nm 以上)。太阳辐射的能量,多发散于宇宙空间,到达地球表面大气层外界的仅为 20 亿分之一左右。太阳辐射能通过大气层时,有 14% 被大气层吸收,43% 被云和地面的反射作用折回宇宙空间,只有 43% 到达地面。同时太阳辐射通过大气层时,光谱成分也有改变,波长短于 200～290nm 的光线,几乎全部被臭氧吸收,而到达地面上的光线中的最短的波长只有 290nm。太阳辐射到达地球表面能力的大小,主要取决于太阳离地平线的高度以及辐射线与地面所成的投射角和大气的透明度等。这些条件又取决于该地的纬度、海拔高度、季节、当时的气候条件和大气的污染情况等。

日光浴地区的选择

1. 选择海拔高度高、大气透明度大的地区,如郊区、山地、海滨等处进行日光浴治疗。因为随海拔高度增高,大气透明度也愈大,太阳的辐射强度也愈大。

2. 太阳光辐射线与地面所形成的投射角小于 30° 时,不可进行日光浴治疗。因为此时太阳辐射光谱中的紫外线部分可全部被大气吸收。

实训五　沙浴治疗技术

【实训原理】

沙子的温热可增强机体的代谢,高温的沙粒通过压力向人体组织的深部传导,加快血流速度,促进血液循环,沙里含有原磁铁矿微粒,加上气候干热、高温和充足的红外线,使沙浴治疗集磁疗、理疗、放疗、光疗、推拿与按摩等综合疗效于一体。

【仪器设备】

人工沙或天然沙、过筛设备、防护眼镜、纱布、毛巾等物品。

【实训内容】

操作程序	操作步骤	要点说明及注意事项
治疗前评价	◇ 病情的评估:查阅患者的一般情况;根据患者的病史、体格检查、辅助检查等结果对患者进行综合的评价 ◇ 选择合适的治疗对象 　✓ 禁忌证:急性炎症、心力衰竭、高热、肿瘤、体质虚弱、肺结核、出血倾向者、各种发热性疾病、心绞痛以及婴幼儿、孕妇、经期妇女等 　✓ 适应证:扭伤、骨折、骨性关节炎、肌筋膜炎、神经痛、神经炎、佝偻病、慢性肾炎、肥胖病、腰椎间盘突出症、慢性腰腿疼痛等	◇ 了解患者的主要功能障碍、能力障碍及合作程度等 ◇ 合理筛选治疗对象
计划 1. 治疗师准备 2. 用物准备 3. 环境准备	◇ 着装整洁,剪指甲,洗手,戴口罩 ◇ 人工沙或天然沙、过筛设备、防护眼镜、纱布、毛巾 ◇ 治疗环境安静、整洁、安全、光线和温度合适;治疗床干净整洁	◇ 做好物理治疗的防护措施 ◇ 根据病情掌握治疗时间 ◇ 人工疗沙要求不含有黏土和小石块。治疗用沙在使用前必须过筛并冲洗干净,方可用于治疗。天然沙疗时,选择较干净而且无石块等的疗沙,如海沙
实施 1. 核对、解释 2. 具体实施	◇ 核对患者的一般情况、主诉和诊断等 ◇ 向患者或其家属解释治疗的方法和目的 ◇ 将沙子加热至所需温度。第一次治疗时,应选择较低温度,人工沙浴应选择 40~45℃左右,天然沙浴应选择 45~47℃左右,以后逐渐升高温度,视患者的反应,最高可达到 50~55℃,但不可高于 55℃ ◇ 患者躺在加热后的沙子上,用热沙撒在除面、颈、胸部以外的其他部位,沙的厚度为 10~20cm,腹部应薄些(6~8cm),生殖器用布遮盖,头部应有遮光设备 ◇ 每次治疗 30~60 分钟。因人而异,冷即易之,以热彻汗出为度,每日 1~3 次,1 个月为一个疗程	◇ 确认患者信息并获得其信任,建立安全感 ◇ 在治疗过程中,应经常询问患者感觉 ◇ 海沙浴可在海水浴前或浴后进行 ◇ 治疗时间不宜太长。在治疗时,应注意保护患者面、颈、胸、生殖器等部位。特别是在进行天然海沙浴时,应注意保护头部
治疗后评价并记录	◇ 检查患者有无异常情况,了解其治疗反应;并告知患者检查情况,确定下次治疗时间 ◇ 记录治疗时间和效果	◇ 与医师交流患者的治疗反应,确定是否需要调整治疗处方

实训六 森林浴治疗技术

【实训原理】

森林中负氧离子对人体的作用;微粒流、杀菌素等对人体的作用。

【仪器设备】

合适的森林、保暖衣物、防雨设备、防滑设备、毛巾等物品。

【实训内容】

操作程序	操作步骤	要点说明及注意事项
治疗前评价	◇ 病情的评估(同实训五) ◇ 选择合适的治疗对象 　✓ 禁忌证:重症心肺疾病、心功能不全Ⅰ级以上、高血压病2级以上、肾脏疾病合并肾功能障碍等 　✓ 适应证:慢性支气管炎、支气管哮喘、神经症、自主神经功能障碍、神经系统创伤、中毒性神经炎、高血压病、糖尿病、胃肠功能紊乱、血液病等	◇ (同实训五)
计划 1. 治疗师准备 2. 用物准备 3. 环境准备	◇ 着装整洁,剪指甲,洗手,戴口罩 ◇ 合适的森林、保暖衣物、防雨设备、防滑设备、毛巾 ◇ 治疗环境安静、整洁、安全、光线和温度合适;治疗床干净整洁	◇ 做好物理治疗的防护措施 ◇ 根据病情掌握治疗时间
实施 1. 核对、解释 2. 具体实施	◇ 核对患者的一般情况、主诉和诊断等 ◇ 向患者或其家属解释治疗的方法和目的 ◇ 不同气温的森林浴 　✓ 气温20~30℃时森林浴:裸体或半裸体卧于治疗床上,治疗时间从第一次的15分钟开始,以后每次增加10分钟,最后达2小时。每日1次,20~30次为一个疗程 　✓ 气温14~20℃时森林浴:患者逐渐由舒适的温度过渡到气温较低的环境中,治疗时间从10分钟开始,每次增加3~5分钟,最后达到30分钟。每日1次,20~30次为一个疗程 　✓ 气温4~14℃时森林浴:先在室内或凉台上进行适应,开始几次森林浴时患者可部分裸露,逐渐增大裸露面积。先选择气温较高的时段进行,逐渐达到低温森林浴。治疗时间由1~2分钟开始,逐渐增加至20分钟,每日一次,20~30次为一个疗程	◇ 确认患者信息并获得其信任,建立安全感 ◇ 在治疗过程中,应经常询问患者感觉 ◇ 低温森林浴时可进行体操活动,气温愈低,活动量愈大 ◇ 低温森林浴后应立即给患者穿上衣服,以保持身体温度 ◇ 冬季气温很低时,可着适量衣物在森林里散步、做体操、滑雪等 ◇ 密切关注森林中的温度变化,根据温度变化随时添加衣物 ◇ 在森林浴疗法中要注意保护病变部位,如关节炎患者的关节、胃肠易激惹患者的腹部
治疗后评价并记录	◇ (同实训五)	◇ (同实训五)

【实训病例】

1. 王某,女,56 岁,诉多梦、思想不集中、记忆力下降、头昏、头痛、胸闷痛、疲劳、倦怠、喉头异物感,查体及心电图等临床各项检查均未见异常。诊断为神经症。请采用日光浴治疗技术规范操作。

2. 李某,女,46 岁,诉着凉后后背部疼痛,无放散痛,右上肢活动后疼痛加重,查体右肩部局部肌肉紧张,于右肩胛骨内侧缘可触及痛点,同时触及长约 1cm 条索状韧性肿物。临床诊断为肌筋膜炎。请采用沙浴治疗技术规范操作。

3. 杜某,男,35 岁,平素易患感冒,因接触花粉后出现发作性喘息,昼轻夜重,伴气急、胸闷,偶有咳嗽。查体:双肺可闻及弥漫性哮鸣音。查胸部 X 线检查示:双肺透亮度增加。诊断为支气管哮喘,经用支气管扩张剂后症状好转。请在病情缓解期采用空气浴治疗技术规范操作。

【实训评价】

项目	项目总分	评分标准	得分
选择治疗环境	5	选择符合患者疾病的治疗环境(5分)	
检查患者	5	对患者进行检查(5分)	
治疗前解释	15	治疗前向患者交代治疗的目的、方法(5分);治疗时可能产生的各种正常感觉(5分);告诉患者出现异常情况应及时联系医生(5分)	
开始治疗	15	治疗方法正确(15分)	
结束治疗	10	结束治疗时机正确(10分)	
考查适应证	15	熟练、判定正确(15分)	
考查禁忌证	15	每缺一例(扣3分)	
考查注意事项	20	每缺一项(扣2分)	
总　分	100		

(姚　娓)

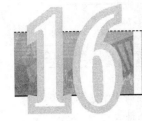

第十六章

物理因子治疗文书

【技能目标】

掌握：

1. 物理因子治疗文书的内容和要求。

2. 物理因子治疗文书书写要求。

熟悉：开具物理因子治疗文书的注意事项。

【实训组织形式】

实训 2 学时,集中授课和学生自主训练的开放模式相结合地进行教学。

【实训方式】

先由教师集中讲解并演示治疗单的书写,再由学生按照实训病例分组讨论并书写相应的治疗单,最后由教师讲评。

实训　物理因子治疗单的书写

【实训原理】

1. 开具物理因子治疗文书时需要注意四点　①明确诊断;②要考虑到综合使用不同的物理因子;③要根据病情选择物理因子治疗的种类、参数、部位以及剂量;④要确定物理因子治疗的疗程。

2. 物理因子治疗单的基本内容包括　患者的一般情况、治疗医嘱、复诊记录、治疗记录、治疗小结。

3. 医师开具的物理因子治疗处方应该包括　物理因子治疗的种类、治疗部位、治疗剂量、治疗方法、治疗频次、疗程、示意图。

【实训设备】

物理治疗单

【实训内容】

物理治疗单的书写

操作程序	操作步骤	要点说明及注意事项
了解病人信息	◇ 记录患者就诊时间 ◇ 了解患者一般情况 　✓ 患者姓名、性别、年龄、职业、联系方式 　✓ 患者病案号、科别	◇ 详细记录个人信息
准确诊断 1. 询问病史 2. 详细的体格检查 3. 必要的辅助检查 4. 准确诊断	◇ 详细询问患者现病史、既往史等病史,总结提炼主诉 ◇ 进行仔细全面的体格检查,发现并记录阳性体征和重要的阴性体征 ◇ 进行必要的辅助检查并记录结果 ◇ 明确诊断和疾病发展的阶段	◇ 找出本次就诊的目的 ◇ 明确诊断及疾病发生发展的阶段

续表

操作程序	操作步骤	要点说明及注意事项
开具治疗医嘱	◇ 选择物理因子的种类 ◇ 确定治疗部位 ◇ 确定治疗的具体方式 ◇ 明确治疗因子的强度 ◇ 确定每次治疗时间 ◇ 确定治疗的频次 ◇ 确定治疗疗程	◇ 根据病情选择物理因子的种类 ◇ 根据病变部位确定治疗部位和治疗方式 ◇ 根据病情发展阶段选择治疗强度、时间、频次及疗程
治疗后评价并记录	◇ 进行治疗记录 ◇ 进行复诊记录 ◇ 每一疗程结束时进行治疗小结	◇ 记录治疗情况 ◇ 记录复诊情况及参数调整情况

【实训病例】

1. 张某,男,26岁,诉2天前运动时不慎滑倒致右前臂剧痛、不能活动。X线摄片提示为右手 Colles 骨折,经手法复位后石膏外固定,现患手肿胀明显。诊断:右侧 Colles 骨折、右前臂软组织损伤。请为该患者开具2~3种物理因子治疗单。

2. 赵某,女,26岁,诉剖宫产术后29天,术后切口瘢痕增生伴瘙痒感。查体:腹部正中手术切口部位瘢痕增生明显、质地较硬、发红,有抓挠痕迹。诊断:术后瘢痕。辅助检查(缺)。请为该患者开具2~3种物理因子治疗单。

3. 王某,女,52岁,诉左膝关节疼痛7天。查体:左膝关节肿胀,皮温稍高,浮髌试验阳性,研磨试验阳性。辅助检查:X线摄片提示右膝关节内侧间隙变窄,髁间棘变尖,关节腔积液。诊断:右膝骨关节炎。请为该患者开具2~3种物理因子治疗单。

【实训评价】

项目	项目总分	评分标准	得分
了解病人信息	14	了解姓名、性别、年龄、职业、联系方式、病历号、科别并准确记录(每项2分)	
准确诊断	20	详细询问现病史和既往史、提炼主诉(6分);详细的体格检查,发现并记录阳性体征及重要的阴性体征(4分);进行必要的辅助检查并记录结果(4分);明确诊断和疾病发展的阶段(6分)	
正确开具治疗医嘱	36	物理因子种类(10分);治疗部位(6分);治疗方式(5分);治疗强度(5分)治疗时间和频次(5分);治疗疗程(5分)	
治疗记录	10	记录治疗参数(5分);记录患者反应(5分)	
复诊记录	10	记录复诊时间(5分);记录治疗参数调整(5分)	
治疗小结	10	总结病情变化情况(5分);记录是否需要调整治疗处方(5分)	
总　分	100		

(刘　曦)

附录

实 训 报 告

学生姓名：_____学号：_____年级、专业：_____实训评价：_____

实训时间：_____实训地点：_____实训学时：_____

实训内容：_____指导教师：_____

实训目的：

实训原理：

实训器材：

操作流程要点：

禁忌证及适应证：

物理治疗的防护及注意事项：

实训心得：

（周国庆）

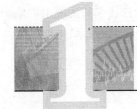

第二部分 学习指导

第一章

物理因子治疗技术概论

【知识要点】

物理治疗包括物理因子治疗技术和运动治疗技术。物理因子分为自然物理因子和人工物理因子两大类,本章重点阐述人工物理因子治疗技术的概述、物理因子治疗对人体的作用和发展趋势。通过本章节学习,需要学生重点掌握物理因子治疗技术的基本概念及分类,各种物理因子的作用原理及应用范围,使学生对物理因子治疗技术有一个比较全面的认识,更好地将物理因子治疗技术运用到实践中,并为以后章节的学习提供理论基础。

【重点难点分析】

一、概念

1. 物理治疗是指应用运动、天然或人工物理因子作用于人体,以提高人体健康水平,预防和治疗疾病,恢复或改善身体功能与结构、活动以及参与能力,达到康复目的的治疗方法,称为物理治疗或物理疗法。

2. 物理因子治疗技术俗称理疗,是指应用天然或人工物理因子作用于人体,以提高健康水平,预防和治疗疾病,恢复或改善身体功能与结构、活动以及参与能力,达到康复目的的治疗方法。

二、物理因子分类

物理因子概括起来主要分为自然物理因子和人工物理因子两大类。自然物理因子很多,包括自然之物与自然环境。如日光、空气、海水、矿泉、泥土、热沙、香花、高山、洞穴、森林等。人工物理因子是通过人工方式获得的物理因子,常用的物理因子有电、光、声、磁、冷、热、水等因子。根据治疗时所采用的物理因子的属性分为电疗法、光疗法、超声波疗法、磁疗法、水疗法、冷疗法、生物反馈疗法、压力疗法等。

三、物理因子应用范围

物理因子治疗技术在临床上越来越得到广泛应用。其临床应用对象主要是以慢性化、障碍化、老年化为特点的疾病,如骨关节损伤及截瘫、偏瘫、脑瘫等引起的关节功能障碍,还有以疼痛为特征的疾病,如腰扭伤引起的急性腰痛,骨与关节损伤引起的疼痛,血管神经性头痛,颈椎病引起的颈肩臂痛,腰椎间盘突出症引起的腰腿痛,肌筋膜炎引起的疼痛,骨关节炎引起的疼痛以及骨质疏松症引起的疼痛等。

四、物理因子对人体的作用

不同的物理因子作用于人体既具有特异性的一面,也有共性的一面。各种物理因子对机体作用的共同性,主要是指各种物理因子作用于人体后所产生的生理作用和治疗作用。其治疗作用主要表现有消炎、镇痛、抗菌、镇静与催眠、兴奋神经肌肉、缓解痉挛、软化瘢痕、松解粘连、加速伤口愈合、加速骨痂生成、增强机体免疫作用等。

五、物理因子治疗技术的形成与发展

物理治疗有着悠久历史。物理治疗技术的形成和发展是人类在与疾病长期斗争的过程中不断实践、不断总结经验而形成,并随着现代科学技术的兴起和发展而不断发展、完善。在4000多年前,物理因子治疗的雏形在我国就已形成,而早在古罗马和古希腊时代,人们就已经开始应用日光浴、空气浴及水疗。20世纪以来科学技术的飞跃发展在物理因子治疗技术中得到了全面而深入的应用。

六、物理因子治疗技术的应用前景

由于人们对健康和医学模式的需求均发生了深刻的变化,物理因子治疗技术的发展也将呈现以下趋势:重点推进老年物理因子治疗技术;全面推广专科专病物理因子治疗技术;中西医结合物理因子治疗将成为趋势;物理因子治疗技术社区化;物理因子治疗技术信息化。

【常见错误分析】

一、明确物理因子分类

应用于临床医学及康复医学的物理因子种类繁多,概括起来主要分为自然物理因子和人工物理因子两大类。自然物理因子很多,包括自然之物与自然环境,如日光、空气、海水、矿泉、泥土、热沙、香花、高山、洞穴、森林等。人工物理因子是通过人工方式获得的物理因子,常用的物理因子有电、光、声、磁、冷、热、水、力等。根据治疗时所采用的物理因子的属性分为以下几类:电疗法、光疗法、超声波疗法、磁疗法、冷疗法、水疗法、传导热疗法、压力疗法、生物反馈疗法等。

二、明确电疗法的分类

电疗法是根据所采用电流频率的不同进行分类的,分为低频电、中频电、高频电三大类,还有直流电疗法、静电疗法等。低频电疗法是频率小于1000Hz的电疗法;中频电疗法是频率1~100kHz的电疗法;高频电疗法是频率大于100kHz的电疗法。

三、明确光疗法的分类

光波的波长为1000μm~180nm,按波长排列,光波依次分为红外线、可见光、紫外线三部分,其治疗种类包括红外线疗法、蓝紫光疗法、紫外线疗法和激光疗法。

【执业考试链接】

一、以下每一道考题下面有A、B、C、D、E五个备选答案,请从中选择一个最佳答案。

1. **禁用**激光直射的是
　　A. 关节　　　　B. 伤口溃疡　　　　C. 甲状腺　　　　D. 手指　　　　E. 头部
参考答案:C

【解析】 激光照组织时,会产生热效应,直射于甲状腺,会使激光束聚于组织深部,使细胞内液沸腾气化而"爆炸",破坏甲状腺。

2. 软组织急性损伤物理治疗中,下列**不适合**的是
　　A. 脉冲磁　　　　　　B. 超短波(无热量)　　　　　　C. 蜡疗
　　D. 静磁　　　　　　E. 旋磁
参考答案:C

【解析】 外伤急性期给予热疗项目,可能造成小血管扩张、出血,加重损伤。

3. 下列物理因子疗法,既可治疗银屑病,又可治疗带状疱疹、单纯疱疹、玫瑰糠疹及变态性皮肤血管炎的是
　　A. 紫外线疗法　　　　　　B. 超短波疗法　　　　　　C. 脉冲治疗法
　　D. 毫米波疗法　　　　　　E. 超声波疗法
参考答案:A

【解析】 紫外线疗法通过皮肤的红斑反应而产生治疗作用。

4. 关于急性肾盂肾炎的物理因子治疗,下面**不正确**的是
　　A. 微波　　　　　　B. 热量超短波　　　　　　C. 立体干扰
　　D. 脉冲磁疗　　　　　　E. 红光、红外线
参考答案:B

【解析】热量超短波不能用于急性炎症。

5. 关于复发性口疮炎的物理因子治疗,下列最佳选择是
　　A. 电脑中频　　　　　　B. 毫米波　　　　　　　　C. 脉冲磁
　　D. 超短波　　　　　　　E. 紫外线

参考答案:E

【解析】弱红斑量或红斑量紫外线直接照射溃疡面疗效显著。

6. 急性疼痛治疗中,首选的物理治疗**不包括**
　　A. 电刺激镇痛　　　　　B. 针灸疗法　　　　　　　C. 冷疗
　　D. 热疗　　　　　　　　E. 运动疗法

参考答案:B

【解析】针灸疗法属传统疗法。

二、以下提供若干组考题,每组考题共同使用在考题前列出的 A、B、C、D、E 五个备选答案,请从中选择一个与考题关系最密切的答案。每个备选答案可能被选择一次、多次或不被选择。

(7~9 题共用备选答案)
　　A. 预防治疗　　　　　　B. 临床护理　　　　　　　C. 物理治疗
　　D. 中西药物治疗　　　　E. 矫形手术治疗

7. 与康复医学最有关的治疗是
8. 与临床医学最有关的治疗是
9. 与康复医学与临床医学都有关的治疗是

参考答案:7. C;8. D;9. E

【解析】康复医学的治疗是解决功能障碍的问题,物理治疗是首选和常用的治疗方法。临床医学的治疗是解决疾病的问题,中西药物治疗是最常用的治疗方法。矫形是针对功能障碍问题的治疗与康复有关,而手术治疗也是临床常用的治疗方法,所以矫形手术治疗是与康复医学和临床医学都有关的治疗。

三、以下提供若干个案例,每个案例下设若干个考题。请根据各考题题干所提供的信息,在每题下面的 A、B、C、D、E 五个备选答案中选择一个最佳答案。

(10~11 题共用题干)

李某,男,23 岁,不慎扭伤左踝 2 小时来诊,查体:左踝肿胀,活动受限。

10. 为明确诊断首先应进行的检查是
　　A. 左踝 X 线检查　　　B. 左踝 B 超　　　　　　　C. 左踝 CT
　　D. 左踝 MR　　　　　　E. 左下肢肌电图

11. 经检查未发现骨折,以下做法**错误的**是
　　A. 局部制动　　　　　　B. 冰敷　　　　　　　　　C. 磁疗
　　D. 红外线治疗　　　　　E. 超短波无热量治疗

参考答案:10. A;11. D

【解析】患者为不慎扭伤的左踝,首先应进行 X 线检查排除骨折。早期不宜行热疗,容易加重出血及肿胀,应行冷敷。

【能力检测】

1. 物理因子治疗的作用方式有哪些?
2. 试述物理因子对人体作用的共同性。
3. 试述物理因子治疗技术的应用范围。
4. 试述物理因子治疗技术的应用前景。

(吴　军)

121

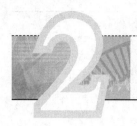

第二章

直流电疗法及直流电药物离子导入疗法

【知识要点】

直流电疗法是利用直流电的电解、电泳和电渗特性来改变组织的酸碱度、含水量和细胞膜的通透性,从而达到改善血液循环和组织兴奋性,加速水肿、炎症消散,促进神经组织再生和溃疡、骨折愈合,软化瘢痕组织及退缩静脉血栓等治疗作用。直流电药物离子导入疗法不仅具有直流电和药物的综合作用,还有神经反射作用。进一步拓宽了直流电疗法的临床应用,广泛地用于神经科、内科、外科、眼耳鼻喉科、妇科和皮肤科等各系统疾病。直流电疗法和直流电药物离子导入疗法作为其他电疗法的基础,我们不但要透彻地理解其物理特性、治疗原理和治疗作用,而且要掌握其操作规范和注意事项。

【重点难点分析】

一、直流电疗法的阴极下兴奋性升高的因素(表2-1)

表2-1 直流电疗法的阴极下兴奋性升高的因素

因素	物理化学变化	膜结构变化	生 理 反 应
电性	◇ 电极下富有负电荷,细胞膜外正电荷被中和,易发生去极化	◇ 疏松	◇ 细胞易兴奋
	◇ 负电荷能增加膜蛋白表面的静电斥力,蛋白的分散度变大		◇ 膜通透性增强,兴奋性升高
离子分布	◇ K^+、Na^+相对增多		◇ 兴奋性升高
酸碱度	◇ 偏碱,远离蛋白质的等电点,蛋白质带负电,蛋白的分散度变大	◇ 疏松	◇ 神经元兴奋性增高,突触传导加快
含水量	◇ 水分增多,有利于蛋白的稳定和分散	◇ 疏松	◇ 兴奋性升高

二、直流电对血管的影响机制

1. 皮肤细胞的蛋白质微变性释放出组胺,通过轴突反射、直接扩张小动脉和提高毛细血管通透性引起血管扩张(图2-1)。

2. 组织蛋白分解成血管活性肽而扩张血管。

3. 直接刺激感觉神经末梢通过轴突反射引起血管扩张。

4. 离子移动冲击血管壁的机械作用。

三、直流电药物离子导入原理

利用直流电场的作用和"同性电荷相斥、异性电荷相吸"的特性,使无机化合物或有机化合物的药物离子、带电的胶体微粒进入人体。

四、直流电药物离子导入具有的特点

1. 根据电学中"同性电荷相斥,异性电荷相吸"的原理,利用直流电能将药物离子经完整皮肤导入到体内。

2. 通过直流电导入到体内的药物能保持原有的药理性质。

3. 阳离子只能从阳极导入,阴离子只能从阴极导入。

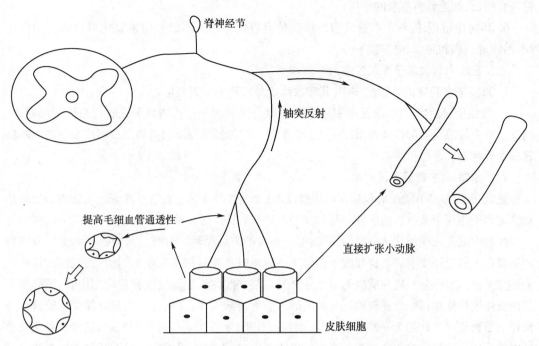

图 2-1　轴突反射、直接扩张小动脉和提高毛细血管通透性的原理图

五、直流电药物离子导入的相关理论知识

1. 药物离子导入人体的途径　皮肤表面有大量的汗腺和皮脂腺导管、毛孔等的开口,黏膜和溃疡伤口的细胞间隙,通过这些孔道药物离子进入体内。

2. 药物离子导入人体的深度及去向　在临床治疗剂量下,药物离子被直流电直接导入的深度大多不超过 1cm,一般只能到达皮肤层。由于细胞膜的阻抗很高,药物离子不能进入细胞内,而只能进入细胞间隙。药物离子进入人体后的去向大致有:①表皮内形成"离子堆";②与局部组织发生反应;③进入淋巴液和血液循环,对血管感受器、远处的器官或全身发挥作用;④有些药物离子对某些器官有一定的趋向性,选择性地聚集在有亲和力的器官或组织内发挥治疗作用。

3. 药物离子导入人体的数量及其影响因素　导入的药量与直流电的电流强度和作用时间、溶液的浓度和纯度、治疗部位皮肤或黏膜的导电性、溶剂的特性和药物离子的直径等多种因素有关。影响药物离子导入量的因素很多,导入到体内的药量有限,一般情况下导入体内的无机离子为滤纸上药物总量的 2% ~ 10% ,而复杂的有机离子导入量会更少。

4. 药物离子导入的极性　通常金属离子、生物碱带正电荷,从阳极导入;非金属离子、酸根带负电荷,从阴极导入。

六、直流电疗法的治疗作用

1. 改善血液循环,增强细胞膜通透性,具有消炎、消肿、促进神经组织再生和溃疡愈合等作用。

2. 直流电阳极能降低组织兴奋性,阴极能提高组织兴奋性。用下行电流或阳极为主电极来达到镇静催眠、镇痛和缓解痉挛等目的;而用上行电流或以阴极为主电极来治疗器官功能低下、神经麻痹和知觉障碍等疾病;也常有人根据阴极抑制作用来镇痛、镇静、解痉和止咳等。

3. 直流电断续刺激神经干或骨骼肌时,可用来诊断和治疗神经传导功能失常,防治肌肉萎缩。

4. 直流电刺激皮肤或黏膜的感觉神经末梢,能调整神经系统和内脏器官的功能。

5. 促进静脉血栓溶解退缩及骨折愈合。直流电可促进静脉血栓机化、体积皱缩,血栓从阳极松脱,退向阴极,而使血管重新开放。直流电阴极插入骨折处,通以 10 ~ 20μA 的微弱电流,有促进骨生长,加速骨折愈合的作用。

6. 其他作用:阳极对于水肿或渗出性病灶有收敛作用。阴极可用来软化瘢痕或干燥的组织、治疗冠心病和肿瘤、电解拔毛等。

七、直流电药物离子导入疗法的治疗作用

1. 直流电和药物的综合性作用,其疗效优于单用药物或直流电。

2. 神经反射治疗作用:直流电引起组织内理化性质改变和药物离子在表层组织中的存留,构成了对内外感受器的特殊刺激因子,通过感觉-自主神经节段反射机制调节相应节段的内脏器官和血管功能。

八、感觉-自主神经节段反射

感觉-自主神经节段反射包括皮肤内脏反射、交叉性与交感性血管反应等。皮肤内脏反射是指物理因子作用于某一皮肤区域的感觉神经纤维(皮节),传入冲动进入脊髓一定节段,再经同一节段的内脏传入神经到达一定的器官,引起相应的内脏反射。如胸$_{1-5}$是与心、肺、支气管等胸内脏器有关的重要皮节。当物理因子作用于一侧足时可使对侧手发生相同的血管反应,这种现象是交叉性血管反应。这种反应的临床意义是当某一肢体不能直接接受理疗作用时,可刺激交叉的肢体进行治疗;例如,要改善石膏固定的右前臂血液循环,可在左小腿相应部位进行直流电治疗。当物理因子作用于一侧手、足时可使对侧的手、足发生类似的血管反应,这种现象是交感性血管反应。这种反应比交叉性血管反应更明显,临床上常常用理疗作用于健侧肢体来对患侧相应部位进行治疗。

九、直流电疗法和直流电药物离子导入疗法的治疗技术、适应证、禁忌证和操作注意事项

(见实训指导部分)

【常见错误分析】

一、直流电疗法的电流刺激强度指标为电流强度

直流电疗法的电流刺激强度指标为电流密度(单位:mA/cm^2),而非常用的电流强度。二者之间的关系是:电流密度是指单位面积电极衬垫的电流强度。在治疗过程中,主、副电极的电流强度相等,而电极衬垫面积较小的主电极电流密度大于衬垫面积较大的副电极。

二、直流电药物离子导入治疗结束时一定要将所有用品取下

锌、铜离子进行创面直流电药物离子导入时,锌、铜离子与创面组织发生反应分别形成一层灰色、绿色的薄膜,可保护创口并防止细菌侵入;在治疗结束时,浸药的纱布应不取下。

三、轴突反射经过脊髓

轴突反射是物理因子作用于皮肤感受器,传入冲动不进入脊髓,而由传入神经逆行传导经传出神经到效应器。例如,用火柴杆的尖端等较细的物体划过皮肤,局部血管扩张出现红线。

【执业考试链接】

一、以下每一道考题下面有 A、B、C、D、E 五个备选答案,请从中选择一个最佳答案。

1. 下列**不属于**直流电疗法的禁忌证的是

    A. 出血倾向   B. 神经麻痹   C. 急性湿疹

    D. 金属异物局部   E. 装有心脏起搏器局部及其邻近

参考答案:B

【解析】直流电疗法的禁忌证:神志不清、高热、出血倾向、恶性肿瘤、心肺肝肾功能不全、急性湿疹、孕妇腰腹部和骶尾部、皮肤破损局部、金属异物局部、安装有心脏起搏器局部及其邻近、急性传染病及对直流电不能耐受者,等等。对皮肤感觉障碍者慎用。

2. 在直流电疗法中,下面哪项是阴极的治疗作用

    A. 对于水肿或渗出性病灶有收敛作用   B. 作 Ca^{2+} 导入

    C. 诱发蛋白聚结甚至凝固   D. 软化瘢痕

E. 对冠心病的治疗

参考答案:D

【解析】直流电阴极有改善血液循环、提高神经的兴奋性、软化瘢痕等作用。本题其他选项皆为直流电阳极的作用。

3. 进行直流电疗法治疗时,以下哪项说法正确

    A. 直流电疗机输出的电流是固定的,所以两电极的电流密度相等

    B. 反射疗法治疗腹内脏器时,因为作用部位深,所以要采用很大的电流密度

    C. 电极衬垫的面积越大,电流密度也越大

    D. 头面部的电流密度应同于躯干部位

    E. 老年人治疗时电流密度酌减

参考答案:E

【解析】直流电的治疗剂量:主电极的电流密度通常成人为 $0.05\sim0.1mA/cm^2$,最高可达 $0.5mA/cm^2$;小儿一般为 $0.02\sim0.03mA/cm^2$;老年人治疗时电流密度酌减。电流密度的大小除年龄因素影响以外,还应根据电极衬垫的面积、治疗部位和治疗方法来确定。电极衬垫面积较小时,可适当增大电流密度;相反,电极面积较大时,电流密度酌减。颈部、头面部的电流密度应小于躯干部位。另外,神经反射疗法的电流密度也应小一些等等。

二、以下提供若干组考题,每组考题共同使用在考题前列出的 A、B、C、D、E 五个备选答案,请从中选择一个与考题关系最密切的答案。每个备选答案可能被选择一次、多次或不被选择。

(4~6题共用备选答案)

    A. 骨骼   B. 肌肉   C. 胃液   D. 干指甲   E. 干皮肤

4. 哪项属于优导体

5. 哪项属于良导体

6. 哪项属于绝缘体

参考答案:4. C;5. B;6. D

【解析】由于各组织的含水量、含离子量以及结构等特征的不同,其电阻率差异很大。根据电阻率的大小可将人体组织划分为:①优导体—血液、淋巴液、脑脊液、胃液和胆汁等液体;②良导体—神经、肌肉、肝和肾等;③不良导体—脂肪、干皮肤、结缔组织和骨等;④绝缘体—干的头发和指甲等。

三、以下提供若干个案例,每个案例下设若干个考题。请根据各考题题干所提供的信息,在每题下面的 A、B、C、D、E 五个备选答案中选择一个最佳答案。

(7~10题共用题干)

徐某,女,14 岁。因吹风后出现左侧口角歪斜、左眼闭合不全两周就诊,查体:左侧额纹消失,左眼闭目露白、鼻唇沟平坦,鼓腮左侧漏气,左耳屏前下压痛。临床诊断为左侧面神经炎。现拟行直流电药物离子导入疗法。

7. 最好采用哪种治疗方法

    A. 眼杯法   B. 电水浴法   C. 体腔法

    D. 体内电泳法   E. 神经反射疗法

8. 200cm² 左右的副电极安置于

    A. 患侧上臂   B. 对侧上臂   C. 患侧面部

    D. 对侧面部   E. 以上都可以

9. 采用上法时,所使用的电流强度应是

    A. 2~3mA   B. 2~5mA   C. 8~10mA

    D. 8~15mA　　　　　　　　E. 8~20mA

   10. 一个疗程为多少次

    A. 5次　　　　B. 7次　　　　C. 10次　　　　D. 15次　　　　E. 一个月

  参考答案:7. C;8. B;9. D;10. D

【解析】 面部治疗法适用于三叉神经痛和面神经麻痹等疾病的治疗。取半面具电极作为主电极,置于患侧面部;$200cm^2$ 左右的副电极置于对侧上臂或肩胛区,电流强度为 8~15mA,15~25 分钟/次,每日或隔日 1 次。15 次为一个疗程。治疗面神经炎时,可将浸药的纱条充填外耳道,纱条末端紧密接触半面具电极,同时作药物离子导入。

【能力检测】

1. 列举常规直流电治疗技术的 10 条注意事项。

2. 计算直流电疗法中常用的矩形电极和圆形电极的电流量。

3. 试述直流电药物离子导入疗法中影响药物离子导入体内的因素。

4. 简述直流电药物离子导入疗法的作用特点。

5. 采用列表方式表达直流电疗法的阳极下兴奋性降低的因素。

（周国庆）

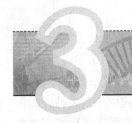

第三章

低频电疗法

第一节　感应电疗法

【知识要点】

感应电疗法的应用过程中主要利用了感应电流的双相性,电解作用不明显,并且,当感应电流连续作用于正常肌肉时,可引起肌肉完全强直性收缩。由于强直收缩的力量可以达到单收缩的 4 倍,故能达到训练正常肌肉、增强肌力的目的。本疗法在临床中应用广泛,因此在学习过程中要注意对治疗技术的学习,系统掌握感应电疗法的基本设备操作流程、注重电极的选择,在治疗过程中采用合适的治疗剂量等;在治疗技术中的关键问题是能够掌握固定法、移动法、电兴奋法的规范操作。在临床应用中适应证、禁忌证及注意事项都是本节的重点内容。

【重点难点分析】

一、感应电的物理特性

感应电流是用电磁感应原理产生的一种双相、不对称的低频脉冲电流。双相是它在一个周期内有两个方向(一个负波、一个正波)。不对称是指其负波是低平的,正波是高尖的。其低平部分由于电压过低而无明显的生理与治疗作用。

二、感应电疗法的治疗原理

1. 电解作用不明显:通电时,电场中组织内的离子呈两个方向来回移动,电解作用不明显。

2. 兴奋正常的神经和肌肉:感应电的高尖部分,除有足够的电压外,其波宽在 1 毫秒以上,当电压或(及)电流达到上述组织的兴奋阈时,就可以兴奋正常的运动神经和肌肉。

三、感应电疗法的治疗作用

1. 防治肌萎缩　感应电流可刺激暂时丧失运动的肌肉,使之产生被动收缩,从而防治肌萎缩。

2. 训练肌肉做新的动作　神经吻合修复或肌肉组织术后锻炼肌肉时结合感应电刺激,可促进神经肌肉功能恢复,有助于运动的重建。

3. 防治粘连,促进肢体血液和淋巴循环　感应电刺激可加强肌肉纤维的收缩活动,增加组织间的相对运动,可使轻度的粘连松解。同时,肌肉产生节律性收缩,有助于改善血液和淋巴液循环,促进静脉和淋巴的回流。

4. 镇静止痛　应用感应电流刺激穴位或病变部位,可降低感觉神经兴奋性,产生镇痛效果。

5. 用于电兴奋治疗　感应电流和直流电流交替综合强刺激,高度兴奋后引起继发性抑制,以此来治疗兴奋型神经衰弱,改善患者的睡眠。

四、感应电疗法的治疗技术、适应证、禁忌证和操作注意事项

(见实训指导部分)

第二节　神经肌肉电刺激疗法

【知识要点】

本节从 NMES 的物理特性、治疗原理及治疗作用、治疗技术及临床应用等四个方面系统的进行了介绍。并由于治疗目的不同,又分为正常肌肉电刺激疗法、失神经支配肌肉电刺激疗法、痉挛肌电刺激疗法、平滑肌电刺激疗法和呼吸肌电刺激疗法。由于本疗法在临床中应用广泛,因此在学习过程中要注意对治疗技术的学习,系统掌握常用神经肌肉电刺激疗法的基本设备、注重参数的选择;在治疗技术中的关键问题是掌握正常神经支配肌肉电刺激疗法、失神经支配肌肉电刺激疗法、痉挛肌电刺激疗法的规范操作。在临床应用中适应证、禁忌证及注意事项都是本节的重点内容。

【重点难点分析】

一、NMES 的治疗原理

直接对神经肌肉进行电刺激可以引起肌肉节律性收缩,改善血液循环,促进静脉与淋巴液回流,加速神经细胞兴奋和传导功能的恢复;肌肉有节律的收缩,可使肌纤维增粗、肌肉的体积和重量增加、肌肉内毛细血管变丰富、琥珀酸脱氢酶(SDH)和三磷酸腺苷酶(ATPase)等有氧代谢酶增多并活跃、慢肌纤维增多、并出现快肌纤维向慢肌纤维特征转变、增强肌力、延缓肌萎缩等。

二、常用神经肌肉电刺激疗法的治疗方法

(一)正常神经支配肌肉电刺激疗法

1. 仪器 直流感应电疗仪、低频脉冲电疗仪可输出上述电流方式的均可选用。

2. 板状电极固定法 用两个板片状电极固定于肌肉的两端进行治疗。

3. 滚动电极法 滚筒式电极作为刺激电极,辅极面积为 $150\sim200cm^2$,放置在肩胛间或腰骶部,滚筒式电极可垂直于肌肉走行方向滚动。

4. 运动点刺激法 常用有两种:①单点刺激法:用一点状电极置于某一神经或肌肉的运动点加以刺激,辅极面积为 $100\sim200cm^2$,置于肩胛间或腰骶部;②双点刺激法:用两个点状电板分别固定于肌腹两端进行刺激。

5. 治疗时间 每次治疗 $6\sim15$ 分钟,每日 $1\sim2$ 次,$20\sim30$ 次为一疗程。

(二)失神经支配肌肉电刺激疗法

1. 仪器 神经肌肉电刺激治疗仪或可调制的低频脉冲电疗仪,仪器的频率、周期、$t_宽$、$t_升$、$t_降$ 应在低频范围内任意可调,而且还可输出调制型和非调制型电流。

2. 参数的选择 治疗条件的选择应根据电诊断的结果,原则包括:

(1)电流强度:根据患者具体情况进行选择,既可引起足够的肌肉收缩,又使患者能够耐受。

(2)持续时间($t_{有效}$):尽可能的短,以引起肌肉适度的收缩为度。

(3)间歇时间($t_止$):以不引起肌肉过早的疲乏或收缩停止为度。最低限度持续时间与间歇时间之比为 $1:5$,一般为 $1:10$。

(4)坡度:尽量的陡峭($t_升$尽量的短),以能引起适度的收缩为原则。坡度的大小说明神经的损伤和恢复的程度,坡度愈低说明神经损伤程度愈大,随着神经的恢复坡度愈陡。

(5)常用的条件:①完全失神经支配时的治疗所用的持续时间($t_{有效}$)是 $150\sim600$ 毫秒,间歇时间($t_止$)是 $3000\sim6000$ 毫秒;②部分失神经支配时的治疗持续时间($t_{有效}$)是 $50\sim150$ 毫秒,间歇时间($t_止$)是 $1000\sim2000$ 毫秒;③运动点的刺激多用双点刺激法,可使电流集中于病肌而不至于因邻近肌肉受刺激而影响治疗,多用于较大肌肉的刺激。但当肌肉过小或需要刺激整个肌群时,宜采用单点刺激法。

3. 电流极性的选择 用单点刺激法时,一般选用阴极;双点刺激法时,阴极多置于被治疗肌的远端。

4. 治疗频次 可根据条件而定,门诊治疗一般每日 $1\sim2$ 次;如条件许可,每日 $2\sim3$ 次。随着病情好转,治疗次数适当减少至隔日一次。

（三）痉挛肌电刺激疗法

1. 仪器　痉挛肌电刺激仪。

2. 电极　电极和衬垫与感应电疗法相同，电极面积为 $15 \sim 25\,cm^2$。

3. 电极放置　一路两个电极分别置于痉挛肌两端肌腱处，另一路两个电极分别置于其拮抗肌肌腹的两端，分别固定好。

4. 调节输出　先后调节两路电流输出，电流强度以出现明显肌收缩为宜。

5. 治疗时间与疗程　每次治疗 10 ~ 20 分钟，每日一次，起初痉挛肌松弛 24 ~ 48 小时，随着痉挛肌松弛时间的延长，可每 2 ~ 3 天治疗一次，疗程较长。

三、NMES 的适应证、禁忌证和操作注意事项

（见实训指导部分）

第三节　功能性电刺激疗法

【知识要点】

本节从 FES 的物理特性、治疗原理及治疗作用、治疗技术及临床应用等四个方面系统的进行了介绍。在治疗过程中使用低频电流刺激失去神经控制的肌肉，使其收缩，以替代或矫正器官及肢体已丧失的功能。目前，FES 的研究与应用不仅限于肢体运动功能的替代与纠正，还广泛涉及临床各个领域。因此，在学习过程中要注意对治疗技术的学习，同时，由于 FES 的应用范围非常广泛，所用的仪器和电流参数差异很大，在治疗技术中的关键问题是能够正确选择设备，注意治疗反应。

【重点难点分析】

一、FES 的治疗原理

FES 生理学作用原理是利用神经细胞的电兴奋性，通过刺激支配肌肉的神经使肌肉收缩，因此，它要求所刺激的肌肉必须有完整的神经支配。通过外部电流的作用，神经细胞能产生一个与自然激发所引起的动作电位完全一样的神经冲动，使其支配的肌纤维产生收缩，从而获得运动效果。

二、FES 的治疗作用

FFS 主要是侧重于肢体功能的重建，多用于上运动神经元引起的肢体功能障碍。当电刺激作用于周围神经时，兴奋由神经传至肌肉，引起肌肉收缩，诱发肌肉的功能。同时，电刺激的信号及肌肉功能收缩信号可沿传入神经传入脊髓及大脑，在脊髓节段和脊髓以上水平，促进功能重建，代替或矫正肢体和器官已丧失的功能，建立再学习过程。

三、FES 的临床应用

FES 在临床中应用广泛，本方法在使用过程中注意与其他疗法，如运动训练、心理治疗相结合，才能取得很好的效果。操作者应准确掌握刺激点的解剖、生理等，这些也是治疗成功的重要因素。

四、FES 的适应证、禁忌证和操作注意事项

（见实训指导部分）

第四节　经皮电神经刺激疗法

【知识要点】

本节从 TENS 的物理特性、治疗原理及治疗作用、治疗技术及临床应用等四个方面系统的进行了介绍。在 TENS 的应用过程中主要根据疼痛闸门控制学说，应用电刺激来治疗疼痛为主的

症状;同时,由于 TENS 是一种无损伤性治疗方法,对急性疼痛有很好的止痛效果,常用于软组织损伤、神经痛、手术后的止痛。由于本疗法在临床中应用广泛,因此,在学习过程中要注意对治疗技术的学习,系统掌握 TENS 的基本设备、选择合适的治疗方法、恰当放置电极;在治疗技术中的关键问题是能够正确选择治疗参数。在临床应用中适应证、禁忌证及注意事项都是本节的重点内容。

【重点难点分析】

一、TENS 的治疗原理

TENS 主要刺激感觉纤维。因此 TENS 的波宽和电流强度的选择是兴奋 A 类纤维,而不兴奋 C 类纤维,这样才有助于激活粗纤维,关闭疼痛闸门和释放内源镇痛物质。

二、TENS 的治疗作用

1. 镇痛　这是 TENS 的主要作用。

2. 改善周围血液循环　TENS 可能作用于交感神经系统,使周围血管扩张(包括颅内血管)。

3. 促进骨折、伤口愈合　为了取得近似直流电的成骨效应,脉冲宽度应尽量大些,频率则偏低些,电流强度保持为患者稍有电感的最低水平。

4. 治疗心绞痛　TENS 能减少心绞痛的发作次数和对硝酸甘油的依赖。

三、TENS 恰当放置电极的意义

电极的放置:一般置于痛区、神经点或运动点、穴位、病灶同节段的脊柱旁,沿着周围神经走向、病灶上方节段、病灶对侧同节段上,2 个电极或 2 组电极的放置方向有并置、对置、近端远端并置、交叉等。上述这些电极放置方法,有利于兴奋神经粗纤维,关闭脊髓后角闸门,激发 MLS 释放而产生镇痛作用。

四、TENS 参数的选择

目前分为三种治疗方式:常规(conventional)TENS、针刺样(acupuncture like)TENS、短暂强刺激(brief intense)TENS,其中最常用的方式是常规 TENS,治疗时间可从每天 30～60 分钟至持续36～48 小时不等。针刺样方式能同时兴奋感觉神经和运动神经。治疗时间一般为 45 分钟,根据受刺激肌肉的疲劳情况决定。短暂强刺激方式的电流很大,肌肉易疲劳,一般每刺激 15 分钟左右后休息几分钟。

五、TENS 的适应证、禁忌证和操作注意事项

(见实训指导部分)

第五节　间动电疗法

【知识要点】

本节从间动电疗法的物理特性、治疗原理及治疗作用、治疗技术及临床应用等四个方面系统的进行了介绍。在治疗过程中主要由于直流电和低频脉冲电流的作用,使组织内离子分布发生改变而产生兴奋、抑制和电刺激等的生理作用。正弦电流可以半波或全波的形式出现;也可以半波或全波交替出现;或断续地出现,不同的波形有着不同的治疗作用,综合利用多种波形进行治疗,可以广泛应用于临床各个领域。在学习过程中要注意对治疗技术的学习,系统掌握间动电疗法的治疗方法,在临床应用中适应证、禁忌证及注意事项都是本节的重点内容。

【重点难点分析】

一、间动电流的特点

1. 间动电流每组电流的波形、频率、脉冲持续时间和间歇时间是固定的,治疗时只能调节强度。

2. 间动电流属于半波正弦电流。在电流峰值和波宽相同的情况下,正弦电流的作用比感应电流和指数曲线电流大。若使三种电流的作用区相等,则感应电流和指数曲线电流的峰值将超过痛阈而引起疼痛。当然,方波电流的作用区比半波正弦电流的更大,但方波的前沿过陡,对感觉神经的刺激性大,人体不易耐受。

3. 间动电流具有直流电成分,有电解作用,治疗时需要明确阴阳极,并要用与直流电相同厚度的衬垫。

4. 间动电流的载波频率较低,故作用不深。

二、根据不同的病情选择不同的波形

1. 止痛 常用疏密波或间升波。

2. 改善周围血液循环 用阴极密波作用于交感神经节,以疏密波作用于局部。

3. 促进渗出物的吸收 用疏密波。

4. 锻炼失用性肌萎缩 用断续波或起伏波。

5. 缓解骨骼肌紧张 用疏密波或疏波。

三、不同治疗部位的电极选择与放置

1. 痛点治疗 ①并置法:阴极放在痛点,阳极置于距痛点 2～3cm 处,治疗中可更换极性。②单极法:阴极置于痛点上,另一较大辅极置于身体任何部位。当痛点较多时可逐点进行,第一点通电时间由 3 分钟开始,以后逐点减少至末点时为 1 分钟。

2. 沿血管或神经干部位治疗 ①并置法:用于大部位如大腿等,根据血管、神经病变部位大小不同,可用片状或杯状电极。②对置法:用于小部位如上肢,可用杯状或片状电极。阴极靠近治疗部位。

3. 交感神经节部位治疗 用小杯状电板,阴极置于神经节部位,阳极放在距阴极数厘米处(一般多在近心端)。

4. 神经根部位治疗 ①脊髓两侧并置法:若一侧病变时阴极置于病变侧,如两侧病变时阴极可交替放置。②同侧并置法:阴极置于病变侧神经根平面,阳极在阴极上方 2～3cm 处。

5. 电体操 ①单极法时作用电极置于运动点上;②双极法时电极置于肌肉两端。

6. 药物导入 用片状电极,方法同直流电药物导入法。

四、间动电疗法的适应证、禁忌证和操作注意事项

间动电疗法在使用过程中注意对患者的观察,因间动电流有直流电的成分,衬垫应采用棉布或海绵垫 1cm 以上的厚度,以防电灼伤。并且,要根据疾病的性质、疾病的不同阶段及治疗效果,严格掌握其适应证、禁忌证,恰当地选择电流形式、电极种类、电极放置方法、极性及治疗时间(见实训指导部分)。

第六节 超刺激电疗法

【知识要点】

本节从超刺激电疗法的物理特性、治疗原理及治疗作用、治疗技术及临床应用等四个方面系统地进行了介绍。在治疗过程中主要应用了低频方波脉冲电流,由于治疗中电极面积只有 $100cm^2$ 左右,电流峰值可达 80mA,平均值达 20～30mA,这种电流强度远高于一般低频脉冲电流的治疗剂量,电解作用也相对较明显,电极下产生的电解产物对皮肤的刺激较大,必要时可将阴、阳极衬垫用保护液浸透。临床上主要用于镇痛和改善局部血液循环。在学习过程中要注意对治疗技术的学习,系统掌握超刺激电疗法的治疗方法,在临床应用中适应证、禁忌证都是本节的重点内容。

【重点难点分析】

一、超刺激电疗法的治疗原理

超刺激电流刺激皮肤感受器,通过轴突反射,导致血管扩张,电流通过组织引起电解形成血管活性肽,同时抑制交感神经兴奋性,导致血管扩张,加速致痛物质的排出。另外,由于超刺激电流刺激神经粗纤维,关闭闸门使痛觉不能传入。

二、超刺激电疗法的治疗方法

使用的电极、衬垫同直流电疗法。一般将阴极置于痛区上,阳极置于邻近区域皮肤表面。电流密度一般为 $0.2 \sim 0.3 \text{mA/cm}^2$。要求以较快的速度增加电量,一般要求在开始治疗 1 分钟内将电流增至 $8 \sim 12 \text{mA}$,在以后的 $2 \sim 7$ 分钟内增至患者能耐受的电量。刚通电时患者有触电感,继而有肌肉颤动感。每次通电时间不宜超过 15 分钟。每日或隔日治疗 1 次,有效者可治疗 $6 \sim 12$ 次,一般 $3 \sim 4$ 次治疗无效时应放弃此疗法。

三、超刺激电疗法的临床应用

由于超刺激电疗法的镇痛效果较明显,临床主要用于各种疼痛的治疗;但要严格把握其禁忌证、掌握其注意事项(见实训指导部分)。

第七节　电睡眠疗法

【知识要点】

本节从电睡眠疗法的物理特性、治疗原理及治疗作用、治疗技术及临床应用等四个方面系统的进行了介绍。在治疗过程中主要利用了微弱的低频脉冲电流,通过置于眼-乳突或眼-枕部电极,将电流输入脑内,促进中枢神经系统的调节过程,减轻情绪紧张和疲劳,提高工作能力。由于低频脉冲电流对眼睑皮肤神经末梢感受器引起弱的节律性刺激,可直接或反射性地引起大脑皮质的抑制而导致睡眠或产生程度不同的睡意,从而加强了身体保护性抑制过程,有利于疾病的恢复,目前在世界各国已得到了广泛的应用。在学习过程中要注意对治疗技术的学习,系统掌握电睡眠疗法的治疗方法,在临床应用中适应证、禁忌证都是本节的重点内容。

【重点难点分析】

一、电睡眠疗法的治疗原理

采用直角脉冲波,波宽为 $0.2 \sim 0.5$ 毫秒,频率为 $10 \sim 200 \text{Hz}$。脉冲电流能诱发睡眠的依据是:①直接刺激间脑内下丘脑前侧区,可引起睡眠;②直接刺激低位脑干,可诱发动物睡眠;③刺激周围神经使脑中 5-羟色胺浓度升高,可引起睡眠。

二、电睡眠疗法的治疗方法

使用铅板电极、衬垫同直流电疗法。电极的放置有双眼-乳突法或双眼-枕部法,对眼部通电特别不适应的患者,可改为前额-枕区放置。阴极连双眼(额部)电极,阳极接枕部(双乳突)电极。电流强度一般为 $6 \sim 8 \text{mA}$,以患者有轻度舒适的震动感、蚁走感为宜。每次通电时间从 $15 \sim 20$ 分钟开始,然后渐增至半小时。每日治疗 1 次,$12 \sim 30$ 次为一疗程。

三、电睡眠疗法的临床应用

由于许多学者认为,电睡眠疗法所采用的低频脉冲电流波形很像脑电图的 δ 波,合乎生理要求,但脉冲前沿陡,在低强度时能获得最佳效应。也可考虑采用在直流的基础上叠加方波或正弦波等脉冲电流。在临床中广泛应用于神经衰弱、抑郁或焦虑症、自主神经功能紊乱、脑震荡后遗症等患者,因此,在适应证、禁忌证方面,需要同学们认真学习,熟记并掌握该部分内容,需注意的是,安静的室内外环境也是电睡眠治疗取得成功的必要条件之一。

第八节　直角脉冲脊髓通电疗法

【知识要点】

本节从该疗法的物理特性、治疗原理及治疗作用、治疗技术及临床应用等四个方面进行了系统的介绍。在治疗过程中主要通过体表电极将直角脉冲电流刺激于脊髓以治疗疾病。直角脉冲是一种急速通电、急速断电的断续直流电,波峰呈现直角形,故又称为矩形脉冲或方形波。临床应用于中枢性运动障碍的治疗,效果比较显著。

【重点难点分析】

一、直角脉冲脊髓通电疗法的治疗原理

理论依据目前尚不太清楚。在中枢神经损伤中,病变部位的神经纤维并非完全破坏,可以表现出不同程度的兴奋性,通过肌电图检查推测可能由于病变区某些不能传导或传导很差的神经纤维在通电治疗后,恢复了传导功能,使神经兴奋趋向正常化。此外,也可能通过对自主神经和内分泌系统的调节作用,恢复神经系统正常的生理功能活动。

二、直角脉冲脊髓通电疗法的治疗方法

使用铅板电极、衬垫同直流电疗法。阳极(有时也用阴极)作用电极面积为25cm^2,置于后颈部,另一副极面积为100cm^2,置于腰骶部。电流强度4～6mA或电压30～60V,频率165～2000Hz,脉冲持续时间0.1～0.5毫秒。脑出血患者在出血后3～4周、病情稳定后即可开始治疗,每次治疗30～60分钟,开始时每日或隔日治疗一次,以后每周治疗两次。治疗次数按病情而异,一般在5～30次,但若治疗10次以上仍无进步者可认为无效。

三、直角脉冲脊髓通电疗法的临床应用

主要用于运动神经麻痹(包括中枢性和周围性),特别适用于脑出血后遗症的治疗。

第九节　高压低频电疗法

【知识要点】

本节从高压低频电疗法的物理特性、治疗原理及治疗作用、治疗技术及临床应用等四个方面系统的进行了介绍。在治疗过程中主要利用了高电压的低频脉冲电流来治疗疾病。波形为单相的尖波,频率为5～12Hz,波宽为0.6～10毫秒,单路或双路输出。尽管HVPC的峰值电压很高,但其波宽平均值一般不超过1.5毫秒,对人体的充电量非常小,刺激性比较弱,正常人体可以耐受。我国在20世纪70年代研制的经络导平仪,实质上就是这种治疗仪。在学习过程中要注意对治疗技术的学习,系统掌握高压低频电疗法的治疗技术。

【重点难点分析】

一、高压低频电疗法的治疗原理

高压低频电疗法所采用的低频脉冲电流,能兴奋感觉神经,扩张血管,促进血液循环,同时又能兴奋运动神经,加强肌肉收缩。

二、高压低频电疗法的治疗方法

使用铅板电极、衬垫同直流电疗法。电极放置方法也类似于直流电疗法,阴极放置于主要的治疗部位。电流强度以治疗局部有节律性颤动和麻感为宜。每次治疗20～30分钟,每日1～2次,10～15次为一个疗程。

三、高压低频电疗法的临床应用

高压低频电疗法对于各种急慢性疼痛及失用性肌萎缩等疗效显著。需注意的是,对痛点和伤口的长时间治疗,应经常更换极性,以减轻对皮肤的刺激。

【常见错误分析】

一、感应电疗法的治疗剂量以电流强度为准

感应电流的治疗剂量不易精确计算,一般以刺激肌肉产生的收缩幅度并结合患者感受为准。可分为强、中、弱三种,强量可见肌肉出现强直收缩;中等量可见肌肉微弱收缩;弱量则无肌肉收缩,但有轻微的刺激感。

二、TENS 的电极也分负、阳极

TENS 仪产生持续的、不对称的平衡双相波型,形状一般为变形方波,没有直流成分,故没有极性,在使用的时候不需要分负、阳极。

三、痉挛肌电刺激能用于脑卒中患者的所有时期

痉挛肌电刺激主要通过一是抑制痉挛肌,使之松弛;二是兴奋其拮抗肌,使肌张力增加,并通过交互抑制使痉挛肌松弛,从而使伸肌与屈肌肌张力平衡,协调运动功能,促进中枢性瘫痪的康复。对于弛缓期的脑卒中患者并不能起到治疗作用。

四、FES 治疗技术可用于失神经支配的肌肉

FES 在刺激神经肌肉的同时,刺激传入神经,加上不断重复的运动模式信息,传入中枢神经系统,在皮质形成兴奋痕迹,使运动功能的代偿性"恢复"或功能重建,逐渐恢复原有的运动功能。所以说,应用 FES 治疗必须建立在反射弧完整的情况下才可以起到治疗效果。

【执业考试链接】

一、以下每一道考题下面有 A、B、C、D、E 五个备选答案,请从中选择一个最佳答案。

1. 不分阴、阳极的低频脉冲电疗法是

  A. TENS   B. 失神经肌电刺激   C. 间动电疗法

  D. 感应电疗法   E. 痉挛肌电刺激

参考答案:D

【解析】感应电流是双相的,通电时,电场中组织内的离子呈两个方向来回移动,因此感应电引起的电解作用不明显,电极下不分极性。

2. 下列**不属于**感应电疗法的适应证的是

  A. 失用性肌萎缩   B. 完全失神经支配的肌肉   C. 肌张力低下

  D. 软组织粘连   E. 便秘

参考答案:B

【解析】对完全失神经支配的肌肉,由于其时值较长,甚至高达正常值(1 毫秒)的 50～200 倍,而感应电脉冲持续时间仅 1 毫秒左右,故感应电流对完全失神经支配的肌肉无明显刺激作用。

3. Bernard 电疗法是指

  A. 感应电疗法   B. 电兴奋疗法   C. 间动电疗法

  D. 干扰电疗法   E. 超刺激疗法

参考答案:C

【解析】间动电疗法是由法国医生 Bernard 于 1900 年发明的,故也称为 Bernard 电疗法。

4. 痉挛肌电刺激的波宽为

  A. 0.1～0.2 毫秒   B. 0.2～0.3 毫秒   C. 0.3～0.7 毫秒

  D. 0.3～0.8 毫秒   E. 0.2～0.7 毫秒

参考答案:B

【解析】痉挛肌电刺激器参数:方形波 f_1 为 1Hz,$t_宽$ 为 0.2～0.5 毫秒(多用 0.3 毫秒),两组脉冲延迟时间 0.1~0.3~1.5 秒,机器输出强度空载时达 700V。

二、以下提供若干组考题,每组考题共同使用在考题前列出的 A、B、C、D、E 五个备选答案,请从中选择一个与考题关系最密切的答案。每个备选答案可能被选择一次、多次或不被选择。

（5~8 题共用备选答案）

    A. 1~10Hz   B. 20~30Hz   C. 10~50Hz

    D. 50Hz   E. 10~200Hz

5. 低频电引起肌肉完全性强直收缩的适宜电流频率是

6. 兴奋迷走神经的适宜低频电流频率是

7. 兴奋交感神经的适宜低频电流频率是

8. 引起肌肉不完全性强直收缩的适宜低频电流频率是

参考答案:5. D;6. C;7. A;8. B

【解析】 对于运动神经,1~10Hz 的频率可以引起肌肉的单个收缩,20~30Hz 可以引起肌肉不完全的强直收缩,50Hz 可以引起肌肉完全的强直收缩。对于自主神经,1~10Hz 的频率可以兴奋交感神经,10~50Hz 可以兴奋迷走神经。

【能力检测】

1. 列举感应电治疗技术的注意事项。

2. 简述感应电疗法的三种剂量。

3. 简述 TENS 疗法在应用过程中的注意事项。

4. 试比较失神经支配肌肉电刺激疗法对于完全失神经支配及部分失神经支配的肌肉治疗时所选择参数的不同。

5. 采用列表方式表达三种 TENS 治疗方式在参数及临床应用上的区别。

（邓　婕）

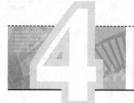

第四章

中频电疗法

【知识要点】

中频电疗法具有人体组织阻抗低、无电解作用、兴奋神经肌肉、对感觉神经刺激小、改善局部血液循环、提高生物膜通透性等特点,能促进局部血液循环、镇痛、消炎、软化瘢痕、松解粘连作用,并能刺激运动神经和肌肉引起正常骨骼肌和失神经肌肉收缩起到锻炼肌肉、防止肌肉萎缩的作用,还有提高平滑肌张力、引起平滑肌收缩和调整自主神经功能的作用。中频电疗法分为等幅中频电疗法、干扰电疗法、调制中频电疗法、音乐电疗法。中频电疗法是物理因子治疗的常用方法,我们应主要掌握各类中频电疗法的适应证、禁忌证及操作方法。尤其要掌握的是操作注意事项,避免医疗意外的发生,保证治疗效果,还应该熟悉中频电疗法物理特性、生物作用特点及治疗原理。

【重点难点分析】

一、中频电疗法的物理特性

1. 人体组织对中频电流阻抗低,中频电流所能达到人体组织的深度较低频电流更深。

2. 中频电疗时电极下没有酸碱产物产生,无电解作用。

3. 中频电流能兴奋神经肌肉。

4. 中频电流作用于皮肤时,对皮神经和感受器没有强烈的刺激。

5. 中频电流作用下可以使局部开放的毛细血管数增多,血流速度及血流量增加。

6. 中频电流能提高生物膜的通透性。

二、中频电疗法的治疗作用

1. 促进局部血液循环　促进血液循环是中频电流治疗的作用基础。

2. 镇痛　中频电流有比较好的镇痛作用。

3. 消炎　中频电流对一些慢性非特异性炎症有较好的治疗作用。

4. 软化瘢痕、松解粘连　中频电流刺激能扩大细胞与组织的间隙,使粘连的结缔组织纤维、肌纤维、神经纤维等活动而后得到分离,因此中频电流有较好的软化瘢痕、松解粘连作用。

5. 神经肌肉刺激作用　中频电流有刺激运动神经和肌肉引起正常骨骼肌或失神经支配的肌肉收缩,有锻炼肌肉、防止肌肉萎缩的作用,并能提高平滑肌张力、引起平滑肌收缩和调整自主神经功能的作用。

三、调制中频电疗法的治疗原理

1. 兼具中频、低频特点　调制中频电流含有中频电流成分及低频电流成分,因此同时具有中频电流和低频电流的特点。

2. 电学参数多变,不易产生适应性　调制中频电流有四种波型和不同的调制频率、调幅度,其波形、幅度和频率不断变换,人体不易对其产生适应性。

3. 不同的调制波对机体的作用特点不同　连调波具有止痛和调整神经功能的作用,适用于刺激自主神经节;间调波适用于刺激神经肌肉;交调与变调波有显著的止痛、促进血液循环和炎症吸收的作用。

四、干扰电疗法的治疗原理

干扰电流兼有低频电流与中频电流的特点,最大的电场强度发生于体内电流交叉处,其作用深、范围大。不同差频的干扰电流的治疗作用有所不同。90～100Hz 的差频电流可抑制感觉神经,使皮肤痛阈升高,有较好的镇痛作用。50～100Hz 的差频电流可使毛细血管与小动脉持续扩张,改善血液循环,促使渗出物吸收。10～50Hz 的差频电流可引起骨骼肌强直收缩,改善肌肉血液循环,锻炼骨骼肌;也可以提高平滑肌张力,增强血液循环,改善内脏功能。

五、干扰电疗法的治疗作用

1. 促进血液循环　有利于炎症的消退及渗出、水肿的吸收。

2. 镇痛　干扰电流可以抑制感觉神经的兴奋性,具有良好的镇痛作用。

3. 消肿　局部血液循环的改善有利于炎症渗出液、水肿和血肿的吸收。

4. 干扰电流对运动神经和骨骼肌有兴奋作用,引起肌肉收缩,故有治疗和预防肌肉萎缩的作用。

5. 调节自主神经与调整内脏功能　干扰电流作用较深,在人体内部所形成的干扰电场(0～100Hz 差频电流)能刺激自主神经,改善内脏的血液循环,提高胃肠平滑肌的张力,调整支配内脏的自主神经功能。

6. 干扰电能促进骨痂形成,加速骨折愈合。

六、立体动态干扰电疗法的物理特性

立体动态干扰电疗法是在传统静态干扰电疗法和动态干扰电疗法的基础上进一步发展起来的。治疗时将三路中频电流交叉地输入机体,在体内形成三维的立体干扰场,其电流具有立体多部位的刺激效应、强度动态变化的效应及受刺激部位的动态变化等特点,并能同时对三路电流进行低频幅度调制,从而获得多部位、不同方向、角度和形状的动态刺激效果。

七、音乐电疗法的物理特性

音乐电流是将音乐信号经声电转换器转换成电信号,再经放大、升压后输出的电流;是一种节律、频率和幅度随音乐不断变化的不规则正弦电流,以低频为主,中频为辅,因此兼有低频电流和中频电流的特点。音乐信号不是单一的,因此所产生的音乐电流是多源、多种电流同时出现。由此可见,音乐电流与一般的电疗仪发出的电流,是完全不相同的。

八、中频电疗法的适应证、禁忌证和操作注意事项

(见实训指导部分)

【常见错误分析】

一、中频电疗时电流刺激强度以电流表的读数为准,而不以感觉为依据

中频电疗时,根据临床需要选择大小合适的电极,根据不同电极的使用要求将电极放置在损害部位(或治疗部位)的上下两端或两侧并且缓慢调节"输出调节"钮,调节电流强度,同时观察患者反应。通常以患者的舒适度或耐受度为宜,但存在感觉功能障碍或有其他特殊问题患者则需适当减小刺激强度。因此中频电疗时电流刺激强度值的确定标准主要是依据患者的舒适度或耐受度。

二、电脑中频电疗时需要对载波、载波频率、调幅、调制波类型、调制波频率、调制方式、调幅度等参数进行设置

电脑中频电疗仪器按不同病种需要编定多步程序处方,处方内综合了所需要的各种治疗参数,治疗时可根据患者的疾病选用不同的治疗处方。因此电脑调制中频电疗机不需要对参数进行设置,只需选择所需处方即可,具有操作简便、治疗电流多样化、患者不易产生适应、治疗时间准确等优点。

【执业考试链接】

一、以下每一道考题下面有 A、B、C、D、E 五个备选答案,请从中选择一个最佳答案。

1. **胃下垂的最佳物理治疗**

A. 干扰电疗法   B. 调制中频电疗法   C. 电兴奋疗法

D. 间动电疗法   E. 以上均是

参考答案：A

【解析】干扰电流作用较深,在人体内部所形成的干扰电场能刺激自主神经,改善内脏的血液循环,提高胃肠平滑肌的张力,调整支配内脏的自主神经功能。故干扰电疗法可以治疗胃下垂。

2. 中频电疗法的禁忌证哪项**除外**

A. 出血倾向   B. 瘢痕疙瘩   C. 急性湿疹

D. 局部金属异物   E. 装有心脏起搏器局部及其邻近

参考答案：B

【解析】中频电疗法的禁忌证包括急性感染性疾病、肿瘤、出血性疾病、严重心力衰竭、肝肾功能不全、局部有金属异物、心区、孕妇腰腹部、置有心脏起搏器。

3. 中频电疗时电极下发生

A. 电解   B. 电泳   C. 电渗   D. 没有电解   E. 以上均是

参考答案：D

【解析】中频电流是频率较高的交流电,是一种正向与负向交替变化较快的电流,无正负极之分。中频电流作用于人体时,在电流的每一个周期的正半周与负半周内人体组织内的离子都向不同的方向往返移动,不能引起电解反应,电极下没有酸碱产物产生。

二、以下提供若干组考题,每组考题共同使用在考题前列出的 A、B、C、D、E 五个备选答案,请从中选择一个与考题关系最密切的答案。每个备选答案可能被选择一次、多次或不被选择。

(4~6题共用备选答案)

A. 音频电疗法   B. 电脑中频疗法   C. 干扰电疗法

D. 音乐电疗法   E. 超音频电疗法

4. 神经衰弱的最佳治疗方法是

5. 尿潴留的最佳治疗方法是

6. 瘢痕疙瘩最佳的治疗方法是

参考答案：4. D;5. C;6. A

【解析】中频电疗不同种类作用各不相同,如干扰电流作用较深,可调整支配内脏的自主神经功能,故可治疗尿潴留;音乐电流可作用于头部,通过神经节段反射作用,缓解头痛、调整大脑的兴奋和抑制作用,故可治疗神经衰弱;音频电疗法有较好的软化瘢痕和松解粘连的作用,治疗后可使瘢痕颜色变浅、质地变软、面积逐渐缩小乃至消失,还可使瘢痕所引起的疼痛、瘙痒等症状明显减轻或消失。

三、以下提供若干个案例,每个案例下设若干个考题。请根据各考题题干所提供的信息,在每题下面的 A、B、C、D、E 五个备选答案中选择一个最佳答案。

(7~9题共用题干)

张某,男,46 岁,因搬重物致腰痛、右下肢痛 5 天,咳嗽、用力排便时疼痛较前加重,卧床休息后减轻。查体:腰部活动受限,腰椎$_{3~5}$棘突及右侧轻压痛,右侧直腿抬高试验 40°,加强试验（+）,右小腿外侧痛觉减退,双侧膝腱反射正常对称。X 线示:$L_{4~5}$椎间隙略微变窄。

7. 此患者最有可能的诊断是

A. 急性腰扭伤   B. 腰椎压缩性骨折   C. 腰肌劳损

D. 腰肌筋膜炎   E. 腰椎间盘病变

8. 为了明确腰部病变性质、程度,最适宜的检查是

A. CT   B. 肌电图检查   C. 超声检查

D. 下肢血流图检查   E. 下肢神经传导速度检查

9. 下列对该患者**不适宜**的是

A. 腰椎牵引   B. 超短波治疗   C. 水疗法

D. 腰背肌肌力训练   E. 中频电疗

参考答案:7. E;8. A;9. D

【解析】患者因搬重物致腰痛、右下肢痛,查体腰部活动受限,腰椎 3～5 棘突及右侧轻压痛,右侧直腿抬高试验 40°,加强试验(+),右小腿外侧痛觉减退,双侧腱反射正常对称。X 线示:$L_{4\sim5}$ 椎间隙略微变窄。结合症状、体征均符合急性腰扭伤的诊断,可行 CT 检查以明确,不适宜的治疗为腰背肌肌力训练,因为急性期进行肌力训练会加重损伤。

【能力检测】

1. 简述立体动态干扰电疗仪操作的注意事项。

2. 试述调制中频电治疗调制方式分类及对机体影响。

3. 简述中频电疗法的镇痛作用机制。

(舒 华)

139

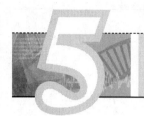

第五章

高频电疗法

【知识要点】

高频电疗法包括长波疗法、中波疗法、短波疗法、超短波疗法、微波疗法等。高频电流具有电磁波的特性,人体组织在高频电场中具有导体特性、电介质特性、电容特性、磁性以及线圈特性。高频电作用于人体时会产生温热效应和非热效应,从而起到止痛、消炎、改善局部血液循环、加速神经纤维再生及加强白细胞吞噬作用等治疗作用。由于高频电会产生非电离辐射,对人体和环境具有一定影响,因此在电疗环境、电疗设备以及操作技术上均有相应的安全防护要求。短波疗法主要采用电容电极法、电缆电极法、盘状电极法、涡流法进行治疗,主要治疗作用有消炎消肿、解痉镇痛、增强免疫、改善内脏功能、促进组织修复,大剂量治疗还有治癌作用。超短波疗法主要采用电容电极法治疗,主要治疗作用有消炎、止痛、解痉、提高免疫力、增强组织生长修复、治癌作用。微波疗法包括分米波疗法、厘米波疗法、毫米波疗法,常常采用辐射法进行治疗,对急性、亚急性、慢性炎症都有治疗作用。高频电热疗法是利用高频电的热效应用于恶性肿瘤的治疗,可以分为射频电热和微波电热两种。

【重点难点分析】

一、高频电流与低、中频电流对人体作用的比较(表5-1)

表5-1　高频电流与低、中频电流对人体作用的比较

	低频电流	中频电流	高频电流
电流频率	<1kHz	1～100kHz	>100kHz
对神经肌肉的兴奋能力	每个脉冲可引起神经肌肉一次兴奋	综合多个脉冲才能引起神经肌肉一次兴奋	热效应与非热效应 不能引起神经肌肉兴奋
作用深度	表浅,达到皮下	较深,可达到皮下及浅层肌肉	共鸣火花、毫米波只达表皮,短波、分米波、厘米波可达肌肉,超短波可达深部肌肉与骨骼
热效应	无	无	短波、超短波、分米波、厘米波中等以上剂量时产生热效应,小剂量及脉冲波治疗产生非热效应
人体电阻	大	中	小
电解作用	明显	不明显	无
电极能否离开皮肤	电极接触皮肤,电极下用厚衬垫,以电流作用于人体	电极接触皮肤,电极下用薄衬垫,以电流作用于人体	长波、中波疗法电极接触皮肤;短波、超短波、微波疗法电极可不接触皮肤,以电容场、电感场、辐射场作用于人体
对皮肤的刺激作用	明显	不明显	无,过热可引起皮肤烫伤
离子移动作用机制	电流作用下离子向异名电极方向移动	离子在正负半周内作不同方向的移动	离子高速振荡产生传导电流,偶极子高速旋转产生位移电流

二、高频电疗的分类

根据不同的标准可以对高频电流疗法进行不同的分类。

1. 根据波长分类 长波疗法、中波疗法、短波疗法、超短波疗法、微波疗法。

2. 根据电流波形分类 减幅正弦波、等幅正弦波、脉冲减幅正弦波、脉冲等幅正弦波。

3. 根据电流作用于人体的方式分类 火花放电法、直接接触法、电容场法、电感法、电磁波辐射法。

三、高频电的特点

1. 高频电流脉冲持续时间小于0.01毫秒,所以对人体神经肌肉无兴奋作用。

2. 高频电流作用于机体时,可以通过在皮肤与电极之间的空隙形成的电容场作用于人体,因此在治疗时电极可以不直接接触皮肤。

3. 高频电流作用于人体无电解、电泳、电渗现象,不会产生电解产物刺激皮肤。

四、高频电作用下人体的电磁学特性

1. 导体特性 人体内的带电荷物质沿着电场线方向来回移动,形成传导电流,发生欧姆损耗从而产热,在体内含水量高的组织中产热较多。

2. 电容特性 人体组织中既有导体又有电介电,所以处于高频电容场中的同一组织中同时存在电阻和电容成分。

3. 电介质特性 人体组织中存在不导电的电介质,这些电介质偶极子在高频电场作用下不断反复取向从而相互摩擦生热,这就是介质损耗。因介质损耗而产生的热量与电流频率、介电常数、电场强度成正比。

4. 磁性 人体组织中既有顺磁性物质又有逆磁性物质,二者混杂存在,使人体的磁导率接近于1。

5. 线圈特性 人体可以被视为由多个大小不同的同心线圈套在一起形成的导体,在高频电磁场作用下,电磁感应在这些线圈中产生涡电流。

五、高频电的治疗原理

1. 温热效应 高频电流作用于人体时通过产生传导电流的欧姆损耗和位移电流的介质损耗产热。其温热效应可以起到止痛、消炎、改善局部血液循环的治疗作用。

2. 非热效应 超短波和微波等频率较高的电流作用时,即使人体组织处于无温热感觉的情况下,高频电流仍可促进动植物生长发育、加速神经纤维再生、提高白细胞吞噬作用等治疗作用。

六、高频电的防护

1. 设备的安全措施 建筑要求、电源要求、机器的使用和维护要求。

2. 操作技术的安全要求

3. 辐射的防护 非电离辐射影响人体健康的程度与辐射源、环境、受辐射者等多种因素有关,应该针对性地采取防护措施尽量减少辐射的影响。

七、短波的产热原理

1. 机体组织产生涡电流,使体内偶极子、离子等发生旋转引起组织产热。

2. 形成传导电流而产热。

因此,短波电流作用于人体时,热量主要集中于电阻较小、体液丰富的组织,如肌肉。

八、短波的生理作用和治疗作用

1. 生理作用 改善深部组织的血液循环;加速淋巴回流;增强肝脏解毒功能和胃肠道的吸收功能;扩张肾血管,改善肾脏和肾上腺的功能;大剂量短波电流可杀灭肿瘤细胞或抑制其增殖。

2. 治疗作用 消炎消肿;解痉镇痛;增强细胞免疫功能;改善肾、肾上腺、肝脏、胆囊、胃肠

141

道、卵巢的功能;促进组织修复;抑制恶性肿瘤生长。

九、短波疗法的治疗技术、适应证、禁忌证和操作的注意事项

(见实训指导部分)

十、超短波疗法的治疗原理

1. 对神经系统　中小剂量可加速神经纤维再生、提高传导速度,大剂量则抑制其再生;中小剂量可抑制中枢神经系统兴奋性,大剂量时可使颅内压增高。

2. 对心血管系统　通过对神经反射和体液的影响,同时直接作用于血管感受器和血管平滑肌,使深部小动脉明显扩张。

3. 对内分泌系统　作用于肾上腺,可增强肾上腺皮质的功能;作用于脑垂体,可通过刺激垂体-肾上腺轴使血清11-羟皮质酮增高;作用于性腺,小剂量可促进其功能,大剂量可抑制其功能。

4. 对消化系统　作用于胃肠可缓解平滑肌痉挛、增加黏膜血流、改善吸收和分泌功能;作用于肝脏可增强解毒功能,促进胆汁分泌。

5. 对血液和免疫系统　中小剂量可增加白细胞总数、增强骨髓造血功能、升高血清免疫球蛋白、增加体内的抗体和补体;大剂量作用时则相反。

6. 对结缔组织　促进肉芽组织和结缔组织再生,小剂量促进伤口愈合,大剂量则使瘢痕过度增生。

7. 对肾脏　可以扩张肾血管,增加尿液分泌。

8. 对炎症过程　通过多种途径促进炎症的消散吸收。

十一、超短波的治疗作用

1. 消炎　对急性、亚急性、慢性炎症、感染性和非感染性炎症都有效。

2. 止痛　对神经痛、痉挛性疼痛、张力性疼痛、缺血性疼痛、炎症疼痛都有效果。

3. 解痉　可降低骨骼肌、平滑肌、纤维结缔组织的张力,减轻痉挛。

4. 治癌　大剂量时所产生的高热可杀灭癌细胞或抑制其增殖,常配合化疗用于治疗表浅癌肿。

5. 提高免疫力。

6. 温热作用可加速组织的生长修复。

十二、超短波疗法的治疗技术、适应证、禁忌证和操作的注意事项

(见实训指导部分)

十三、微波的物理特性

1. 微波属特高频电磁波,既有无线电磁波的特性又有光波的特性。

2. 微波对人体组织的穿透能力与频率有关,频率越高穿透能力越弱。

3. 血液、淋巴液、肌肉等富含水分的组织能大量吸收微波辐射的能量,产生大量热能,引起组织温度升高,而脂肪和骨组织吸收能量最少。

十四、微波的治疗原理

1. 对心血管系统的作用　治疗剂量微波辐射可使心前区组织温度升高、冠脉循环增强、血流量增加,有类似迷走神经样作用;大剂量辐射对心脏有损害作用。

2. 对神经系统的作用　短期中、小剂量可增强大脑兴奋过程,长期大剂量则增强抑制过程;作用于周围神经可降低神经兴奋性起到镇痛作用;作用于肌肉可缓解肌肉痉挛、降低肌肉张力。

3. 对消化系统的作用　治疗剂量可增强胃肠吸收功能,缓解胃肠痉挛、抑制胃酸分泌。但是由于胃肠等空腔器官调节能力差,较大剂量会引起损伤。小剂量引起肝脏充血,大剂量引起细胞肿胀、变形甚至坏死。

4. 对内分泌系统的作用　小剂量可提高内分泌腺的功能,大剂量辐射则对内分泌腺的激素形成起抑制作用。

5. 对血液及免疫系统的作用 大剂量微波使凝血时间延长、红细胞脆性增高、中性粒细胞数量减少;中小剂量使中性粒细胞数量增多、淋巴细胞减少;长期接触微波者血清总蛋白和球蛋白增高,白/球比例下降。

6. 对呼吸系统的作用 中小剂量作用于肺部可减慢呼吸、缓解支气管痉挛、增加肺通气量,并使肺轻度充血有利于炎症吸收。

7. 对眼睛的作用 大剂量辐射可引起晶状体混浊形成白内障,小剂量辐射对眼睛有治疗作用。

8. 对生殖系统的作用 微波辐射可减少精子生成,过量辐射可使曲细精管退行性变、萎缩甚至局灶性坏死;动物实验发现大剂量微波辐射后实验动物出现卵巢功能和生育能力受损。

9. 对炎症过程的作用 微波对急性、亚急性、慢性炎症都有抗炎作用,急性炎症采用小剂量可降低病灶中炎症介质含量,亚急性及慢性炎症阶段采用中等剂量可促进炎症产物的吸收和组织修复过程的加快。

十五、微波的治疗作用

1. 分米波和厘米波 其治疗作用类似于超短波。

2. 毫米波 消炎、止痛;促进上皮生长、加速伤口和溃疡愈合;促进骨痂生长、加速骨折愈合;降低血压;增强免疫功能;抑制肿瘤生长。

十六、微波疗法的治疗技术、适应证、禁忌证和操作的注意事项

(见实训指导部分)

十七、高频电热疗法的治疗原理

1. 抑制肿瘤细胞 DNA、RNA 和蛋白质的合成。

2. 增加细胞膜的通透性,使膜内低分子蛋白质外溢,导致细胞破坏。

3. 使细胞溶酶体活性升高,加速癌细胞的破坏。

4. 高热使癌细胞骨架排列紊乱、失去完整性,细胞功能受损,最终导致细胞死亡。

5. 肿瘤细胞破坏后释放出的抗原刺激机体免疫功能,增强机体对肿瘤的免疫。

十八、高频电热疗法的治疗作用

1. 杀灭肿瘤细胞

2. 与放疗协同

3. 与化疗协同

十九、高频电热疗法的适应证和禁忌证

1. 适应证 表浅肿瘤如皮肤癌、颈淋巴结转移癌、乳腺癌、恶性黑色素瘤、恶性肿瘤术后皮下种植转移癌;深部肿瘤如食管癌、胃癌、直肠癌、膀胱癌、前列腺癌、宫颈癌等。

2. 禁忌证 高热、昏迷并严重肝肾功能不全、身体局部有金属异物、心脏起搏器植入者。

【常见错误分析】

一、确定短波和超短波治疗剂量的标准是电流程度

目前确定短波、超短波疗法的治疗剂量尚无实用的客观指标,主要根据患者主观的温热感觉程度、氖光管的辉度、在谐振状态下治疗机电子管阳极电流强度(即毫安表的读数)三个指标,将治疗剂量分为无热量、微热量、温热量、热量四级。

二、短波、超短波治疗时电极与皮肤之间间隙越小,作用越深

治疗时在治疗仪输出谐振的情况下,通过调节电极与皮肤之间的间隙来达到治疗所需深度,间隙越大治疗作用越深,间隙越小则治疗作用较浅。

【执业考试链接】

一、以下每道题下面有 A、B、C、D、E 五个备选答案,请从中选择一个最佳答案。

1. 超短波的波长范围是

A. 50～1m   B. 40～1m   C. 30～1m   D. 20～1m   E. 10～1m

参考答案:E

【解析】超短波的波长范围是10～1m。

2. 以下**不属于**超短波疗法禁忌证的是

    A. 妊娠   B. 出血倾向   C. 急性肾功能不全

    D. 治疗局部金属异物   E. 结核

参考答案:C

【解析】超短波疗法的禁忌证包括恶性肿瘤、出血倾向、活动性结核、妊娠、严重心肺功能不全、局部金属异物、植入心脏起搏器、颅内压增高、青光眼等,而急性肾功能不全是超短波疗法的适应证。

3. 微波的波长范围是

    A. 1mm～1cm   B. 1mm～5cm   C. 1mm～1m

    D. 1mm～10m   E. 1mm～20m

参考答案:A

【解析】微波的波长范围是1mm～1cm。

4. 高频电疗法镇痛作用的原理**不包括**

    A. 降低感觉神经的兴奋性

    B. 温热觉的冲动传入中枢,干扰痛觉的传入

    C. 改善血液循环,促进致痛物质的排除

    D. 减轻缺血性疼痛

    E. 脑内吗啡样物质释放增多

参考答案 E

【解析】高频电疗法镇痛作用的原理有降低感觉神经的兴奋性、干扰痛觉冲动的传入、减轻缺血性疼痛、促进致痛物质的排出、减轻肿胀所致的张力性疼痛、减轻炎症、减轻痉挛性疼痛等。

5. 采用超短波电容场法进行治疗时,为了治疗较深部位病灶可以采用下列哪种方法

    A. 加大电极面积   B. 增加电极与皮肤之间的间隙

    C. 加大治疗剂量   D. 减小电极与皮肤之间的间隙

    E. 延长治疗时间

参考答案:B

【解析】在采用电容场法进行治疗时,增大电极与皮肤之间的距离可以使电场线均匀分布于较深部位,用于治疗较深部位病灶。

6. 在下列高频电疗法中,温热作用最深的是

    A. 中波疗法   B. 短波疗法   C. 超短波疗法

    D. 分米波疗法   E. 厘米波疗法

参考答案:C

【解析】中波疗法作用较表浅,短波疗法作用深达肌肉,超短波疗法作用可深达骨组织,分米波的有效作用深度为7～9cm,厘米波为3～5cm,因此答案为超短波疗法。

7. 超短波疗法采用电容场法治疗时产热最多的组织是

    A. 皮肤   B. 皮下脂肪   C. 浅层肌肉

    D. 深层肌肉   E. 骨骼

参考答案:B

【解析】在超短波电容场法治疗时脂肪层中产热最多。

8. 当患者体内有金属异物时,局部禁止进行高频电疗的原因是

　　A. 电流集中于金属物转变为磁能

　　B. 金属物在电场中发生感应电流

　　C. 金属物导电

　　D. 电流易导致金属物氧化、腐蚀

　　E. 电流集中于金属物转变为热能而导致灼伤

参考答案:E

【解析】 当高频电流作用于有金属异物的部位时,容易导致电流集中于金属物而转变为热能,从而导致局部电灼伤。

9. 厘米波治疗时产热最多的组织是

　　A. 皮肤　　　　　　　　B. 皮下脂肪　　　　　　C. 浅层肌肉

　　D. 深层肌肉　　　　　　E. 骨骼

参考答案:C

【解析】 因为厘米波治疗时作用部位深达 3~5cm,因此产热最多的组织是浅层肌肉。

10. 以下**不属于**超短波疗法治疗作用的是

　　A. 兴奋神经肌肉　　　　B. 消炎、镇痛　　　　　C. 解痉

　　D. 刺激结缔组织增生　　E. 提高免疫力

参考答案:A

【解析】 因为超短波电流频率达 30~300MHz,电刺激持续时间小于 0.01 毫秒,所以不能引起神经、肌肉的兴奋。

11. 以下**不属于**高频电非热效应的是

　　A. 加强炎症局部白细胞吞噬活动　　　　B. 使神经纤维、肉芽组织再生加速

　　C. 提高中枢神经系统兴奋性　　　　　　D. 使条件反射活动受到抑制

　　E. 治癌作用

参考答案:E

【解析】 高频电疗法治癌作用主要是利用高频电流产生的热作用,将癌组织的温度升高达43℃以上从而杀死癌细胞或抑制其增殖。

12. 高频电疗法中,非热效应最明显的疗法是

　　A. 长波疗法　　B. 中波疗法　　C. 短波疗法　　D. 超短波疗法　　E. 微波疗法

参考答案:E

【解析】 微波中的毫米波疗法治疗时采用低能量辐射,不产生温热作用但热外作用明显。

13. 当软组织急性化脓性炎症不可逆时,采用超短波温热量治疗能达到什么效果

　　A. 使炎症局限　　　　　B. 使炎症消散　　　　　C. 化脓成熟

　　D. 加重炎症　　　　　　E. 使炎症迁延

参考答案:C

【解析】 当急性炎症时一般不采用超短波温热量进行治疗,如果软组织急性化脓性炎症不可逆时采用温热量治疗可以促进化脓成熟。

14. 在短波疗法操作技术中避免输出电缆打圈是为了避免

　　A. 在打圈处形成短路,烧坏电缆

　　B. 在打圈处的线圈形成反向的感应电流,减少输出

　　C. 在打圈处形成新的磁场

　　D. 使电力线集中于打圈处造成灼伤

　　E. 容易搞错电极的位置

参考答案:A

【解析】短波疗法操作技术中避免电缆交叉或打圈是为了避免短路。

15. 采用超短波疗法治疗恶性肿瘤时应该采用的剂量是
 A. 无热量　　　　　　　B. 微热量　　　　　　　C. 温热量
 D. 热量　　　　　　　　E. 以上都不对

参考答案:D

【解析】采用超短波进行高频电热疗法治疗恶性肿瘤时应用热量级剂量,使肿瘤温度短时间内升至43℃以上。

16. 下列关于高频电疗操作的安全技术措施的描述中**不正确的**是
 A. 高频电疗室的地面应该为木板或铺绝缘橡胶
 B. 治疗室的电源开关、插座、电源线、地线应严格按照安全用电要求设计安装
 C. 所有治疗机必须接地线
 D. 操作者的手足、皮肤、衣物应保持干燥
 E. 患者接受治疗时应保持安静,可以看书、报或入睡

参考答案:E

【解析】患者接受高频电疗时应该保持安静,不能看书、报,更不能入睡。

二、以下提供若干组考题,每组考题共同使用在考题前列出的A、B、C、D、E五个备选答案,请从中选出一个与考题关系最密切的答案。每个备选答案可能被选择一次、多次或不被选择。

(17～19题共用答案)
 A. 欧姆损耗产热　　　　B. 机械产热　　　　　　C. 光辐射产热
 D. 介质损耗产热为主　　E. 共振吸收产热

17. 超短波疗法主要是
18. 微波疗法主要是
19. 短波疗法主要是

参考答案:17. D　18. E　19. A

【解析】进行超短波治疗时,产热原理有欧姆损耗和介质损耗两种,但是由于其电流频率高、电介质容抗更小,故热效应以介质损耗产热为主。微波为特高频电磁波,通过与人体内粒子发生谐振效应产生治疗作用,属于共振吸收热。进行短波治疗时,人体的感应电动势发生在电阻较小的组织,说明短波电疗主要是由于传导电流导致的欧姆损耗产热。

(20～23题共用备选答案)
 A. 无热量　　B. 微热量　　C. 温热量　　D. 热量　　E. 高热量

20. 超短波治疗急性炎症、急性疼痛应选择
21. 用氖光灯管测试超短波剂量时,氖光灯启辉并明亮应该是
22. 采用超短波高频电热疗法治疗恶性肿瘤时一般选择
23. 采用超短波疗法治疗急性肾功能不全应该采用

参考答案:20. A　21. C　22. D　23. C

【解析】采用超短波疗法治疗急性炎症、急性疼痛时多选择小剂量即无热量。采用耐光灯管测试超短波输出剂量时如果灯管启辉并明亮应该是温热量。超短波疗法治疗恶性肿瘤选择热量使肿瘤组织的温度迅速升高,治疗急性肾功能不全选择温热量以改善肾脏血液循环。

【能力检测】

1. 简要叙述怎样确定超短波疗法的剂量,如同根据病情选择治疗剂量。

2. 超短波电容电极法治疗时如何通过调节电极与皮肤的间隙获得所需要的治疗剂量。

3. 简要叙述短波电疗时的注意事项。

4. 采用列表的方式比较短波、超短波、微波三种常用高频电疗法的异同。

（刘　曦）

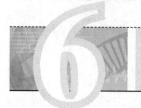

第六章

光 疗 法

【知识要点】

本章从概念、物理特性和分类三个方面对光疗法进行了系统阐述。光具有热效应、光电效应、光化学效应、荧光和磷光效应等。光照时首先作用于皮肤,因此皮肤是光作用的靶器官。皮肤各层对不同波长的光线吸收能力不同,被吸收的越多,穿透的就越少。光具有电磁波和粒子流的特点。光谱是电磁谱的一部分,它包括可见光和不可见光两部分。不可见光包括红外线和紫外线。可见光经三棱镜分光后,成为一条由红、橙、黄、绿、蓝、靛、紫七种颜色组成的光带,这条光带称为可见光光谱。其中红光波长最长,紫光波长最短,其他各色光的波长则依次介于其间。临床上的光疗法主要包括红外线疗法、可见光疗法、紫外线疗法和激光疗法。波长长于红光的(>760nm),位于红光之外称红外线。红外线不能引起视觉效应,被组织吸收后不能引起光化学反应和光电效应,只能引起分子的振动而产生热效应,使组织温度升高。红外线具有改善局部血循环、促进炎症消散、缓解肌肉痉挛、镇痛、促进组织再生、减轻术后粘连及软化瘢痕等作用。可见光的光谱位于红外线和紫外线之间,因此其生物学作用既有红外线的温热效应,又有紫外线的光化学作用,波长长的以红外线作用为主,波长短的以紫外线作用为主。在可见光疗法的应用过程中主要利用了可见光的热效应和光化学效应。临床中常用的为红光、蓝光和蓝紫光,红光用于中枢神经兴奋,蓝光、绿光用于镇静,蓝紫光对新生儿胆红素性脑病有疗效。波长短于紫色光的(<400nm),位于紫光之外称紫外线。紫外线作用于人体,光的能量引起一系列化学反应,有消炎、止痛、抗佝偻病等作用,常用于治疗皮肤化脓性炎症、银屑病及玫瑰糠疹等皮肤病、各种疼痛性疾病和软骨病等。激光的产生形式不同于一般光线,普通光属自发辐射,而激光是因受激辐射而发生。因此激光具有一些它本身固有的特点。激光的治疗作用依其能量的大小而不同,低能量的激光主要有抗炎和促进上皮生长的作用,高能量激光由其对组织的破坏作用,可用于切割、烧灼或焊接组织。激光不同之处还在于其在外科领域的优势,激光手术具有出血量少、术后感染率低、组织损伤小、疼痛较轻的优点。激光疗法在临床应用日趋广泛。光疗法适应证较多,在本章学习过程中要注意对治疗技术的学习,系统掌握光疗法常用设备的临床操作方法及注意事项,严格把握临床适应证及禁忌证。

【重点难点分析】

一、红外线的物理特性

在光谱中波长范围在 760nm ~ 400μm 之间的这一段光线称为红外线,红外线是不可见光线,应用红外线防治疾病和促进机体康复的治疗方法称为红外线疗法(infrared radiation therapy)。远红外线或称长波红外线(波长 1.5 ~ 400μm)照射时,只能作用到皮肤的表层组织;近红外线或称短波红外线(波长 0.76 ~ 1.5μm)以及红色光的近红外线部分照射时,能直接作用到皮肤的血管、淋巴管、神经末梢及其他皮下组织。

二、红外线疗法的治疗原理

本节主要从红外线的红斑反应,人体对红外线的反射和吸收,红外线穿透人体的深度,温热效应,器官系统的变化等几方面阐述红外线疗法的治疗原理。其中温热效应是基础。

三、红外线疗法的治疗作用

红外线作用于人体组织,使细胞分子运动加速,局部组织温度升高,其对机体的作用主要是温热作用,所有治疗作用都是建立在此基础上。

1. 红外线照射可以降低骨骼肌和胃肠道平滑肌的肌张力,用于治疗肌肉痉挛、劳损和胃肠道痉挛等病症。

2. 对多种原因所致疼痛,红外线均有一定的镇痛作用。

3. 改善局部血液循环,促进炎症消散,适应于治疗各种类型的慢性炎症。

4. 红外线照射损伤局部,通过改善循环,增强物质代谢,使纤维细胞和成纤维细胞再生增强,促进肉芽组织和上皮细胞生长。

5. 红外线照射能减少烧伤创面或压疮的渗出,减轻术后粘连,促进瘢痕软化,减轻瘢痕挛缩,还可用于治疗扭挫伤。

四、红外线疗法的治疗方法

红外线疗法的主要设备包括:红外线辐射器,白炽灯,光热复合治疗机。

1. 红外线治疗剂量的大小,主要根据病变的特点、部位、患者年龄及机体的功能状态等而定。

2. 治疗前充分裸露照射部位,检查照射部位的温度觉是否正常,对于存在感觉障碍的患者,应仔细询问病史。使用本方法治疗时患者不得移动体位,以防止烫伤,出现不适及时处理。照射部位接近眼或光线可射及眼时,应用盐水纱布遮盖双眼,避免引起白内障。患部有温热感觉障碍或照射新鲜的瘢痕、植皮部位时,应用小剂量,并密切观察局部反应,以免发生灼伤。治疗后将照射部位的汗液擦干,患者应在室内休息 10 ~ 15 分钟后方可离开,以免着凉。

五、红外线疗法的临床应用

红外线疗法临床较常用,应用时应严格掌握适应证及禁忌证。肢体动脉栓塞性疾病,较明显的血管扩张部位及急性扭挫伤的早期一般不用红外线照射。

六、可见光的物理特性

在光谱中,波长在 400 ~ 760nm 的这一段光线为可见光。应用可见光治疗疾病的方法称为可见光疗法。可见光经三棱镜分光后,成为一条由红、橙、黄、绿、蓝、靛、紫七种颜色组成的光带,这条光带称为可见光光谱。其中红光波长最长,紫光波长最短。

七、可见光疗法的治疗原理

可见光疗法主要利用了可见光的热效应和光化学效应。可见光可以增加细胞的新陈代谢,调整高级神经活动的兴奋过程,影响内分泌系统及整个机体的功能,提高机体的免疫功能。同时可见光线能引起视网膜光感的辐射线,视觉的形成即是利用了可见光的光化学效应。

八、可见光疗法的治疗作用

不同波长可见光线的光子能量不等,因此具有不同的治疗作用。可见光对组织的穿透能力以红光最强,其他光线随其波长缩短穿透能力依次减弱,紫光仅为表皮所吸收。临床上较常用的是红光疗法及蓝紫光疗法。

1. 红光疗法 红光的波长靠近红外线,因此其生物学作用主要以温热效应为主,红光穿透组织较深,可使深部组织血管扩张,组织充血,血液循环增强,改善组织营养,具有促进炎症吸收消散、镇痛、缓解肌肉痉挛与促进组织愈合和周围神经再生的作用。

2. 蓝紫光疗法 蓝紫光的波长靠近紫外线,因此,其生物学作用主要以光化学作用为主,蓝紫光照射于皮肤黏膜后进入人体,使浅层血管扩张,血液中的胆红素对 420 ~ 460nm 的蓝紫色吸收最强。在光与氧的作用下经过系列光化学效应,最后形成水溶性的分子量低的无毒的胆绿素由尿液和粪便排出体外,使血液中过高的胆红素浓度降低。临床上常采用蓝光或白光照射患核黄疸的新生儿皮肤,用于治疗新生儿高胆红素血症。

九、可见光疗法的光源

最常用的人工可见光线的光源是白炽灯,加不同颜色的滤光片后即获得各色的可见光线。利用不同的荧光物质制成的荧光灯也可发出各色的可见光线,临床常用的红光治疗仪,蓝紫光治疗仪及颜色光光子治疗仪。其中,应掌握蓝紫光治疗新生儿高胆红素血症的操作方法,注意如照射总时间达 24 小时后仍黄疸不退,且症状不缓解时,则需改用其他治疗方法。

十、可见光疗法的临床应用

可见光疗法临床常用于治疗内外科、妇科、耳鼻喉科及皮肤科炎性疾病。其中重要的内容是蓝紫光照射可用来治疗新生儿核黄疸和新生儿高胆红素血症。但在炎症的急性期,有出血倾向,高热,肿瘤所致的体质消耗,严重的免疫系统疾病如红斑狼疮、血管闭塞性脉管炎等疾病是可见光疗法的禁忌证。使用本方法治疗时患者不得移动体位,以防止烫伤,出现不适及时处理。与红外线相同之处为照射部位接近眼或光线可射及眼时,应用盐水纱布遮盖双眼,避免引起白内障。

十一、紫外线的物理特性

紫外线的光谱范围为 $180 \sim 400nm$。临床上将紫外线光谱分为三个波段:短波紫外线、中波紫外线、长波紫外线。短波紫外线红斑反应作用明显,对细菌和病毒有明显杀灭和抑制作用。中波紫外线是紫外线生物学效应最活跃的部分,是应重点防护的紫外线波段。长波紫外线有明显的色素沉着作用,可引起一些物质产生荧光反应,还可引起光毒反应和光变态反应等。长波紫外线也被称做"晒黑段",是导致皮肤老化和严重损害的原因之一。

十二、紫外线疗法的红斑反应

紫外线的治疗原理很复杂,主要需明确紫外线红斑的产生机制及对各器官系统的影响。紫外线照射后照射区皮肤出现红斑,它有明显的界线,是一种非特异性炎症反应。紫外线红斑的分级由于紫外线剂量不同,可引起不同程度的红斑反应。需掌握紫外线的红斑分级、影响红斑强度的因素如部位和生理因素。

十三、紫外线疗法的治疗作用

紫外线疗法治疗疾病的作用原理主要是光化学效应,因此又有光化学线之称。

1. 红斑量局部照射对各种皮肤和黏膜炎症性疾病都有良好的治疗效果。中、短波紫外线的消炎作用强于长波。

2. 紫外线红斑量照射可解除各种浅表性疼痛,对较深层组织病变所致的疼痛也有一定的缓解作用,但是,癌性疼痛应避免采用紫外线照射。

3. 紫外线可以杀灭各种细菌或病毒。不同波长的紫外线的杀菌效果不同,其中波长 $254 \sim 257nm$ 最强,而 $300nm$ 以上的杀菌能力主要依赖光敏物质的存在,没有直接杀菌能力。

4. 紫外线参与人体钙、磷代谢,有预防、治疗佝偻病和软骨病的作用。

5. 紫外线红斑量多次局部照射具有脱敏作用。此外,紫外线照射后维生素 D 增多,钙的吸收亦增多,钙离子可降低神经系统兴奋性和血管通透性,减轻过敏反应。

6. 小剂量紫外线照射可加速伤口愈合。大剂量紫外线则促进坏死组织的大片脱落。

7. 紫外线照射可增强人体体液免疫功能。

8. 用长波紫外线照射后能抑制病灶区上皮细胞的生长,用于治疗银屑病;促进皮肤细胞合成黑色素,用于治疗白癜风。

十四、紫外线疗法的治疗技术

紫外线疗法的主要设备包括:高压水银石英灯、低压水银石英灯。紫外线疗法的治疗技术主要掌握生物剂量测定法及各种局部照射治疗法。

1. 生物剂量 所谓一个生物剂量也就是最小红斑量(MED),即紫外线灯管在一定距离内(常用50cm),垂直照射下引起最弱红斑反应(阈红斑反应)所需要的照射时间。

2. 阈红斑反应的观察 临床上最多应用的方法是在照射后24小时后所见到的最弱红斑的后一小孔的照射时间定为阈红斑量(一个生物剂量)。或将24小时所观测的生物剂量时间减少30%~50%。若第4孔出现最弱红斑,那么就把第5孔的照射时间作为被测试者的生物剂量(MED)。

3. 常用的局部照射法 病变部照射、节段照射法、分区照射法、中心叠加照射法、筛网照射法、穴位照射法、体腔照射法。

紫外线辐射可使空气产生臭氧,因而治疗室应通风良好。同时应注意紫外线的光敏反应。由于紫外线疗法的红斑及色素沉着作用,使用本方法治疗时充分暴露照射部位,并将非照射部位用不透光的布巾遮盖,加以防护,并对初次接受治疗者,事先应说明照射后的反应。操作时患者及操作者均需注意眼部防护,以免发生电光性眼炎。

十五、紫外线疗法的临床应用

紫外线疗法适应证较多,其中较特别的是紫外线疗法对银屑病、白癜风及带状疱疹等疾病有较好疗效。紫外线疗法临床较常用,应用时应严格掌握适应证、禁忌证及注意事项。

十六、激光的物理特性

激光本质上和普通光线没有什么区别,它的本质也是电磁波,也受光的反射、折射、吸收、透射等物理规律的制约。但是由于激光是因受激辐射而发生,因此具有一些独特的物理特性,如激光的高亮度性、高单色性、高定向性、相干性好等。

十七、激光疗法的治疗原理

激光治疗原理亦为光化学反应及热效应。同时其又具有独特的压强效应、电磁场效应等。其治疗作用取决于激光的种类、强度、输出方式和器官组织本身的生物学特性。

十八、激光疗法的治疗作用

激光的治疗作用主要体现在激光的生物刺激和调节作用,以及应用激光进行各种手术治疗。

1. 激光的生物刺激和调节作用 与普通光线类似,包括促进代谢和组织修复、调节血液和内分泌功能、抗炎、镇痛、调节神经功能。小功率激光血管内照射,可降低血脂。

2. 激光手术治疗 激光因其独特的高亮度性、高单色性、高定向性、相干性好等特点,被广泛应用于手术治疗。临床上用一束细而准直的大能量激光束,对病变组织进行切割、粘合、气化,因此激光又被称为"光刀"。在一般情况下使用时,激光的功率宜在80W以上。激光治疗在眼科疾病治疗方面已积累了较丰富的经验,已形成了独特的激光眼科学科。激光血管吻合在外科手术中有着很大的潜在意义。

十九、激光疗法的治疗方法

临床上的激光器种类繁多,操作方法各异,在康复医学科目前常用的是氦氖(He-Ne)激光,砷化镓(AsGa)和二氧化碳(CO_2)激光治疗器。

1. 低、中能量激光疗法 采用氦-氖(He-Ne)激光器,输出红光激光。这些激光器的功率均为毫瓦级,可直接或通过光导纤维照射,每次15~20分钟,穴位或伤口照射时每部位3~5分钟,每日或隔日一次,10~15次为一疗程。照射创面或穴位前,需用生理盐水将要照射的部位清洗干净。照射距离一般视病情及激光器功率而定。不便直接照射的部位可通过光导纤维照射到治疗部位。

2. 高能量激光疗法 采用二氧化碳(CO_2)激光器、掺钕钇铝石榴石(Nd-YAG)激光器,输出红外激光。这些激光器的功率均为瓦级。该激光进行外科治疗时,将聚集光束对准病患部位,瞬间产生组织凝固、炭化、气化、较小病灶可一次消除,较大病灶可分次处理,也可以通过内镜进行体腔内治疗。水循环系统如有故障时,不得开机工作。治疗结束,按与开机相反顺序关闭各组机钮,关闭机钮15分钟之内勿关闭水循环,治疗局部不应涂抹烫伤膏或绿药膏。

3. 光动力疗法(photodynamic therapy,PDT) 光动力疗法又称光敏疗法。由于它的诸多优点,尤其是在肿瘤治疗方面,有人称它为继放疗、化疗、手术治疗三大疗法之后的第四种疗法。光敏疗法必须具备三个条件:光源、光敏剂、靶组织。包括皮肤光敏疗法、骨髓光敏疗法、血液光敏疗法、肿瘤光敏疗法。需掌握光动力疗法治疗银屑病、白癜风的方法以及治疗恶性肿瘤操作方法。

进行激光治疗前,应了解激光仪的性能,特别是功率大小,熟悉操作规程。治疗时注意查看患处,出现不适情况及时处理。操作人员须穿白色工作服,戴白色工作帽,激光治疗室门窗及四壁用黑色幕布遮蔽,或涂黑色为宜,因黑色能最大限度的吸收射向它的各色激光。避免激光束射向人员走动频繁的区域。室内灯光应充分明亮,避免对眼的损伤。治疗室应安装通风、抽气设备,以防止污染的空气对人员的伤害。光敏治疗者于注射药物一个月内居住暗室,严禁日光直晒,以免引起全身性光敏反应。

二十、激光疗法的临床应用

激光疗法相关技术已应用于医学各学科的每一个角落,因此需要同学们掌握适应证、禁忌证。

【常见错误分析】

一、光的照射深度是相同的

在光谱中,红外线波长在 $760nm \sim 400\mu m$,可见光波长在 $400 \sim 760nm$,紫外线波长在 $180 \sim 400nm$ 的范围内。皮肤被覆体表,光照时首先作用于皮肤,因此皮肤是光作用的靶器官。皮肤各层对不同波长的光线吸收能力不同,被吸收的越多,穿透的就越少。总的来说,穿透深度的大小依次为:短波红外线、可见光里的红、橙、黄(穿透真皮层达皮下筋膜)>长波紫外线、可见光里的蓝紫光(可穿透表皮到达真皮)>中波紫外线(穿透到达表皮深层)>短波紫外线和长波红外线(穿透仅达表皮浅层)。

二、红外线也能引起光电效应

光照射到某些物质上,引起物质的电性质发生变化,也就是光能量转换成电能,这类光致电变的现象称为光电效应(photoelectric effect)。紫外线及可见光线的短波部分照射物体时可引起光电效应。产生光电效应的基本条件是每个光子的能量必须足以使电子从电子轨道上逸出。所以,红外线照射无论照射强度多大(因其光子的能量小),均不能引起光电效应。实验证明,紫外线及可见光线的短波部分照射人体、动植物、金属和某些化学物质时,均可产生光电效应。

三、红外线照射也可以产生红斑反应

足够强度的红外线照射皮肤时,可出现红外线红斑,红斑颜色为浅红色或鲜红色,呈斑纹状或网状,与未照射区无明显界限。停止照射 $5 \sim 10$ 分钟红斑即消失。大剂量红外线多次照射皮肤时,可产生褐色大理石样的色素沉着,这与热作用加强了血管壁基底细胞层中黑色素细胞的色素形成有关。

四、红外线穿透人体的深度是相同的

有效穿透深度是指能量被吸收50%时的进入深度。不同波长的红外线穿透人体的深度不同。长波红外线照射时,绝大部分被反射和为浅层皮肤组织吸收,穿透皮肤的深度仅达 $0.05 \sim 2mm$,因而只能作用到皮肤的表层组织;短波红外线以及红色光的近红外线部分透入组织最深,穿透深度可达 $10mm$,能直接作用到皮肤的血管、淋巴管、神经末梢及其他皮下组织。

五、可见光对神经系统的治疗作用是相同的

可见光能调整高级神经活动的兴奋过程,紫光和蓝光照射可降低神经的兴奋性,红光可明

显提高神经的兴奋性,黄光和绿光则没有明显的影响。高血压的患者在暗室待 1 个小时后可见血压下降和心率减慢。舞蹈病患儿居于暗室,不自主运动可明显减少。癫痫患者强光照射后可引起发作。

六、可见光里没有紫外线和红外线,因此可见光照射时没有注意事项

可见光照射的注意事项有:①照射部位接近眼或光线可射及眼时,应用盐水纱布遮盖双眼,由于眼球含有较多的液体,对可见光吸收较强,可引起白内障。②急性扭挫伤的早期一般不用红光照射,而应采用冷敷 15～20 分钟。冷敷超过 20 分钟可引起继发性血管扩张,渗出增多,肿胀加重。

七、所有紫外线的治疗作用是相同的

临床上将紫外线光谱分为三个波段:短波紫外线(UVC)、中波紫外线(UVB)、长波紫外线(UVA)。短波紫外线(UVC)波长 180～280nm,红斑反应作用明显,对细菌和病毒有明显杀灭和抑制作用。中波紫外线(UVB)波长 280～320nm,是紫外线生物学效应最活跃的部分,红斑反应的作用很强,能使维生素 D 原转化为维生素 D,促进上皮细胞生长和黑色素产生以及抑制变态反应等。中波紫外线又被称作紫外线的晒伤(红)段,是应重点防护的紫外线波段。长波紫外线(UVA)波长 320～400nm,其生物学作用较弱,有明显的色素沉着作用,引起红斑反应的作用很弱,可引起一些物质产生荧光反应,还可引起光毒反应和光变态反应等。

八、紫外线照射疗法的注意事项

1. 患者在治疗过程中,需用同一灯管照射。采取合适体位,充分暴露照射部位,并将非照射部位用不透光的布巾遮盖,加以防护。

2. 对初次接受治疗者,应测量生物剂量,照射前应详细询问有无紫外线过敏史,光敏药物服用史。事先应说明照射后的反应,告知照射后局部可有发红、瘙痒,不要沾水和用手挠。

3. 患者和操作者均需戴防护眼镜或患者用盐水纱布遮盖眼部,以免发生电光性眼炎。

九、激光与普通光线的产生机制相同

激光本质上和普通光线没有什么区别,它也受光的反射、折射、吸收、透射等物理规律的制约。但是由于激光的产生形式不同于一般光线,普通光属自发辐射,而激光是因受激辐射而发生。故激光具有一些它固有的特点。原子的能级结构是发光现象的物质基础,激光的产生需要在光学共振腔中通过激发、辐射、粒子数反转和激光的形成几个步骤。

十、光动力疗法(PDT)治疗不需要光敏剂

临床治疗操作技术光敏疗法必须具备三个条件:光源、光敏剂、靶组织。光源一般采用对人体组织具有较深穿透能力的激光、红光、紫光、紫外线,配合口服、静脉注射或体表应用光敏剂的方法。根据不同的疾病选用不同的光源进行体表或腔内照射达到治疗疾病的目的。

光敏治疗者于注射药物一个月内居住暗室,严禁日光直晒,以免引起全身性光敏反应。

【执业考试链接】

一、以下每一道考题下面有 A、B、C、D、E 五个备选答案,请从中选择一个最佳答案。

1. 应用波长在多少范围内的光线治疗疾病的方法称为可见光疗法。

A. 400～760nm
B. 760nm～400μm
C. 180～400nm

D. 180～280nm
E. 320～400nm

参考答案:A

【解析】 短波紫外线(UVC)波长 180～280nm,中波紫外线(UVB)波长 280～320nm,长波紫外线(UVA)波长 320～400nm,可见光的波长 400～760nm。

2. 用于治疗新生儿高胆红素血症光疗法是

A. 红外线
B. 激光疗法
C. 蓝紫光疗法

D. 紫外线疗法　　　　　　E. 可见光疗法

参考答案:C

【解析】 蓝紫光的波长靠近紫外线,因此,其生物学作用主要以光化作用为主,蓝紫光照射于皮肤黏膜后进入人体,使浅层血管扩张,血液中的胆红素吸收波长 400～500nm 的光,其中对 420～460nm 的蓝紫色吸收最强。胆红素在光与氧的作用下产生一系列光化学效应,转变为水溶性的、低分子量的、易于排泄的无毒胆绿素,经胆汁,再由尿液和粪便排出体外,使血液中过高的胆红素浓度降低。

3. 红外线疗法的主要治疗作用原理是

A. 光敏效应　　　　　　B. 电磁效应　　　　　　C. 光电效应

D. 光化效应　　　　　　E. 温热效应

参考答案:E

【解析】红外线照射下,皮肤内的热感受器以及血管壁的自主神经末梢受刺激,通过反射途径引起血管扩张。强烈的热刺激可引起组织蛋白变性,产生组胺类物质,也可使血管扩张,出现主动性充血反应,使皮温升高。

4. 银屑病患者口服甲氧沙林(8-甲氧补骨脂素)后 1～2 小时,用长波紫外线照射可起到治疗作用,其作用原理是

A. 促进维生素 D 生成　　B. 抗过敏作用　　　　C. 调节机体免疫功能

D. 光敏反应　　　　　　E. 荧光反应

参考答案:D

【解析】 呋喃香豆素类、煤焦油、四环素族和汞制剂等药物与紫外线照射同时应用,可增强机体对紫外线的敏感性,产生较强的皮肤反应,临床上用以提高紫外线治疗某些皮肤病的疗效。例如银屑病患者口服甲氧沙林后 1～2 小时,用长波紫外线照射,使表皮细胞 DNA 复制受抑制,延长细胞增殖周期。

二、以下提供若干组考题,每组考题共同使用在考题前列出的 A、B、C、D、E 五个备选答案,请从中选择一个与考题关系最密切的答案。每个备选答案可能被选择一次、多次或不被选择。

(5～8 题共用备选答案)

A. 红光疗法　　　　　　B. 激光疗法　　　　　　C. 紫外线疗法

D. 红外线疗法　　　　　E. 蓝紫光疗法

5. 背部的皮赘首选的光疗法是

6. 新生儿高胆红素血症治疗首选的光疗法是

7. 肋软骨炎治疗首选的光疗法是

8. 急性睑腺炎(麦粒肿)感染首选的光疗法是

参考答案:5. B;6. E;7. D;8. C

【解析】高能量激光可做激光刀,利用高温气化肿物。血液中的胆红素吸收蓝紫色光,胆红素在光与氧的作用下产生一系列光化学效应,转变为水溶性的、低分子量的、易于排泄的无毒胆绿素,经胆汁,再由尿液和粪便排出体外,使血液中过高的胆红素浓度降低。紫外线红斑量照射具有止痛作用,红光疗法照射深度深,具有很好的抗炎作用。

三、以下提供若干个案例,每个案例下设若干个考题。请根据各考题题干所提供的信息,在每题下面的 A、B、C、D、E 五个备选答案中选择一个最佳答案。

(9～12 题共用题干)

马某,男,56 岁。因着凉后出现口角向右歪斜、左眼闭合不全 3 天就诊,查体:示齿口角向右侧偏斜,左侧额纹消失,左眼闭目露白,鼻唇沟平坦,鼓腮左侧漏气,自述左侧腮部夹饭。既往糖尿病史 6 年。

9. 该患者临床诊断为什么疾病?

    A. 糖尿病视网膜病变   B. 糖尿病展神经麻痹   C. 面神经炎

    D. 脑出血   E. 脑卒中

10. 首选的光疗法是

    A. 可见光疗法   B. 激光疗法   C. 蓝紫光疗法

    D. 紫外线疗法   E. 红光疗法

11. 采用上法时,红光的光斑应以哪个部位为中心照射

    A. 左眼   B. 左面   C. 左耳屏前

    D. 左乳突处   E. 左口角

12. 采用上法时,应注意哪方面的内容

    A. 遮蔽左眼,温度为热量   B. 遮蔽左眼,温度为温热量

    C. 遮蔽左眼,温度为无热量   D. 遮蔽左乳突,光斑直径 15cm

    E. 遮蔽左乳突,光斑直径 20cm

    参考答案:9. C;10. E;11. D;12. B

【解析】治疗面神经炎时,由于红光作用部位较深,温度适宜,所以首选红光治疗。另外,患者左眼闭目露白、治疗时不能让患者直视光线以免损伤眼睛,同时该患有糖尿病史,感觉迟钝所以治疗时温度不宜太高以免烫伤。

【能力检测】

1. 简述红外线照射治疗的注意事项。

2. 简述紫外线照射时的注意事项。

3. 简述蓝紫光治疗高胆红素血症的原理。

(刘忠良)

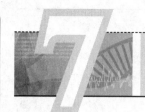

第七章

超声波疗法

【知识要点】

超声波作用于人体组织产生机械作用、温热作用和理化作用,通过复杂的神经-体液调节途径来发挥生物效应及治疗作用,广泛地应用于外科、内科、神经科、皮肤科、眼科、耳鼻喉科、妇科疾病的治疗。人体各组织对超声波的敏感性不同,在不同治疗方法和治疗参数的超声波作用下,产生的生物效应也不同。如高强度、大剂量超声波($>3W/cm^2$)起抑制或破坏作用,可造成组织形态学上的不可逆性变化;低强度、中小剂量超声波($0.1\sim2.5W/cm^2$)起刺激、调节作用,不引起或仅引起轻微的可逆性组织形态学变化。因此,在学习过程中不仅要透彻地理解超声波的物理特性、超声波疗法的治疗原理与治疗作用,还要熟练地掌握超声波常规剂量治疗法和综合治疗法的操作常规及其临床应用。

【重点难点分析】

一、超声波的物理特性

1. **超声波的产生** 医用超声波主要是利用逆压电效应由超声发生装置产生。

2. **超声波的传播** ①超声波的传播必须依靠介质,可在固体、液体、气体中传播,但不能在真空中传播,是一种弹性纵波;②超声波的传播速度与介质的特性有关,与超声波的频率无关;③在同一介质中超声波的传播距离与其频率有关,频率愈高传播距离愈近,频率愈低则传播愈远,而同一频率的超声波作用于不同的介质,其穿透深度亦不同;④超声波的散射与束射;⑤超声波的反射、折射与聚焦,超声波在界面被反射的程度完全取决于两种介质的声阻差。

3. **超声波的声场** 超声波在介质中传播的空间范围,即介质受到超声振动能作用的区域称为超声波的声场。①声压:即声能的压力,指介质中有声波传播时的压强与没有声波传播时的静压强之差;②声强:代表单位时间内声能的强度,即在每秒钟内垂直通过介质中$1cm^2$面积的能量。临床常用的超声治疗剂量为$0.1\sim2.5W/cm^2$。

4. **超声波的吸收与穿透** 超声波在固体中被吸收最少,液体中被吸收较多,气体中被吸收最多;超声波频率愈高,在同一生物组织中传播时吸收愈多,半吸收层愈小,穿透能力愈小,超声波频率愈低则相反;不同生物组织对同一频率超声波的吸收不同,组织的平均吸收值由大到小排列为:肺>骨>肌腱>肾>肝>神经>脂肪>血液>血清。

二、超声波的治疗原理

超声波疗法的治疗原理与三个基本作用有关:①机械作用是超声波最基本的一种作用,可对组织产生"细胞按摩"或"微细按摩"作用,这是超声波治疗疾病的最基本机制;②温热作用是在机械作用的基础上产生的分布特殊的"内生热";③理化作用是由机械作用、温热作用进一步促发的,超声波在这三者相互联系、相互作用的基础上,通过复杂的神经-体液调节途径来发挥生物效应及治疗作用。

1. **机械作用** ①改善组织营养;②镇痛;③软化瘢痕;④杀菌。

2. **温热作用** 能引起血管功能及代谢过程的变化,可增强局部血液循环、改善局部营养代谢,降低肌肉和结缔组织张力及感觉神经兴奋性,缓解痉挛及疼痛。

3. **理化作用** ①空化作用;②触变作用;③弥散作用;④对pH的影响;⑤对酶活性、蛋白质合成的影响;⑥对自由基的影响。

三、超声波的治疗作用

1. 对神经系统的作用　神经系统对超声波非常敏感,且中枢神经敏感性高于周围神经,神经元的敏感性高于神经纤维和胶质细胞。大剂量的超声波可引起中枢神经和周围神经的不可逆的损伤。①周围神经:小剂量超声波可减轻疼痛。②中枢神经:小剂量超声波对脑卒中、脑外伤及其他中枢神经系统疾病有一定疗效。③自主神经:小剂量超声波可引起皮温升高、血液循环加快,可用来治疗支气管哮喘、胃及十二指肠溃疡等疾病。

2. 对循环系统的作用　①心脏:小剂量超声波可增强心肌的收缩力、扩张冠状动脉、促进心肌细胞修复;大剂量超声波可引起心脏活动能力及节律的改变,严重时发生心律失常,导致心跳骤停。②血管:小剂量超声波可使血管扩张、血流速度加快、血管壁通透性增加、血压下降;大剂量超声波可直接引起血管内皮肿胀、血液循环障碍。

3. 对骨骼的作用　小剂量超声波(连续式 $0.1 \sim 0.4 W/cm^2$、脉冲式 $0.4 \sim 1 W/cm^2$)可促进骨痂生长;中等剂量超声波($1 \sim 2 W/cm^2$)可引起骨发育不全;大剂量超声波则使骨折愈合迟缓,并损害骨髓。

4. 对肌肉及结缔组织的作用　①肌肉:治疗剂量超声波可解除痉挛;大剂量超声波可引起肌肉损伤。②结缔组织:小剂量超声波有刺激结缔组织增生的作用;中等剂量的超声波有软化消散的作用。

5. 对皮肤的作用　人体不同部位的皮肤对超声波的敏感性为:面部>腹部>四肢。治疗剂量超声波可改善皮肤营养、促进真皮再生;大剂量超声波会引起表皮及真皮坏死。

6. 对眼睛的作用　小剂量超声波(脉冲式 $0.4 \sim 0.6 W/cm^2$,3～6 分钟)可减轻炎症反应、改善血液循环、促进炎症吸收及组织修复;大剂量超声波可引起结膜充血、角膜水肿、角膜上皮脱落、晶状体和玻璃体混浊、交感性眼炎、眼底变性等。

7. 对泌尿系统的作用　小剂量超声波可促进肾脏组织细胞的生长,扩张肾脏血管、促进肾脏血液循环;大剂量超声波可使肾脏细胞变性、坏死,毛细血管和小静脉充血、渗出、出血,甚至引起严重的尿毒症和酸中毒。

8. 对生殖系统的作用　小剂量超声波可刺激卵巢功能、促进输卵管通畅、增加精子活动性;大剂量超声波则可引起卵巢及睾丸破坏性损害。

9. 对消化系统的作用　①胃肠:小剂量超声波可以促进胃肠蠕动、增加胃酸分泌;大剂量超声波可造成胃肠淤血、水肿、出血,甚至坏死、穿孔。②肝脏:小剂量超声波可促进肝细胞再生、改善肝脏功能、促进胆汁排出;大剂量超声波对肝脏有损害作用。

四、超声波的常规剂量

超声波常用治疗强度一般小于 $3 W/cm^2$,可分为 3 种剂量:$0.1 \sim 1 W/cm^2$ 为小剂量;$1 \sim 2 W/cm^2$ 为中等剂量;$2 \sim 3 W/cm^2$ 为大剂量。在实际应用中多采用低、中等剂量。

五、超声波疗法的治疗技术、适应证、禁忌证和操作注意事项

(见实训指导部分)

【常见错误分析】

一、医用超声波的产生原理是压电效应

将机械能转变为电能的现象称为压电效应,而将电能转变为机械能的现象称为逆压电效应,所以医用超声波主要是利用逆压电效应由超声波发生装置产生,装置中主要有一块石英晶体薄片,在相应频率的高频电场作用下,晶体薄片能准确迅速地随着交变电场频率而周期性地改变其体积(压缩或伸长),形成高频率的机械振动波,即超声波。

二、超声波的频率愈高,在介质中的传播速度越快

超声波的传播速度与介质的特性(弹性、密度、温度、压力等)有关,与超声波的频率无关。

不同频率的超声波在同一介质中传播的速度相同,但同一频率的超声波在不同介质中传播的速度不同。

三、超声波的频率愈高,穿透能力愈大

同一生物组织对不同频率的超声波吸收不同,其吸收系数与超声波频率的平方成正比,即超声波频率愈高,在同一生物组织中传播时吸收愈多,半吸收层愈小,穿透能力愈小。

四、超声波治疗时不必使用耦合剂

由于人体与空气的声阻相差很大,声波很难由空气进入人体,在使用超声波治疗时,在人体与声头之间仅有 1/100mm 厚的空气也能使超声波全部反射,使大量超声能丧失,而且超声波在气体中被吸收最多,能量衰减剧烈,所以为了使声头与治疗部位能密切接触,避免空气层,以减少反射和吸收,增强超声波的穿透力,必须在治疗体表与声头之间加上耦合剂。

【执业考试链接】

一、以下每一道考题下面有 A、B、C、D、E 五个备选答案,请从中选择一个最佳答案。

1. 同一频率的超声波在不同介质中的传播速度是

　　A. 固体>液体>气体　　　　B. 固体>气体>液体　　　　C. 气体>液体>固体

　　D. 气体>固体>液体　　　　E. 液体>气体>固体

参考答案:A

【解析】 超声波在空气中的传播速度约为 340m/s,在水中约为 1400m/s,在固体金属中约为 5000m/s,同一频率的超声波在固体中传播最快,液体次之,气体最慢。

2. 超声波在界面被反射的程度完全取决于两种介质的

　　A. 密度差　　　B. 声速差　　　C. 声阻差　　　D. 声压差　　　E. 声强差

参考答案:C

【解析】 超声波在界面被反射的程度完全取决于两种介质的声阻差。

3. 下列界面中,超声波能量被反射最多的是

　　A. 软组织与水　　　　B. 软组织与脂肪　　　　C. 软组织与肌肉

　　D. 软组织与骨骼　　　　E. 软组织与空气

参考答案:E

【解析】 软组织与空气的声阻相差最大,声阻相差愈大,反射程度也愈大;声阻相同的两种介质,反射程度最小。

4. 下列关于超声波的描述**错误**的是

　　A. 是一种机械波　　　B. 频率比普通声波高　　　C. 可在真空中传播

　　D. 是正常人耳听不到的　　　E. 传播方向性强,能量易于集中

参考答案:C

【解析】 超声波的传播必须依靠介质,可在固体、液体、气体中传播,但不能在真空中传播。

5. 下列关于超声间动电疗法说法**错误的**是

　　A. 止痛作用因两种物理因子的综合而加强

　　B. 用移动法可克服间动电流作用范围小的弱点

　　C. 间动电主要用密波

　　D. 超声声头接阳极(非作用电极)

　　E. 治疗结束时,先关间动电输出,再关超声波输出

参考答案:D

【解析】 接通电源,超声声头接阴极(作用电极);将间动电阳极(非作用电极)固定在机体的相应部位。

6. 下列属于超声波治疗禁忌证的是

A. 骨折　　　　　　　　　B. 血栓性静脉炎　　　　　　　C. 软组织扭挫伤

D. 冠心病　　　　　　　　E. 肢体溃疡

参考答案:B

【解析】骨折、软组织扭挫伤、冠心病和肢体溃疡都是超声波治疗的适应证,血栓性静脉炎是超声波治疗的禁忌证。

二、以下提供若干组考题,每组考题共同使用在考题前列出的 A、B、C、D、E 五个备选答案,请从中选择一个与考题关系最密切的答案。每个备选答案可能被选择一次、多次或不被选择。

(7～9 题共用备选答案)

A. <16Hz　　　　　　　　B. >20Hz　　　　　　　　　C. 6～20 000Hz

D. 16～20 000Hz　　　　　E. >20kHz

7. 次声波的频率是

8. 正常人耳能听到的声波频率是

9. 超声波的频率是

参考答案:7. A;8. D;9. E

【解析】正常人耳能听到的声波频率在 16～20 000Hz;频率大于 20 000Hz 的声波被称为超声波,频率低于 16Hz 的声波被称为次声波,两者都是正常人耳听不到的。

(10～12 题共用备选答案)

A. 0.1～0.5W/cm²　　　　B. 0.1～1W/cm²　　　　　　C. 0.5～2.0W/cm²

D. >3.25W/cm²　　　　　E. >5W/cm²

10. 超声波移动法常用剂量为

11. 超声波移动法危险剂量为

12. 超声波固定法常用剂量为

参考答案:10. C;11. D;12. A

【解析】移动法常用 0.5～2.0W/cm² 的小剂量和中等剂量;固定法常用超声强度为 0.1～0.5W/cm²,其最大量约为移动法的 1/3;一般认为超声波移动法大于 3.25W/cm² 的治疗剂量为危险剂量。

【能力检测】

1. 什么叫超声波声头空载? 有什么危害? 如何防止其空载?

2. 简述超声波常规剂量治疗技术(移动法)实施的注意事项?

3. 试述影响超声产热量大小的因素。

4. 试述超声波治疗时要求声头紧密接触皮肤,不得留有空隙的原因。

(朱　秉)

第八章

磁 疗 法

【知识要点】

　　磁场对居于其中的人体组织具有多重作用:可以改变细胞膜电位及离子通道;抑制中枢神经元;增加成骨细胞分化及活性;使血管扩张,血流加快,改善微循环;促进红细胞聚集体解聚;激活下丘脑-垂体-肾上腺系统,使其分泌物的合成与释放增加;促进肠黏膜上皮细胞对水分、葡萄糖等物质的吸收,降低肠蠕动的频率等。临床上常用于缓解疼痛、消炎消肿、镇静、促进骨折愈合、止泻及软化瘢痕等。磁疗法在临床中应用较为广泛,因此,在学习过程中要注意对不同磁疗法操作技术的学习,系统掌握磁疗法的主要方式、常用设备相关操作;特别要注意学习如何选择合适的磁疗方法对患者进行治疗、操作仪器的关键步骤、治疗中可能出现的不良反应及处理方法等。在临床应用中适应证、禁忌证及注意事项都是本节的重点内容。

【重点难点分析】

一、静磁疗法中磁片的选择

　　1. 磁片是静磁疗法的主要设备之一;需根据不同情况进行选择。

　　2. 贴敷穴位时,一般多用直径1cm左右的磁片;贴敷患区时,可根据患区的范围大小,选用面积不同的磁片。

　　3. 如果病变范围较小或比较局限,一般用一片磁片,其磁力线分布主要集中于磁片下的组织;如果病变范围较大,则用两片或者两片以上的磁片,一般不超过六片磁片。

二、静磁疗法中磁片放置的方法及注意事项

　　(一)放置方法

　　1. 并置法　在相邻的两个穴位或痛点上并排贴敷两块磁片,根据病变的深浅可选用的极性配列有同名极与异名极。

　　2. 对置法　在患区两侧相对应的穴位或部位上贴敷磁片时,用异名极使两磁片的磁力线相互联系形成一个贯通磁场,则治疗部位处在磁场作用之中。

　　3. 环置法　对肿物治疗时,磁片可采用环形放置,是使肿物处在磁片的包围中。

　　(二)注意事项

　　1. 选择大小适中的磁片。

　　2. 选择数量适中的磁片,数量过多可能因磁场的干扰,影响疗效。

　　3. 选择适当的治疗部位,如采用对置法时,在组织很厚的部位,如胸背之间、腹腰之间不会形成贯通磁场,因为磁力线通过厚组织时,不断衰减至零。

　　4. 磁片直接贴敷在患病部位或穴位,需以胶布或伤湿止痛膏固定;为了防止损伤或刺激皮肤,可在磁片与皮肤之间垫一层纱布或薄纸。

三、动磁疗法磁头的放置

　　1. 旋磁疗法中为保证磁片转动后能有较强的磁场作用,机头与治疗部位距离应尽量缩短,但不触及皮肤。

　　2. 低频交变磁疗法中应使磁头的开放面与治疗部分的皮肤密切接触。

　　3. 低频脉冲疗法中应将磁头附着在需治疗的部位

四、磁疗法中剂量的选择

1. 一般来说,年老、体弱或幼儿患者,宜从小剂量开始。病程短,病变浅的用小剂量,如对神经衰弱、高血压等功能性疾病用较小剂量,对恶性肿瘤引起的剧烈疼痛用大剂量。

2. 对旋磁疗法而言,四肢及躯干的远心端宜用较高磁场强度,胸背部及上腹部宜用较低磁场强度,老人、小孩及体弱患者宜用较低磁场强度。

五、掌握磁疗的临床应用

由于在临床中的广泛应用,在适应证、禁忌证及注意事项三个方面,需要熟记并掌握该部分内容,在使用本方法治疗过程中应注意对患者的密切观察,若患者出现不良反应时,需及时处理。

【常见错误分析】

一、磁场疗法中磁场强度就是磁感应强度

磁场强度是指磁场中在某点上单位磁极所受的力,单位为"安培/米"(A/m)。而磁感应强度是指在一个磁场中放入磁介质,因磁场对介质的作用,在原磁场强度的基础上,又附加了一个因磁介质磁化所产生的另一个磁场强度,称为磁感应强度,用 B 表示,单位为特斯拉(T)。

二、采用磁场疗法治疗时磁体必须与治疗部位紧密接触

大多数情况下,进行磁场疗法治疗时磁体需与治疗部位接触,但需注意以下情况:贴敷较大型号的磁片时,为了避免压伤或擦破表皮,可在磁片与皮肤间垫一层纱布或薄纸;进行旋磁疗法治疗时,机头与治疗部位距离应尽量缩短,但不触及皮肤;此外,应用间接敷贴法时,为使磁场能准确地作用于治疗部位,磁体缝制于固定器中,此时也不与治疗部位直接接触。

【执业考试链接】

一、以下每一道考题下面有 A、B、C、D、E 五个备选答案,请从中选择一个最佳答案。

1. 脉动磁场治疗中对磁场强度大小影响最大的指标是

  A. 电流强度   B. 时间   C. 电压

  D. 重复次数   E. 线圈直径

参考答案:A

【解析】 脉动磁场疗法中,电流经过整流后为脉动直流电,通过线圈后产生脉动磁场,通过磁头作用于人体。磁场强度大小与通过线圈的电流大小有关,通过线圈的电流越大,产生的磁场强度越大。

2. 应用磁场疗法时,以下对治疗剂量的选择**错误的**是

  A. 年老、体弱或幼儿患者,宜从小剂量开始

  B. 病程短,病变浅的用小剂量

  C. 功能性疾病治疗宜用小剂量

  D. 四肢及躯干的远心端宜用大剂量

  E. 胸背部及上腹部宜用大剂量

参考答案:E

【解析】 磁场疗法中,以治疗时最大的磁场强度作为磁疗时剂量的定量标准。静磁场和动磁场的治疗剂量都可分为小剂量、中剂量及大剂量三个级别。具体应用原则:年老、体弱或幼儿患者,宜从小剂量开始;病程短,病变浅的用小剂量;如对神经衰弱、高血压等功能性疾病用较小剂量;胸背部及上腹部宜用小剂量;四肢及躯干的远心端可用大剂量。

二、以下提供若干组考题,每组考题共同使用在考题前列出的 A、B、C、D、E 五个备选答案,请从中选择一个与考题关系最密切的答案。每个备选答案可能被选择一次、多次或不被选择。

(3~5 题共用备选答案)

  A. 磁片表面磁场强度之和的总磁场强度<0.3T

B. 磁片表面磁场强度之和的总磁场强度<0.1T

C. 磁片表面磁场强度之和的总磁场强度 0.3～0.6T

D. 磁片表面磁场强度之和的总磁场强度 0.1～0.3T

E. 磁片表面磁场强度之和的总磁场强度>0.3T

3. 静磁场疗法中,治疗剂量为小剂量的是

4. 动磁场疗法中,治疗剂量为小剂量的是

5. 动磁场疗法中,治疗剂量为中剂量的是

参考答案:3. A;4. B;5. D

【解析】 根据磁场的不同,治疗剂量的分级也不同。静磁场的治疗剂量以永磁体磁片的表面磁场强度为准。在动磁场疗法中,动磁场的磁场强度随时间发生变化,或者是磁场的方向与磁场的强度均随时间发生变化,目前一般以治疗时最大的磁场强度作为磁疗时剂量的定量标准。静磁场和动磁场的治疗剂量都可分为小剂量、中剂量及大剂量三个级别。小剂量:在静磁场疗法,磁片表面磁场强度之和的总磁场强度<0.3T 为小剂量;而在动磁场疗法中小剂量通常是指磁场强度<0.1T。中剂量:在静磁场疗法,磁片表面磁场强度之和的总磁场强度 0.3～0.6T 为中剂量;而在动磁场疗法中剂量通常是指磁场强度 0.1～0.3T。大剂量:在静磁场疗法,磁片表面磁场强度之和的总磁场强度>0.6T 为大剂量;而在动磁场疗法大剂量通常是指磁场强度>0.3T。

三、以下提供若干个案例,每个案例下设若干个考题。请根据各考题题干所提供的信息,在每题下面的 A、B、C、D、E 五个备选答案中选择一个最佳答案。

(6～9题共用题干)

患者女,58 岁,因"左前臂外伤术后肿痛 2 年余"就诊。查体:左前臂稍肿胀,中段压痛及叩痛弱阳性。X 线片示:左尺桡骨中段骨折内固定术后表现,骨折线仍清晰。

6. 下列磁疗法中最适合本例患者的是

A. 磁片疗法　　　　B. 超短波疗法　　　　C. 低频脉冲电磁场疗法

D. 旋磁疗法　　　　E. 经颅磁刺激疗法

7. 采用上法时,以下参数最适合的是

A. 磁场强度为 0.5～1.0T　　B. 磁场强度为 1.0～2.0T　　C. 频率为 40～100Hz

D. 频率为 100～1000Hz　　E. 治疗时间 30～60 分钟

8. 采用上法时,常用治疗时间和疗程为

A. 每次治疗时间 20～30 分钟,15～20 次为一个疗程

B. 每次治疗时间 10～15 分钟,15～20 次为一个疗程

C. 每次治疗时间 20～30 分钟,20～30 次为一个疗程

D. 每次治疗时间 10～15 分钟,20～30 次为一个疗程

E. 以上都不对

9. 如患者出现下列何种情况,不影响继续治疗

A. 治疗部位出现红肿热痛　　　　B. 高热

C. 治疗部位出现急性出血　　　　D. 因外伤再发骨折

E. 急性肾功能衰竭

参考答案:6. C;7. C;8. A;9. D

【解析】虽然各种磁疗均可改善治疗部位血液循环,从而促进骨折愈合,但低频脉冲电磁场还具有明确的促进成骨细胞活性,降低破骨细胞活性等特性,所以对于陈旧性骨折与骨质疏松患者,低频脉冲电磁场疗法应为首选。脉冲电磁场疗法常用的参数为:脉冲频率为 40～100Hz,磁场强度为 0.15～0.8T,每次治疗时间 20～30 分钟,每天治疗一次,15～20 次为一个疗程。对

于低频脉冲电磁场疗法而言,一般认为0.6~20mT,频率8~35Hz,脉冲或脉冲群宽度5~10毫秒的参数是合适的。而磁疗法禁忌证为:带有植入式心脏起搏器或植入式大脑神经刺激器;恶性肿瘤;严重糖尿病及肾功能障碍;患者对治疗不能充分配合;治疗部位存在较重感染;严重的心、肺、肝及血液疾病;体质极度衰弱;副作用明显者;孕妇与妇女月经期间;急性出血患者;心绞痛患者;高热患者。

【能力检测】

1. 磁疗时,患者出现头痛、头昏等不适该如何处理?
2. 在动磁疗法中,对磁头放置的位置有何要求?

（程　凯）

第九章

传导热疗法

【知识要点】

传导热疗法是指以各种热源为介体,将热直接传导于机体,从而治疗疾病以促进康复的一种治疗方法,又称温热疗法。本章共介绍了包括石蜡疗法、湿热袋敷疗法、蒸气疗法及其他传导热疗法的四节内容。其中,石蜡具有改善局部血液循环,促进水肿、炎症消散,促进上皮组织生长和创面愈合,软化松解瘢痕组织及挛缩肌腱的治疗作用;湿热袋敷疗法具有改善组织营养、消除局部组织水肿、缓解疼痛等作用;蒸气疗法具有消炎作用及软化、松解瘢痕组织等作用;其他传导热疗法中又系统的介绍了泥疗法、热气流疗法及坎离砂疗法。传导热疗法是临床常用的物理因子疗法之一,应用广泛,请在理解各个疗法的物理特性、治疗原理和治疗作用基础上,熟练掌握操作技术及注意事项。

【重点难点分析】

一、石蜡的加热方法

加热熔解石蜡一般采用水浴加热法。如隔水加热法,将石蜡加热熔化到 60～65℃。在加热过程中要避免水浴锅中的水或锅内蒸气所凝结的水流滴入蜡中,以免在为患者进行治疗时因水滴而引起烫伤,因此,当水滴进入蜡中,可采用煮沸的方法使水分蒸发出去。同时,在加热过程中还要防止石蜡变质燃烧。

二、石蜡的清洁方法

石蜡反复使用后,会有汗液、皮屑、尘埃等杂质混入蜡中,从而降低蜡的热容量、导热性、可塑性及黏滞性,影响蜡疗的治疗作用;清洁石蜡的方法包括水煮清洁法、白陶土清洁、沉淀清洁法、清洗法及滑石粉清洁法等。

三、石蜡疗法的治疗方法

石蜡疗法的治疗方法主要有蜡饼法、蜡袋法、刷蜡法、浸蜡法及蜡垫法:

1. 蜡饼法的临床应用最为广泛,主要适用于较大面积的治疗,蜡饼面积的大小应根据治疗部位而定,一般用于大腿和脊柱部的蜡饼为 50cm×30cm;腰、腹部为 40cm×20cm;关节部位可小一些;蜡饼的厚度为 2～3cm。

2. 蜡袋法主要采用厚为 0.3～0.5mm 的透明聚乙烯薄膜压制成大小不等的口袋,倒入塑料袋容积的 1/3 的溶解石蜡,排除袋内空气封口备用。该法不能够充分发挥石蜡的理化特性,如机械压迫作用和润泽作用等。

3. 刷蜡法在注意保护患者皮肤的同时,当刷蜡厚度大于 0.5cm 时配合蜡饼能够加强石蜡的机械压迫作用,适用于四肢的治疗,操作较为方便。

4. 浸蜡法在为患者进行浸蜡操作时,注意要在治疗前对患者的手或足应用刷蜡法,用毛刷在治疗部位涂一层保护膜后再浸入蜡液中,浸蜡时蜡的边缘不可以超过第一层蜡膜;主要用于手或足部的治疗。

5. 蜡垫法由于该方法在临床中应用不是很广泛,在此不做赘述。

四、湿热袋敷疗法的治疗前准备

1. 湿热袋的准备　治疗前要根据患者治疗部位的不同,用粗帆布或亚麻布制成不同大小的方形、矩形、长带形的湿热袋,内装二氧化硅凝胶颗粒备用。

2. 其他物品准备　毛巾、毛毯及恒温水箱。

五、热气流疗法的治疗方法及设备

（一）局部热气流疗法

1. 小范围热气流疗法　小范围的病变可利用手枪式热吹风机,距治疗部位 10～20cm,喷射的热气流温度以患者可耐受为限。

2. 较大范围热气流疗法　整个肢体的治疗需要用特制的热气流治疗仪。

（二）全身热气流疗法

本法采用特制的全身浴箱,向浴箱内通入大量的干热空气即可进行全身治疗。

六、坎离砂疗法的要求

坎离砂的制备是将净铁末烧红后倒入中药煎液（防风、川芎、透骨草和当归四味中药）及少量醋液而成。根据治疗部位的大小不同,制备不同规格的布袋和棉垫,供治疗使用。并准备面盆、小铁铲及温度计各一。用温度计及时测量温度,当坎离砂温度升至60℃以上时,在治疗部位上先放置棉垫或纱布垫,再在其上放置坎离砂布袋,然后用毛巾或毛毯包好。

七、传导热疗法的治疗技术、适应证、禁忌证和操作注意事项

（见实训指导部分）

【常见错误分析】

一、可用陶瓷缸直接加热石蜡,并使之熔解

在熔解石蜡时,不要将石蜡直接进行加热,以免石蜡烧焦、变质。石蜡易燃,保存及加热时应注意防火。

二、石蜡在使用过程中不需要清洗

在石蜡使用后要及时进行清洗,并定期更换新蜡,以保证石蜡的纯度。

三、湿热袋从恒温箱内取出后可以直接作用于患处

在临床应用过程中,为了对患者的保护,在湿热袋从恒温箱取出后要拧出多余水分（以热袋不滴水为度）,然后将热袋置于治疗部位的毛巾上,再盖以毛毯保温;随湿热袋温度的下降,逐步抽出所垫的毛巾至治疗完毕。

四、蒸气疗法使用时蒸气温度越高越好

治疗前治疗师要仔细阅读熏蒸仪使用说明书,调整好蒸气的温度（以适宜为度）,以免过热引起烫伤。严格按照蒸气疗法的适应证选择病例,同时,治疗室应备有急救药品,以防治休克、虚脱等意外。

五、在泥的人工加热过程中不用在意泥溶解时的温度

将盛泥的铁桶放置于加热的水浴中,水浴内通60℃热水或蒸气,加热过程中注意温度的变化,过高的温度会影响泥的胶体性能,并可使泥中的微生物死亡;同时注意在加热过程中要随时搅拌。

六、热气流疗法利用全浴箱治疗时,要注意密闭保暖,所以不得通风

在为患者进行全身热气流浴箱治疗时,向浴箱内通入大量的干热空气,即可进行全身治疗;但为了保持箱内空气干燥,避免空气在闭塞的空间内迅速被人体散发的蒸气所湿润,应使箱内保持足够的通风。

七、坎离砂疗法使用的坎离砂最高温度不需要达到70℃

在坎离砂的使用过程中要注意防止坎离砂潮湿失效;若坎离砂最高温度达不到70℃,就不宜应用,否则热作用时间太短。

【执业考试链接】

一、以下每一道考题下面有 A、B、C、D、E 五个备选答案,请从中选择一个最佳答案。

1. 烧伤患者后期肥厚性瘢痕增生伴有痒感,最好采取下列哪项治疗

A. 直流电离子导入疗法　　　B. 红外线疗法　　　C. 音频电疗

D. 蜡疗　　　　　　　　　　E. 超短波疗法

参考答案:C

【解析】烧伤后瘢痕增生伴有痒感,最好采用音频电疗,可促进烧伤区新生皮肤老化,软化瘢痕,减轻疼痛与瘙痒症状。超声波疗法及直流电碘离子导入疗法也适用;但蜡疗及红外线疗法不适用于肥厚性瘢痕增殖期。

2. 患者,男,34 岁,踢足球时扭伤右踝关节 6 小时。查体:右踝关节轻度肿胀,活动受限。X 线检查:右踝关节未见异常 X 线征。目前,最好的理疗方法是

A. 超声波　　　　　　　　　B. 超短波　　　　　C. 蜡疗

D. 湿热袋敷疗法　　　　　　E. 冷疗

参考答案:E

【解析】损伤 24 小时内以冷疗为主,减少急性渗出。急性期过后选择温热治疗,如超声波、蜡疗、湿热袋敷疗法及高频电疗微热量或温热量等。

3. 患者,女,28 岁,教师,颈后长疖 1 周,患处红肿疼痛,皮肤发红。经口服及肌注抗生素治疗后症状无明显好转。外科建议配合物理因子治疗。请根据患者情况选择最适宜的物理因子治疗

A. 蒸气疗法　　　　　　　　B. 蜡疗　　　　　　C. 泥疗

D. 紫外线疗法　　　　　　　E. 红外线疗法

参考答案:D

【解析】疖属于浅表感染,患者的症状处于疖肿的早期,因此,紫外线疗法为首选。

二、以下提供若干个案例,每个案例下设若干个提问,请根据各考题题干所提供的信息和提示信息,在每题下面备选的 A、B、C、D、E 五个备选答案。请从中选择一个最佳答案。

患者,男性,25 岁,工人,右侧面部、双手深 Ⅱ 度烧伤,经抗感染和创面处理 1 周。患者自烧伤后情绪低落,沉默寡言,进行康复介入。

4. 根据患者目前状况首要的康复介入是

A. 容貌康复　　　　　　　　B. 心理康复　　　　C. 职业康复

D. 社会康复　　　　　　　　E. 功能康复

参考答案:B

【解析】患者男性,25 岁,右侧面部、双手深 Ⅱ 度烧伤,既有容貌的损坏,又有手的功能障碍。其中,容貌的损坏是造成患者伤后情绪低落的主要原因。因此,患者目前首先要介入的康复是心理康复。

5. 若患者面部创面刚愈合正处在瘢痕增殖期,应选用哪种治疗方法

A. 高频治疗　　　　　　　　B. 蜡疗　　　　　　C. 紫外线大剂量

D. 压力面罩　　　　　　　　E. 红外线疗法

参考答案:D

【解析】压力面罩对防止瘢痕增生有较好的作用。高频电疗、紫外线大剂量不能用于瘢痕组织;蜡疗及红外线疗法是热疗可刺激瘢痕的增殖,故不能选择使用。

6. 为了减轻该患者的手功能障碍,以下**不正确**的手体位摆放为

A. 各指蹼间用无菌纱布隔开

B. 掌指关节自然屈曲 40°~50°

C. 指间关节伸直,拇指持外展对掌姿势

D. 腕关节微掌屈

E. 可采用塑料夹板功能位固定

参考答案:D

【解析】 手部关节为小关节,活动强度大,患者受伤后因怕疼痛而造成腕关节屈曲,指间关节屈曲和拇指内收畸形。因此,在治疗时可将腕关节微背屈,各指蹼间用无菌纱布隔开,掌指关节自然屈曲40°～50°,同时,保持各指间关节伸直,拇指持外展对掌位,还可以采用塑料夹板固定。

【能力检测】

1. 简述石蜡在加热过程中的注意事项。

2. 试述石蜡疗法与泥疗法是否可以共同使用。

3. 试述蒸气疗法与热气流疗法的异同点。

(陈　轶)

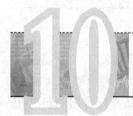

第十章

冷疗法与冷冻疗法

【知识要点】

本节从物理特性、治疗原理及治疗作用、治疗技术及临床应用等四个方面系统地介绍了冷疗法与冷冻疗法。在冷因子治疗的应用过程中主要利用了其对肌肉、神经、血液循环等组织的作用。因冷因子治疗有独特的治疗效果,近年来在临床逐渐受到重视和应用。通过本节的学习,应重点掌握冷疗法和冷冻疗法的基本定义、分类及临床操作方法、适应证及禁忌证等内容。

【重点难点分析】

一、冷疗法与冷冻疗法的治疗作用

冷疗法的治疗作用:减轻局部充血和出血;减轻疼痛,消除肿胀;控制炎症扩散;降低体温;减少继发性损伤。

冷冻疗法的治疗作用:促进组织细胞死亡;解痉、镇痛、麻醉等作用;止血作用;消炎止痒;冷冻粘连及炎性反应;增强免疫反应。

冷疗法和冷冻疗法都是用冷因子来治疗疾病和障碍,但因为采取的温度不同,所以所起到的治疗效果及达到的目的也不同。

二、冷疗法与冷冻疗法的适应证、禁忌证和操作注意事项

(见实训指导部分)

【常见错误分析】

一、为达到良好的治疗效果,冷因子施加时间越长越好

冷因子应用需要有一定的时间才能产生效应,而此效应是随着时间的延长而增强的。但应用时间过长,则会发生继发效应,反而抵消治疗效果,有时还可引起不良反应。一般冷疗的时间为 10 ~ 30 分钟,时间过长或反复用冷,可导致不良反应,如寒战、面色苍白、冻疮,甚至影响呼吸或脉搏。因此,在为患者用冷疗 30 分钟后,应停止施加冷因子,给予 1 小时复原时间,防止继发效应的产生。

二、冷刺激使肌张力增高

冷因子对于肌肉的影响,与作用时间的长短有关。短时间(几秒到几分钟)的冷疗,可促进其覆盖的骨骼肌收缩,增加肌梭兴奋性的结果,提高肌张力;而长时间的冷疗,可以降低肌肉的兴奋性和肌张力,故可缓解肌痉挛。

【执业考试链接】

一、以下每一道考题下面有 A、B、C、D、E 五个备选答案,请从中选择一个最佳答案。

1. 全身用冷的方法是

    A. 身体周围放冰袋　　　　　　　　　B. 调节室内温度低于 18℃

    C. 头、颈、腋下及腹股沟放冰袋　　　D. 用 32 ~ 34℃ 温水擦浴

    E. 四肢及头部冷敷

参考答案:D

【解析】 冷疗法分为局部冷疗法和全身冷疗法,全身冷疗法一般采用温水或乙醇进行全身擦浴,通过蒸发和传导作用来增加机体的散热,从而达到全身降温的目的,常应用于为高热病人

降温。

 2. 用冷时间过长可导致

  A. 痛觉神经的兴奋性增强   B. 局部营养、细胞代谢障碍,以致组织坏死

  C. 皮肤抵抗力降低   D. 末梢循环不良

  E. 肌肉、肌腱和韧带等松弛

 参考答案:B

 【解析】　一般冷疗的时间为 10～30 分钟,时间过长或反复用冷,可导致不良反应,局部用冷时间过长会出现血管收缩,血供障碍,细胞缺血坏死。

 3. 冷疗制止炎症扩散的机制下列哪项正确

  A. 解除神经末梢的压迫   B. 降低细菌的活力

  C. 降低体温   D. 使肌肉、肌腱等组织松弛

  E. 加速坏死组织清除

 参考答案:B

 【解析】　在低温情况下,细菌和病毒的代谢活力降低,同时低温可使淋巴管、小血管循环得到改善,从而促进炎症的吸收和愈合。

 4. 牙痛用冷疗法减轻疼痛,其机制是

  A. 血管收缩,神经末梢敏感性降低 B. 血管收缩,神经末梢敏感性增高

  C. 血管扩张,神经末梢敏感性降低 D. 血管扩张,神经末梢敏感性增高

  E. 血管扩张,加速致痛物质排出

 参考答案:A

 【解析】　局部冷疗可使血管收缩,周围神经传导速度变慢,冷疗对运动神经及感觉神经皆有阻滞传导的作用,从而达到止痛效果。

 5. 治疗面部感染的患者,**错误的**是

  A. 口服抗感染药物   B. 肌内注射抗感染药物

  C. 局部换药   D. 局部热敷

  E. 局部冷敷

 参考答案:D

 【解析】　局部冷疗可降低细菌和病毒的活力,同时低温可使淋巴管、小血管循环得到改善,从而促进炎症的吸收和愈合。故冷疗有抗炎作用,此题选错误项,所以选择"局部热敷"。

 二、以下提供若干组考题,每组考题共同使用在考题前列出的 A、B、C、D、E 五个备选答案,请从中选择一个与考题关系最密切的答案。每个备选答案可能被选择一次、多次或不被选择。

 (6～7 题共用备选答案)

  A. 增加新陈代谢和白细胞吞噬功能

  B. 降低痛觉神经的兴奋性,改善血液循环

  C. 热使体表血管扩张,血流量增加

  D. 抑制细胞活动,使神经末梢的敏感性降低

  E. 降低细菌的活力和细胞的代谢

 6. 用冷可减少疼痛的机制是

 7. 用冷可制止炎症扩散和化脓的机制是

 参考答案:6. D;7. E

 【解析】　局部冷疗可使周围神经传导速度变慢,冷疗对运动神经及感觉神经皆有阻滞传导的作用,降低神经末梢敏感性,从而达到止痛效果。局部冷疗可降低细菌和病毒的活力,同时低温可使淋巴管、小血管循环得到改善,从而促进炎症的吸收和愈合。

三、以下提供若干个案例,每个案例下设若干个考题。请根据各考题题干所提供的信息,在每题下面的 A、B、C、D、E 五个备选答案中选择一个最佳答案。

(8~10 题共用题干)

某患者,因运动中不慎摔倒在地,出现右侧膝关节损伤三小时就诊,现关节出现肿胀、疼痛及关节活动受限。

8. 为进一步明确诊断,可首选什么检查?

A. 膝关节 X 射线检查　　　　B. 膝关节磁共振检查

C. 膝关节 CT　　　　　　　　D. 血常规

E. 头颅 CT

9. 若患者影像学检查排除骨折,可行什么物理因子治疗?

A. 直流电　　B. 水疗　　C. 冰袋冷敷　　D. 红外线　　E. 功能性电刺激

10. 除上述处理外,以下做法哪项**错误**?

A. 患处包扎制动　　　　　　B. 急性期内给予热水袋热敷

C. 抬高肢体　　　　　　　　D. 保护患侧,避免再次损伤

E. 急性期过后,进行适度关节活动

参考答案:8. A;9. C;10. B

【解析】 该患者运动过程中出现扭伤,右侧膝关节明显肿胀、疼痛及关节活动受限。为进一步排除是否有骨折出现,应给以影像学检查,首选检查为 X 射线检查,因为价格相对便宜,且骨骼显影清晰,若 X 线不能确定,患者疼痛剧烈,也可考虑磁共振检查,此题首选检查还应该是 X 射线检查。排除骨折后,对于急性软组织损伤的治疗应遵循"RICE"原则,急性期给以冷疗,每次敷 20~30 分钟,在 48 小时内,通常需要 2~3 小时就冰敷一次,急性期过后改为温热疗法。

【能力检测】

1. 冷疗过程中患者可能出现的反应有哪些,如何处理?

2. 简述冷冻治疗后的并发症及其处理。

(陈　睿)

170

第十一章

水 疗 法

【知识要点】

水疗法是指以水为媒介,利用不同温度、压力、成分的水,以不同的形式作用于人体,以达到预防和治疗疾病、提高康复效果的方法。水的热容量和热量大、导热性较高、水是一种良好的溶剂、是传递刺激的一种最佳物质、物理性状的可变性大、水具有很好的浮力、水的密度接近于人体、水处处可得并且应用简单、所需装备价格较低廉。水疗法的治疗作用主要体现在对皮肤的影响、对循环系统的影响、对泌尿系统的影响、对呼吸系统的影响、对肌肉系统的影响、对汗腺分泌的影响、对新陈代谢的影响、对血液成分的影响、对神经系统的影响等各个方面。常用的水疗的治疗方法包括湿布包裹、淋浴法、水中运动疗法、涡流浴、浸浴、擦浴、桑拿浴等方法,应该按照每种方法不同的治疗要求、治疗时间来合理选择适宜的治疗方法。熟练掌握水疗法的适应证和禁忌证,是合理选择合适的治疗方法和治疗疾病的重要前提,在治疗过程中注意正确的操作和各种注意事项,以求达到最佳的治疗效果。

【重点难点分析】

一、水的物理特性

1. 水具有热容量和热量大、水的导热性较高的特性,为水的治疗奠定了基础。

2. 水是一种良好的溶剂,可溶解多种化学物质。

3. 水可与身体各部分进行密切接触,可将各种刺激传递给身体。

4. 物理性状的可变性大。

5. 水具有很好的浮力,能降低重力对人体各组织器官的压力。

6. 水的密度接近于人体,可作为治疗或训练的介质。

二、水疗法的治疗原理

1. 水疗法可通过温度刺激来发挥治疗作用。人体对寒冷刺激的反应迅速、激烈,而对温热刺激引起的反应则较为缓慢、不强烈和逐渐感到温热。温水浴与热水浴可使血管扩张、充血,促进血液循环和新陈代谢,降低神经的兴奋性、缓解痉挛、减轻疼痛。不感温水浴的镇静作用明显。冷水浴、凉水浴可使血管收缩、神经兴奋性增高,肌张力提高。

2. 水疗法通过水的喷雾、冲洗、摩擦、涡流等碰撞身体表面产生机械效应。其产生的机械作用主要表现为静水压力作用、浮力作用和冲击作用。静水压力作用可压迫胸廓、腹部,使呼吸有某种程度的阻力,增强了呼吸运动和气体交换。可压迫体表静脉和淋巴管,促进了血液和淋巴循环,有利于减轻水肿。浮力作用可使浸入水中的躯干、肢体、骨关节受到向上力的支托而漂浮起来,明显地减轻了躯干、肢体和关节的负荷,便于活动和进行运动功能的训练,大大提高了患者的关节活动范围和运动能力。水流冲击作用可对周围血管起到扩张作用,可引起周围神经系统的兴奋。

三、水疗法的治疗作用

1. 不同温度的水可对皮肤产生不同的影响。受到冷的刺激后,早期出现皮肤苍白,血管收缩,局部缺血晚期将会出现局部淤血;受到热的刺激后,皮肤血管扩张,加强其营养和代谢,促进皮肤伤口和溃疡愈合,软化瘢痕,改善皮肤功能。

2. 心脏部位施行冷敷时,心搏次数减少,但心收缩力增强,脉搏有力、血压下降;心脏部位施行热敷时,心搏加快,可增加心肌张力。

3. 温热刺激能引起肾脏血管扩张而增加利尿,冷刺激则使尿量减少。

4. 瞬间的冷刺激使吸气加深,甚至有短暂的呼吸停止或深呼吸,温度越低,刺激越突然,呼吸停止得越快越急剧,继之从一系列深呼吸运动变为呼吸节律更快更深。

5. 短时间冷刺激可提高肌肉的应激能力、增加肌力、减少疲劳;长时间作用则引起组织内温度降低,肌肉发生僵直,造成运动困难。

6. 在热水浴作用下,汗腺分泌增加,排出大量汗液,有害代谢产物及毒素也随之排出。

7. 冷水浴可影响脂肪代谢、气体代谢及血液循环,促进营养物质的吸收;温水浴则能降低代谢过程。

8. 适当的冷水沐浴,能兴奋神经,以帮助昏迷患者苏醒;多次施行不感温水沐浴,能降低神经兴奋性,加强大脑皮质抑制功能,起镇静催眠的作用。

四、水疗法的适应证、禁忌证和操作注意事项
(见实训指导部分)
【常见错误分析】
一、对于下肢功能障碍患者用水疗时是安全的
对于有肢体功能障碍的患者,用水疗法时常采用 Bad Ragaz 训练法。Bad Ragaz 训练法又称救生圈训练法,在治疗时也是有一定的风险的。因此,对于下肢功能障碍患者,在采用水疗法时一定要做好防护措施,以减少治疗的风险。

二、在采用药物浸浴时,各种药物都可以使用
药物浸浴法常应用特殊的中药及西药浸泡液进行治疗,一般包括:盐水浴,人工海水浴,松脂浴,芥末浴,碳酸氢钠浴,硫磺浴及中药浴等,这些药物按照一定的比例,配制成不同的浓度来进行治疗。但并非所有药物都可使用。

三、桑拿浴对于任何人都可以采用
桑拿浴是水疗的一种类型,系利用蒸气的温度和湿度达到治疗目的的一种方法。桑拿浴不仅对风湿性关节炎等具有疗效,而且对强健身体、消除疲劳和减肥等都具有很好的实用价值。但是,桑拿浴不是对任何患者都可以采用,因为桑拿浴的温度较高,故对急性化脓性炎症、肺结核、心脏疾患、重度高血压、动脉硬化、糖尿病伴有酸中毒、肾功能不全等患者是禁用的。

【执业考试链接】
一、以下每一道考题下面有 A、B、C、D、E 五个备选答案,请从中选择一个最佳答案。
1. 下列哪项**不是**水疗法的禁忌证
　　A. 恐水症　　　　B. 严重动脉硬化　　　C. 极度身体衰弱
　　D. 出血倾向　　　E. 周围神经麻痹
参考答案:E
【解析】水疗法的禁忌证有精神意识紊乱或失定向力、恐水症、皮肤传染性疾病、频发癫痫、严重心功能不全、严重的动脉硬化、心肾功能代偿不全、活动性肺结核、癌瘤及恶病质、身体极度衰弱及各种出血倾向者等。
2. 进行全身浸浴时用浴盆,其加水量为
　　A. 150～200L　　B. 200～250L　　C. 300～350L　　D. 1000～1500L　　E. 2000L
参考答案:B
【解析】浸浴法是临床上最常见的一种方法,是让患者身体浸入水中进行治疗的方法。浸浴法根据治疗部位,分为全身浸浴法、半身浸浴法和局部浸浴法三种,在使用全身浸浴时,在浴盆中放入 200~250L 水,测定水温。需药物浴者,再加入相应剂量的药物,患者入浴后水面高度不宜超过胸乳腺以上。

3. 人工海水浴时的含盐量的浓度一般为

A. 2%~3%   B. 3%~4%   C. 4%~5%

D. 5%~6%   E. 6%~7%

参考答案:C

【解析】药物浸浴法是应用特殊的中药及西药进行治疗的方法,常用的有盐水浴和人工海水浴等,盐水浴的含盐量为 1%~2.5%,人工海水浴的含盐量为 4%~5%。

二、以下提供若干组考题,每组考题共同使用在考题前列出的 A、B、C、D、E 五个备选答案,请从中选择一个与考题关系最密切的答案。每个备选答案可能被选择一次、多次或不被选择。

(4~6 题共用备选答案)

A. 冷水浴

B. 低温水浴

C. 不感温水浴

D. 温水浴

E. 热水浴

4. 25~32℃是哪种水疗法的适宜水温

5. 36~38℃是哪种水疗法的适宜水温

6. 21~25℃是哪种水疗法的适宜水温

参考答案:4. B;5. D;6. A

【解析】水疗法按温度分类可分为冷水浴(低于 25℃)、低温水浴(25~32℃)、不感温水浴(33~35℃)、温水浴(36~38℃)、热水浴(38℃以上)。

三、以下提供若干个案例,每个案例下设若干个考题。请根据各考题题干所提供的信息,在每题下面的 A、B、C、D、E 五个备选答案中选择一个最佳答案。

(7~8 题共用题干)

患者男性,44 岁,一周前在干活的时候不慎从 2.5m 的高房上坠落,当时即出现双下肢疼痛,送入当地医院,做 X 线及 CT 检查显示:腰 1 椎体压缩性爆裂骨折,脊髓损伤合并不完全截瘫。在当地医院进行手术治疗,术后 20 余天伤口痊愈出院。出院后在家做间断性的康复训练,效果不明显,遂来院治疗。入院进行评定:双下肢膝关节以下肌力 2 级,大小便失禁。患者有高血压病史。

7. 为了减少下肢功能康复时的负重,应采取下列哪种方法

A. 敷压   B. Bad Ragaz 训练法   C. 半身浸浴

D. 涡流浴   E. 药物浸浴

8. 在进行治疗时,下列哪种方法是**不正确**的

A. 治疗师用力将足拉向下方时,髋关节呈伸展、外展和内旋位

B. 在保持左下肢等长运动时,患者右下肢髋关节屈曲、内收和外旋

C. 在保持左下肢等长运动时,患者膝屈曲,足背伸内翻

D. 固定侧的下肢在屈曲或伸展的共同运动中进行等长收缩运动

E. 固定侧的下肢在屈曲或伸展的共同运动中进行等张收缩运动

参考答案:7. B;8. E

【解析】Bad Ragaz 训练法又称救生圈训练法,可使人体的重量减轻,使僵硬的关节容易活动,肌肉所需要的力量较在空气中小,利于患者进行各种功能训练。在训练时患者仰卧位,治疗师站于患者足侧,将右手放于患者左足跖侧,用力将足拉向下方,使髋关节呈伸展、外展和内旋

位。左手放在患者右足背侧,首先指示患者左下肢向下外方用力,并克服治疗师的阻力保持这一肢位。在保持左下肢等长运动的同时,令患者右下肢髋关节屈曲、内收和外旋,膝屈曲,足背伸内翻,运动达终点时,放松下肢,然后返回至起始位,反复进行这一运动。固定侧的下肢可以在屈曲或伸展共同运动中进行等长收缩运动。

【能力检测】

1. 你了解水的静水压对人体的影响和危害吗?
2. 水中运动疗法能达到什么作用?

（张维杰）

第十二章

压 力 疗 法

【知识要点】

人类的生活环境存在有大气压。当生活的气压环境改变时,不论是增高或减少,由于突然破坏了长期以来机体已经适应了的环境,人体的生理功能必然会产生一定的变化。压力疗法就是利用压力的变化对机体产生的影响来治疗某些疾病或改善机体某种状态的方法。本章所指的压力疗法仅指改变机体局部的压力来的治疗疾病的方法。压力疗法通过改变机体的外部压力,改善血液循环以达到促进血管内外物质交换的目的,对加速溃疡、压疮等创面的愈合、组织的再生修复以及水肿的吸收都有很好地作用。由于压力疗法的发展历史较短,我们学习及应用压力疗法不但要透彻地理解其临床应用、操作规范和注意事项,而且还要进一步研究其治疗作用、治疗原理,不断改进治疗设备,丰富压力疗法的内容。

【重点难点分析】

一、正压疗法的物理特性

目前临床常用的正压疗法包括改善血液淋巴循环的正压顺序循环疗法和防治瘢痕增生的皮肤表面加压疗法(压力衣)两类。

当正压作用于局部肢体时,毛细血管和静脉中的血液以及淋巴管中的淋巴液受到挤压。如果这种压力梯度是从远心端向近心端依次进行,即可使外周淤积的血液、淋巴液向中心回流,从而使局部水肿减轻。

二、正压疗法的治疗技术

1. 正压顺序循环治疗 目前临床上广泛应用的正压顺序循环治疗设备为气袋式治疗装置。该装置采用梯度加压的工作方式作用于上、下肢。腔的数量越多,分级加压层次越多,对于逐级加压更有利。每腔压力可单独设定,如遇伤口处不宜加压,可设定该处"0"压力跳过此处。对一些以改善末梢循环为目的的治疗,也可选用组合正向与反向加压交替的治疗模式。末端压力可设定在 13.3~17.3kPa(100~130mmHg)之间,其他各节段压力由电脑控制相应递减,或人为手动调节。每次治疗 20~30 分钟,特殊患者不超过 60 分钟。

2. 皮肤表面加压疗法 常用的加压疗法包括海绵加压固定法、热塑料夹板法、绷带加压法、压力衣加压法、硅胶膜贴敷加压法及附件。

三、负压疗法的物理特性

当负压作用于肢体时,由于肢体外部的压力低于体内压力,血管被动扩张,同时沿动脉血流方向的压力梯度较正常状态明显增大,肢体产生被动充血,流入微循环的动脉血相对增加,使肢体的营养和能量供应得以提高,有利于组织的修复及微循环的重建。

四、负压疗法的治疗技术

负压疗法的设备为专用的负压舱,可将上肢或下肢单独放入舱内,出入口处由专用的垫圈密封,用空压机抽取舱内空气产生负压。舱体留有可观察肢体情况的"窗口"。

治疗时所设定的负压值,上肢压力范围为 -8.6~-13.3kPa(-65~-100mmHg),一般为 -10.7kPa(-80mmHg);下肢压力范围为 -10.7~-17.3kPa(-80~-130mmHg),一般为 -13.3kPa(-100mmHg)。

五、负压疗法的临床应用

一般认为凡肢体缺血性疾病,若不宜手术或不愿手术者,均可应用负压治疗,如雷诺现象(雷诺病)、血栓闭塞性脉管炎、脑血管意外后偏瘫、糖尿病足及下肢坏疽等。

六、正负压疗法的治疗原理及治疗作用

由于正负压变化是周期性的,促使毛细血管壁两侧压力也产生一个周期性的压力差,相当于在微循环内加入一个吸排泵。正负压疗法可促进血管内外的物质交换,改善由于各种病因造成的物质交换障碍,促进溃疡、压疮以及局部因营养障碍引起的各种病变的修复。

七、正负压疗法的治疗技术

目前所采用的正负压疗法装置多为电脑调控舱或压力治疗舱,可单纯进行负压治疗,也可单纯进行正压治疗,还可进行正负压交替治疗。正负压疗法装置与负压疗法设备的不同之处是:除了可加负压外,空压机还可向舱内加压,即正负压的转换。

正、负压力值通常设定在-6.67~13.3kPa(-50~100mmHg)。治疗时宜从正压开始,使四肢淤血排出后,再给予负压使之充血。每个周期的时间为90秒或更长。单侧肢体每次治疗30~60分钟,若双侧均需治疗,则每一肢体治疗45分钟;若病情较重,患肢可治疗1.5小时,另一肢体治疗30分钟。

八、体外反搏疗法的物理特性

体外反搏(external counterpulsation,ECP)是通过包裹在四肢和臀部的气囊,在心脏舒张期对气囊充气加压,促使肢体动脉的血液被压返回至主动脉,使主动脉舒张压明显增高,从而增加冠状动脉、脑动脉及肾动脉的血流量,起到辅助循环的一种无创性治疗方法。

EECP的工作原理是:在病人的小腿及臀部分段包裹特制的气囊套,由电子控制系统检测出病人的心电图R波信号,在心脏进入舒张早期时,将扎于四肢及臀部的气囊以大约50毫秒的时差序贯充气,并由远端向近端依次的快速加压,迫使主动脉流向四肢的血液受阻,并产生逆向压力波,提高主动脉的舒张压,从而增加冠状动脉、脑动脉及肾动脉的血流量;当心脏进入收缩期,电脑指令全部气囊迅速同步排气,下肢减压后,动脉舒张,接纳来自主动脉的血压,从而减轻心脏的后负荷。

九、体外反搏疗法的治疗原理及治疗作用

反搏过程中双脉动血流的作用不仅仅在于改善血流动力学效应本身,还在于提高血流切应力(即血流作用于血管壁的摩擦力)。以上是体外反搏治疗冠心病的重要机制。

对于体外反搏技术的治疗作用,一是可以提高主动脉内舒张压,增加冠状动脉灌注压,使体内重要生命脏器的血液灌注量增加;二是可以促进侧支循环的建立,改善血液黏度,使血流速度加快。

十、压力疗法的适应证、禁忌证和操作注意事项

(见实训指导部分)

【常见错误分析】

一、压力疗法可用于任何时候

压力疗法通过改变机体的外部压力,达到促进血管内外物质交换的目的,同时改善由于血液黏稠度增大或有形成分性质的改变而引起的物质交换障碍,所以可以加速血液循环,促进各种原因引起的组织肿胀、淤血的消退。但若是血管内部血栓已经形成,这时再使用压力疗法,会导致血栓破碎从而随着血液循环到达全身组织器官的毛细血管,形成栓塞,发生脑栓塞、肺栓塞、心肌梗死等危象。故应用压力疗法时一定要注意患者静脉血栓是否形成,若已形成切勿使用。

二、负压疗法应用时间越长越好

负压疗法每次治疗10~15分钟,治疗时间比正负压治疗短。治疗的时间是舱内压力从"0"

缓慢下降至负压设定值开始计算的,而非打开电源开关的时间。治疗中还应严密观察患肢治疗中的皮肤变化。

三、体外反搏气囊应按先大腿后小腿的顺序进行包扎

体外反搏的气囊包扎是获得满意临床疗效的关键。必须遵循的总体原则是:气囊尽量往躯干方向包扎,先大腿后小腿再包扎臀部,稍紧勿松,气囊表面无褶皱,气囊连接管无扭曲。

【执业考试链接】

一、以下每一道考题下面有 A、B、C、D、E 五个备选答案,请从中选择一个最佳答案。

1. 我们常说的正压是指
    A. 高于 1 千帕　　　　B. 比大气压高　　　　C. 比水压高
    D. 一般的俗称　　　　E. 比零高

参考答案:B

【解析】 压力疗法是改变身体局部的压力以达到对某些疾病治疗的一种疗法。我们规定把高于环境大气压的压力称为正压,低于环境大气压的压力称为负压。

2. 下列关于正压作用的说法正确的是
    A. 正压作用于局部肢体时,毛细血管的血液受到压迫而回心
    B. 正压作用于局部肢体时,毛细血管中的血液受到压迫而向压力小的肢体部位流动
    C. 正压作用于局部肢体时,淋巴管中的淋巴液受到压迫而回心
    D. 正压作用于局部肢体时,静脉中的血液受到压迫而回心
    E. 可以减轻组织水肿

参考答案:B

【解析】 正压疗法不管以哪种方式,当正压作用于局部肢体时,毛细血管和静脉中的血液以及淋巴管中的淋巴液受到挤压,向压力小的肢体部位流动,如果这种压力梯度设计是从远心端向近心端依次进行,即可使外周淤积的血液、淋巴液向中心回流。

3. 首先研制出增强型体外反搏装置的国家是
    A. 美国　　B. 英国　　C. 中国　　D. 法国　　E. 日本

参考答案:C

【解析】 虽然美国等国对体外反搏技术研究较早,但治疗都不成熟。在 1980 年,以中山医科大学为主的课题组对早期的体外反搏装置进行了重大革新,成功研制了现今通行的增强型体外反搏装置。

4. **不属于**皮肤表面加压疗法的是
    A. 海绵加压固定法　　　B. 热塑料夹板法　　　　C. 绷带加压法
    D. 压力衣加压法　　　　E. 正压顺序循环疗法

参考答案:E

【解析】 临床常用的正压疗法包括改善血液淋巴循环的正压顺序循环疗法和防治瘢痕增生的皮肤表面加压疗法(压力衣)。而皮肤表面加压疗法包括海绵加压固定法、热塑料夹板法、绷带加压法、压力衣加压法、硅胶膜贴敷加压法。

5. 中医的拔罐疗法属于
    A. 正压疗法　　　　　B. 负压疗法　　　　　C. 正负压疗法
    D. 体外反搏技术　　　E. 无法确定

参考答案:B

【解析】 负压疗法是指将低于大气压的压力应用于人体进行有目的的治疗疾病的一种方法。负压疗法可分为全身负压和局部负压两种,目前仅局部负压治疗用于临床治疗。局部负压有腹部负压、股部负压、下半体负压、肢体负压及拔火罐等。

6. 下列关于压力疗法的作用说法**错误的**是
   A. 压力疗法可改善由于血液黏稠度减少或有形成分性质的改变而引起的物质交换障碍
   B. 压力疗法可促使血管内外物质交换
   C. 压力疗法改变外部的压力差
   D. 压力疗法可促进溃疡、压疮等的愈合
   E. 压力疗法可促进再生修复,促进水肿的吸收

参考答案:A

【解析】 压力疗法通过改变机体的外部压力,以达到促使血管内外物质交换的目的,同时改善由于血液黏稠度增大或有形成分性质的改变而引起的物质交换障碍,促进溃疡、压疮等的愈合,促进组织的再生、修复,促进水肿的吸收。

7. 关于热塑料夹板法说法**错误的**是
   A. 具有可塑性,在 95～100℃热水中可软化
   B. 容易被塑形成所需要的形态
   C. 应内衬海绵和纱布,防止其造成皮肤溃烂
   D. 热塑料夹板软化后快速打孔,可以增加透气性
   E. 应经常更换衬垫及敷料

参考答案:A

【解析】 热塑料夹板为 1,4-异戊二烯塑料制品,具有可塑性,在 72～77℃热水中可软化,在软化时容易被塑形成所需要的形态,冷却 10 分钟即变硬、定型。因其塑形后变硬无弹性,故应内衬海绵和纱布,防止其造成皮肤溃烂,同时为增加透气性,将热塑料夹板软化后快速打孔,并经常更换衬垫及敷料,保持敷料干燥,避免因潮湿引起皮肤感染。

8. 下列**不属于**压力疗法的是
   A. 正负压力疗法　　　　B. 正压顺序循环疗法　　　　C. 沙浴
   D. 体外反搏疗法　　　　E. 皮肤表面压力疗法

参考答案:C

【解析】 压力疗法的种类有正压疗法(正压顺序循环疗法、皮肤表面加压疗法)、负压疗法、正负压疗法和体外反搏疗法。而沙浴虽然对人体有压力作用,但其治疗作用是多种效应的综合,在分类上属于自然疗法。

9. 下列关于体外反搏疗法叙述正确的是
   A. 以心电 R 波作触发　　　　B. 以心电 P 波作触发
   C. 以心电 T 波作触发　　　　D. 在心脏进入舒张晚期时充气
   E. 在心脏进入收缩早期时充气

参考答案:A

【解析】 EECP 的工作原理是:在病人的小腿及臀部分段包裹特制的气囊套,由电子控制系统检测出病人的心电图 R 波信号,在心脏进入舒张早期时,将扎于四肢及臀部的气囊以大约 50 毫秒的时差序贯充气,并由远端向近端依次的快速加压,迫使主动脉流向四肢的血液受阻,并产生逆向压力波,提高主动脉的舒张压,从而增加冠状动脉、脑动脉及肾动脉的血流量;当心脏进入收缩期,电脑指令全部气囊迅速同步排气,下肢减压后,动脉舒张,接纳来自主动脉的血压,从而减轻心脏的后负荷。

10. 关于自粘绷带加压说法正确的是
    A. 对于 5 岁以上儿童的手部和脚部,自粘绷带能够提供安全有效的压力
    B. 主要用于手部或脚部伤口化脓期
    C. 可用于衣服外面或能耐受较大压力的组织

D. 开放性伤口上加一层薄纱布后使用此法

E. 使用方法与弹力绷带加压法完全不同

参考答案:D

【解析】自粘绷带加压法用于衣服外面或不能耐受较大压力的脆弱组织,可在开放性伤口上加一层薄纱布后使用,主要用于手部或脚部早期伤口愈合过程中。对于2岁以下儿童的手部和脚部,自粘绷带能够提供安全有效的压力。使用方法与弹力绷带加压法基本相同,指尖部露出以便观察血运情况。

11. 采用正压顺序循环疗法时其末端压力设定为

A. 13.3~17.3kPa   B. 14.3~18.3kPa

C. 13.3~18.3kPa   D. 14.3~17.3kPa

E. 12.3~18.3kPa

参考答案:A

【解析】采用正压顺序循环疗法时,其末端压力可设定在13.3~17.3kPa(100~130mmHg)之间。

12. 下列**不属于**正压顺序循环疗法的禁忌证的是

A. 肢体重症感染未得到有效控制   B. 近期下肢深静脉血栓形成

C. 大面积溃疡性皮疹   D. 脉管炎急性发作

E. 下肢蜂窝织炎

参考答案:D

【解析】正压顺序循环疗法的禁忌证:肢体重症感染未得到有效控制;近期下肢深静脉血栓形成;大面积溃疡性皮疹。而脉管炎急性发作属于皮肤表面加压疗法的禁忌证。

13. 下列**不属于**皮肤表面加压疗法的禁忌证的是

A. 下肢蜂窝织炎   B. 大面积溃疡性皮疹

C. 下肢深静脉血栓形成   D. 大隐静脉曲张伴回流障碍

E. 脉管炎急性发作

参考答案:B

【解析】皮肤表面加压疗法的禁忌证:治疗部位有感染性创面时加压不利于创面愈合,甚至导致感染扩散;脉管炎急性发作;下肢深静脉血栓形成。而大面积溃疡性皮疹属于正压顺序循环疗法的禁忌证。

14. 下列关于负压疗法注意事项的说法**错误的**是

A. 治疗前检查设备是否完好

B. 治疗应在患者清醒的状态下进行

C. 治疗过程中应注意观察患者的肤色变化

D. 肢体出现淤血是不正常的现象,应立即停止治疗

E. 高龄患者应以平卧位为宜

参考答案:D

【解析】负压治疗肢体出现淤血是正常反应,淤血在停止治疗两小时后即可恢复,但应防止肢体出血;若有明显出血情况应停止治疗。

15. 下列**不属于**负压封闭引流治疗的原理的是

A. 去除了细菌培养基和创伤后受损组织产生的毒性分解产物

B. 加快了局部的血液循环,促进坏死组织和细菌清除

C. 阻止了外部细菌进入创面,保证了创面内和皮肤的水蒸气正常透出

D. 负压产生的机械负荷增加了细胞的活性

179

E. 减少了纤维连接蛋白含量

参考答案:E

【解析】 负压封闭引流治疗可以增加纤维连接蛋白含量而非减少。

二、以下提供若干组考题,每组考题共同使用在考题前列出的 A、B、C、D、E 五个备选答案,请从中选择一个与考题关系最密切的答案。每个备选答案可能被选择一次、多次或不被选择。

(16~18 题共用备选答案)

A. 正压顺序循环疗法

B. 自粘绷带加压法

C. 弹力绷带加压法

D. 筒状绷带加压法

E. 硅酮弹力绷带法

16. 尤其适于 3 岁以下儿童治疗的皮肤表面加压疗法是

17. 主要用于早期瘢痕因存在部分创面而不宜使用压力衣者的是

18. 将两种治疗烧伤后增生性瘢痕有效方法结合使用的是

参考答案:16. C;17. D;18. E

【解析】 弹力绷带加压法的主要作用原理是控制水肿、促进静脉血及淋巴回流,对新愈合创面及移植物提供血管保护,适用于早期瘢痕因存在部分创面而不宜使用压力衣者。筒状绷带加压法用于伤口表面可承受一定压力时,弹力绷带和压力衣之间的过渡时期,尤其适于 3 岁以下生长发育迅速的儿童。硅酮和压力治疗是目前公认的治疗烧伤后增生性瘢痕的有效方法,因此硅酮弹力绷带法将两者结合使用。

(19~21 题共用备选答案)

A. VCT

B. EECP

C. ECP

D. VSD

E. ESWT

19. 增强型体外反搏装置的英文简称

20. 正负压疗法的英文简称

21. 负压封闭引流治疗的英文简称

参考答案:19. B;20. A;21. D

【解析】 增强型体外反搏装置(enhanced external counterpulsation,EECP);正负压疗法(vacuum compression therapy,VCT);负压封闭引流治疗(vacuum sealing drainage,VSD)。

三、以下提供若干个案例,每个案例下设若干个考题。请根据各考题题干所提供的信息,在每题下面的 A、B、C、D、E 五个备选答案中选择一个最佳答案。

(22~23 题共用题干)

患者,男,65 岁,肠梗阻术后 2 天,突然出现左下肢疼痛。查体:体温 38.2℃,呼吸 20 次/分,脉搏 88 次/分,血压 125/85mmHg,神志清楚,痛苦貌,心肺(-),左下肢肿胀明显,触痛(+),浅静脉扩张,左股三角区可扪及条索状物。

22. 该患者最可能的诊断是

A. 左下肢丹毒

B. 左下肢急性淋巴管炎

C. 左下肢急性淋巴结炎

D. 左下肢血栓性浅静脉炎

E. 左下肢深静脉血栓

23. 此时最宜采用的处理是
　　A. 手术治疗　　　　　B. 溶血栓疗法　　　　　C. 抗凝血疗法
　　D. 正压顺序循环疗法　　E. 卧床休息和抬高患肢

参考答案:22. E;23. A

【解析】下肢深静脉血栓病人有轻度全身反应,发热不超过38.5℃,下肢肿胀明显,触痛,浅静脉扩张,左股三角区可扪及条索状物;手术是治疗深静脉血栓的有效措施。

(24～25题共用题干)

患女,12岁,车祸后,左踝关节疼痛3小时,体检左踝内侧软组织肿胀,压痛明显。

24. 首先选择的影像学检查方法为
　　A. 正侧位 X 线片　　　B. CT 扫描　　　　　　C. MRI 检查
　　D. 超声检查　　　　　E. ECT 检查

25. 经过检查后,患者左踝关节骨质未见异常,此时的处理可用
　　A. 热敷　　　　　　　B. 加压包扎　　　　　　C. 中频治疗
　　D. 手术治疗　　　　　E. 冲击波治疗

参考答案:24. A;25. B

【解析】车祸后患者出现左踝关节疼痛,检查发现踝内侧软组织肿胀,压痛明显,这一般是骨折或软组织损伤造成的,所以首先应通过正侧位 X 线片来检查有无骨折,若无骨折则为软组织损伤。对于软组织损伤的处理来说,一般是 RICE 原则,故加压包扎是处理软组织损伤的有效办法。

【能力检测】

1. 简述正压顺序疗法的注意事项。
2. 简述判断正压治疗压力大小是否合适的方法。
3. 简述压力疗法的治疗作用以及常用方法。
4. 简述皮肤表面加压疗法持续加压的含义。
5. 简述体外反搏疗法的注意事项。

(尚经轩)

第十三章

生物反馈疗法

【知识要点】

本节从生物反馈疗法的概念、治疗原理及治疗作用、治疗技术及临床应用等四个方面系统地介绍了生物反馈疗法。生物反馈疗法主要利用了生物反馈调节自主神经功能、调节肌肉的张力及调节脑电波节律。由于本疗法在临床中应用广泛，因此，在学习过程中要注意对治疗技术的学习，系统掌握生物反馈疗法的基本设备、注重生物反馈仪参数的选择；在治疗技术中的关键问题是能够正确掌握生物反馈疗法的治疗原则、治疗前准备、一般治疗方法、具体治疗方法及生物反馈治疗效果与评价的操作方法。在临床应用中适应证、禁忌证及注意事项都是本节的重点内容。

【重点难点分析】

一、生物反馈疗法的概念

生物反馈疗法是一种利用现代生理科学仪器，将人体内正常的或异常的生理活动信息有选择性地转换为可识别的视觉或听觉信号（如光、声、图像、曲线等），使患者经过一系列强化训练和治疗后，能够有意识地自我调节和控制自身体内的这些生理或病理信息，从而调节生理功能、消除病理状态、恢复身心健康的新型物理治疗方法。

二、生物反馈疗法的治疗原理

生物反馈疗法治疗原理包括自我调节与控制系统，人体自我调节的方式主要有神经调节、体液调节、器官组织的自我调节，而这些自身调节的方式，组成了人体自我的控制系统。中枢神经系统为控制部分，被调节组织器官为被控制部分，在控制部分和被控制部分之间，通过各种不同的形式进行着信息传递。

三、生物反馈疗法的治疗作用

生物反馈疗法的治疗作用包括调节自主神经功能；调节肌肉的肌张力；调节脑电波节律等。

四、生物反馈疗法的具体治疗方法

生物反馈疗法具体的治疗方法包括肌电生物反馈疗法（放松性肌电生物反馈疗法、强化性肌电生物反馈疗法）、手指皮肤温度生物反馈治疗、皮肤电阻生物反馈疗法、血压生物反馈疗法、心率生物反馈疗法、脑电生物反馈疗法。

五、生物反馈治疗仪的基本结构和主要技术参数

生物反馈治疗仪基本结构包括连接传感器、中央分析处理器、传出显示器三个部分。主要技术参数包括工作范围、灵敏度、频响与带宽、音噪比、稳定性和显示方式。

六、生物反馈疗法的治疗技术、适应证、禁忌证和操作注意事项

（具体内容见实训部分）

【常见错误分析】

一、生物反馈疗法要进行很多次，所以哪一次训练都一样

生物反馈治疗过程中，第一次训练十分重要。治疗师要针对患者的具体病情、文化程度、暗示性以及相关生物信号在生物反馈仪上的反馈形式，尽可能给予说明和帮助，使其尽快地领会并掌握这种训练方法，尤其是要体会到信号变化与自身的关系。若第一次训练十分顺利并且产生了一定的治疗效果,那么可以很大程度上增强患者的信心和积极性;反之,如果第一次治疗过程出现很多困难或意外,就会导致患者对于生物反馈治疗技术的信任感降低,对于治疗的依从性下降,从而导致最终不能如期达到预期效果,甚至会导致患者中途放弃治疗。

二、生物反馈疗法不需要被治疗者的主动参与

建立生物反馈需要两个必要的条件:第一要有将生物信息转换为声、光、图像等信号的电子仪器;第二要有人的主动参与意识,才能构成完整的反馈环路。正是由于有人的意识参与所以才被称为"生物反馈"。生物反馈的形成不同于某些动物经训练而形成的条件反射,它需要发挥人的主观意识的作用,需要根据治疗要求而有意识地改变声、光、图像等信号的强度。当被治疗者掌握了用意念控制这些信号的时候,就学会了控制和调节自身的某些生理活动。

三、生物反馈疗法是患者意识主导的,所以选择治疗部位不重要

对于肌电生物反馈的治疗,关键是需要准确找到治疗部位即需要针对的肌肉,尤其是在强化性训练的过程中。要准确找到适合的治疗部位,就需要治疗师对于疾病或功能障碍的解剖和电生理基础有所了解。

四、血压生物反馈疗法仅用于高血压病人的治疗,不适用于低血压患者的治疗

血压生物反馈疗法是利用血压信号反馈进行治疗的方法,由于血压的高低与交感神经兴奋性的高低有关,采用血压反馈治疗仪器,将可以连续监测血压的装置安放在患者的上臂,治疗仪可以显示血压数值和不同颜色的灯光与声音信号。通过学习与训练使患者能够按照治疗需要随意控制外周血管紧张度,使血管扩张、降低血压,或使血管收缩、升高血压,因而血压生物反馈疗法不仅适用于高血压,还适用于直立性低血压的治疗。

【执业考试链接】

一、以下每一道考题下面有 A、B、C、D、E 五个备选答案,请从中选择一个最佳答案。

1. 下列关于生物反馈疗法说法**错误**的是

　　A. 将被治疗者作为一个整体　　　　B. 注重被治疗者的被动参与

　　C. 适应生物-心理-社会的医学模式　D. 是一种安全、有效、经济的治疗方法

　　E. 逐渐被患者接受

参考答案:B

【解析】 生物反馈疗法是将被治疗者作为一个整体进行治疗,注重被治疗者的主动参与,对某些疾病特别是身心疾病具有较好的治疗效果,更加适应生物-心理-社会这种新的医学模式的发展趋势,并且,生物反馈疗法是一种安全、有效和经济的非药物治疗方法,因此,正逐渐被越来越多的专家和患者接受和采用。

2. 下列哪种疾病可以应用生物反馈疗法中调节自主神经功能来减轻临床症状,甚至治愈疾病的目的

　　A. 原发性高血压　　　　　　　　　B. 心功能不全

　　C. 病毒性心肌炎　　　　　　　　　D. 肥厚性梗阻性心肌病

　　E. 心肌梗死

参考答案:A

【解析】 血压生物反馈疗法是利用血压信号反馈进行治疗的方法,由于血压的高低与交感神经兴奋性的高低有关,采用血压反馈治疗仪器,将可以连续监测血压的装置安放在患者的上臂,治疗仪可以显示血压数值和不同颜色的灯光与声音信号。通过学习与训练使患者能够按照治疗需要随意控制外周血管紧张度,使血管扩张、降低血压,或使血管收缩、升高血压。

3. 肌电生物反馈疗法的治疗关键是

A. 找到治疗部位　　　　　　　　B. 调节合适的宽带

C. 全面了解电生理基础　　　　　D. 掌握局部解剖

E. 准确了解患者疾病

参考答案:A

【解析】 对于肌电生物反馈的治疗,关键是需要准确找到治疗部位即需要针对的肌肉,尤其是在强化性训练的过程中。要准确找到适合的治疗部位,就需要治疗师对于疾病或功能障碍的解剖和电生理基础有所了解。

二、以下提供若干组考题,每组考题共同使用在考题前列出的 A、B、C、D、E 五个备选答案,请从中选择一个与考题关系最密切的答案。每个备选答案可能被选择一次、多次或不被选择。

(4~6 题共用备选答案)

A. 血压的变化

B. 肌电下降能力作为放松能力的一种指标

C. 皮温上升能力作为评价放松能力的标准

D. 脉搏的变化

E. 可以根据观察记录、训练日记和各项客观评价指标综合进行评价

4. 肌电生物反馈评价方法

5. 温度生物反馈评价方法

6. 治疗效果的评价

参考答案:4. B;5. C;6. E

【解析】 在正常情况下,进行肌电生物反馈放松训练,随着放松能力提高,其肌电信号的基线值应逐渐下降,一般把肌电下降能力作为放松能力的一种指标。在温度生物反馈进行训练时,随着放松能力的提高,皮温将会上升。但皮温因受室温、衣着、饮食、运动、心理活动等因素影响较大,一般不把皮温最高值作为评价放松指标,而是把皮温上升能力作为评价放松能力的标准。评价治疗效果一般较为复杂,因疾病种类不同,评价方法也不一样。通常可以根据观察记录、训练日记和各项客观评价指标综合进行评价。

三、以下提供若干个案例,每个案例下设若干个考题。请根据各考题题干所提供的信息,在每题下面的 A、B、C、D、E 五个备选答案中选择一个最佳答案。

(7~9 题共用题干)

王某,女,44 岁。因“日常生活活动常出现尿失禁 2 年”就诊。查体:神志清楚,心肺(−),腹平软,肝脾肋下未触及。检查提示:盆底肌力 Ⅲ 级。临床诊断为女性压力性尿失禁。现拟行生物反馈疗法进行治疗。

7. 该患者除采用生物反馈疗法进行治疗外,还可以配合

A. 超声波疗法　　　　B. 红外线疗法　　　　　C. 牵引疗法

D. 石蜡疗法　　　　　E. 盆底肌肉锻炼

8. 该患者信号电极放置

A. 电极置于阴道　　　B. 电极置于腹部　　　　C. 电极置于前臂

D. 电极置于背阔肌　　E. 电极置于臀大肌

9. 生物反馈疗法治疗压力性尿失禁的主要原理

A. 生物反馈疗法具有抗菌消炎的作用

B. 生物反馈疗法具有类似雌激素样作用

C. 生物反馈疗法通过调节中枢神经达到治疗压力性尿失禁的作用

D. 生物反馈疗法通过增强盆底肌肉张力,控制膀胱,达到治疗压力性尿失禁的作用

E. 生物反馈疗法通过减弱盆底肌肉张力,控制膀胱,达到治疗压力性尿失禁的作用

参考答案:7. E;8. A;9. D

【解析】　盆底肌肉锻炼(pelvic floor muscle training,PFMT)又称 Kegel 训练,让患者有意识地对以肛提肌为主的盆底肌肉进行自主性收缩以增加尿控能力。在进行生物反馈疗法训练时,对于盆底肌和肛门括约肌,电极置于阴道(女性)或肛门里。生物反馈疗法可提示正常及异常的盆底肌肉活动状态,以使患者或医生了解盆底锻炼的正确性,从而获得正确的、更有效的盆底锻炼。以增强盆底肌肉张力,控制膀胱,达到康复训练治疗压力性尿失禁的目的。

【能力检测】
1. 如何评价肌电生物反馈治疗的效果?
2. 列举肌电生物反馈治疗技术的注意事项。
3. 生物反馈疗法的禁忌证和适应证有哪些?
4. 生物反馈疗法应用注意事项有哪些?
5. 简述生物反馈治疗仪的主要参数。

（陈　健）

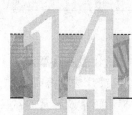

第十四章

冲击波疗法

【知识要点】

冲击波是一种机械波,具有声学、光学和力学的某些性质。体外冲击波是利用声波经由反射器反射后集中成高能量的压力波,它作用于人体造成物理冲击,刺激生长激素释放,导致微血管新生,达到组织再生以及修复的目的。体外冲击波的生物学效应包括机械效应、空化效应、光学效应、声学效应和热效应。体外冲击波主要是通过两种原理发挥其治疗作用:一是物理效应,二是生物效应。物理效应包括材料破坏性理学效应和挤压、拉伸作用、成骨效应、镇痛效应、代谢激活效应。其生物效应包括空化作用的生物效应、应力作用的生物效应、压电作用的生物效应、时间依赖性和累积效应、代谢激活效应损伤效应。冲击波疗法的治疗作用可以产生对骨组织的生物学作用、对肌腱组织的生物学效应、对相关细胞的生物学效应。体外冲击波的发生源分为液电式体外冲击波源、压电晶体冲击波源、电磁式冲击波源、气压弹道式冲击波源。体外冲击波疗法主要适用于骨组织疾病和软组织慢性损伤性疾病。冲击波疗法的治疗作用、治疗方法、适应证、禁忌证及注意事项是本节重点内容。

【重点难点分析】

一、冲击波和体外冲击波的概念及物理机制

冲击波是一种机械波,具有声学、光学和力学的某些性质。体外冲击波是利用声波经由反射器反射后集中成高能量的压力波,它作用于人体造成物理冲击,刺激生长激素释放,导致微血管新生,达到组织再生以及修复的目的。体外冲击波的物理机制包括机械效应、空化效应、光学效应、声学效应和热效应。

二、冲击波的治疗原理及治疗作用

体外冲击波主要是通过两种原理发挥其治疗作用:一是物理效应,二是生物效应。但这两种效应均取决于冲击波的能级和能流密度。其物理效应包括材料破坏性理学效应和挤压、拉伸作用、成骨效应、镇痛效应、代谢激活效应。其生物效应包括空化作用的生物效应、应力作用的生物效应、压电作用的生物效应、时间依赖性和累积效应、代谢激活效应损伤效应。冲击波疗法的治疗作用可以产生对骨组织的生物学作用、对肌腱组织的生物学效应、对相关细胞的生物学效应。

三、体外冲击波发生源的类型及每一种发生源的原理及特性

体外冲击波的发生源分为液电式体外冲击波源、压电晶体冲击波源、电磁式冲击波源、气压弹道式冲击波源。

四、冲击波疗法的治疗技术、适应证、禁忌证和操作注意事项

(见实训指导部分)

【常见错误分析】

一、冲击波治疗时所使用的能量都是固定的

一般情况下,治疗软组织病变需要使用低能量的冲击波,而治疗骨不连一类的骨组织疾病则需要使用高能量的冲击波。因此,冲击波治疗软组织病变时选择第 1、第 2 级别的能量;在治疗骨不连一类的骨组织疾病时应选择第 3、第 4 级别的能量。但当治疗效果不明显时，操作者可以适当地增加能量。治疗软组织病例：每次治疗 1200 ~ 2000 次，每次治疗间隙为 3 ~ 5 天，并根据病情灵活掌握治疗。骨组织病损：有两种方法，一种是足量 1 次，一般冲击 4000 ~ 6000 次；另一种是适量多次，每次治疗 1600 ~ 2500 次，治疗 3 次以上，每次治疗间隙为 3 ~ 5 天。具体方法由操作者根据患者的病情、体质等灵活处理。

二、冲击波治疗是通过其物理效应来发挥作用的

体外冲击波主要是通过两种原理发挥其治疗作用：一是物理效应，二是生物效应。这两种效应均取决于冲击波的能级和能流密度。其物理效应包括材料破坏性理学效应和挤压、拉伸作用、成骨效应、镇痛效应、代谢激活效应。其生物效应包括空化作用的生物效应、应力作用的生物效应、压电作用的生物效应、时间依赖性和累积效应、代谢激活效应损伤效应。

【执业考试链接】

一、以下每一道考题下面有 A、B、C、D、E 五个备选答案，请从中选择一个最佳答案。

1. 体外冲击波疗法利用的原理是

　A. 生化原理　　　B. 液电能量转换和传递　　　C. 物理作用

　D. 生理效应　　　E. 机械作用

参考答案：B

【解析】 体外冲击波疗法是利用液电能量转换及传递原理产生的冲击波进行治疗，具有裂解硬化骨、松解粘连、刺激微血管再生、促进骨生成等作用。

2. 冲击波的物理特性有

　A. 衰减小、传播近、穿透力强　　　B. 衰减小、传播远、穿透力强

　C. 衰减大、传播近、穿透力弱　　　D. 衰减大、传播远、穿透力弱

　E. 衰减小、传播远、穿透力弱

参考答案：B

【解析】 冲击波是一种频率从几赫兹到几兆赫兹的机械波，在均匀介质中的传播符合声学原理。冲击波在进入不同密度的物质时，所遇到的声阻抗不同，其传播速度也不同。物质密度低，传播速度快；密度高，传播速度慢。冲击波频率低、波长较长，具有衰减小、传播远、穿透力强的物理特性。

3. 下列哪项**不是**冲击波的光学效应

　A. 反射与衍射　　　B. 折射　　　C. 散射与衰减

　D. 聚焦　　　E. 穿透性

参考答案：E

【解析】 冲击波的传播从一种介质进入另一种介质时，会产生折射或反射现象，这近似于光的传播特性。包括：反射与衍射、折射、散射与衰减及聚焦。

二、以下提供若干组考题，每组考题共同使用在考题前列出的 A、B、C、D、E 五个备选答案，请从中选择一个与考题关系最密切的答案。每个备选答案可能被选择一次、多次或不被选择。

（4 ~ 6 题共用备选答案）

　A. 肌肉组织疾病

　B. 骨组织疾病

　C. 软组织疾病

　D. 慢性损伤性疾病

　E. 慢性劳损性疾病

4. 传统的体外冲击波治疗机适宜于治疗的疾病是

5. 气压弹道式冲击波更适合于治疗的疾病是

6. 大剂量冲击波适合治疗的疾病是

参考答案:4. B;5. E;6. B

【解析】 冲击波治疗机的波源按聚焦类型可分为聚焦式和非聚焦式两种。根据冲击波波源产生的不同形式,体外冲击波治疗机分为4种类型:液电式、电磁波式、压电式和气压弹道式,前3种治疗机属传统的体外冲击波治疗机,均通过反射体将能量聚焦于治疗部位进行治疗。而气压弹道式冲击波治疗机则不需要聚焦能量,可通过冲击波治疗探头,由气压弹道产生的冲击波以放射状扩散的方式传送至治疗部位。

三、以下提供若干个案例,每个案例下设若干个考题。请根据各考题题干所提供的信息,在每题下面的 A、B、C、D、E 五个备选答案中选择一个最佳答案。

(7～10题共用题干)

李某,女,36岁,因右足跟部疼痛1周就诊。查体:右足跟部压痛明显。诊断为跟痛症。现拟行冲击波疗法进行治疗。

7. 针对此患者,可选择的能流密度为

A. 0.04～0.06mJ/mm^2　　　　　　B. 0.05～0.07mJ/mm^2

C. 0.08～0.14mJ/mm^2　　　　　　D. 0.15～0.18mJ/mm^2

E. 0.15～0.28mJ/mm^2

8. 每期冲击的次数是

A. 100～200 次　　　　B. 500～1000 次　　　　C. 1500～2000 次

D. 2000～3000 次　　　E. 3000～4000 次

9. 每次治疗的间隔时间为

A. 1～2 天　　B. 2～3 天　　C. 3～5 天　　D. 5～7 天　　E. 7～10 天

10. 一般治疗的疗程是

A. 1～2 个疗程　　　　B. 2～3 个疗程　　　　C. 3～5 个疗程

D. 5～7 个疗程　　　　E. 8～10 个疗程

参考答案:7. C;8. C;9. C;10. C

【解析】 冲击波是一种利用电能脉冲磁场与液体之间的物理作用而产生的机械脉冲压力波,对痛症有明确的治疗效果。恰当的能量选择是体外冲击波疗法是否能够取得满意疗效的关键,能量过低起不到治疗作用,能量过高会造成损伤。因此,确定既具有显著疗效又无明显副作用的能流密度,就显得十分重要。安全的能流密度应控制在 0.08～0.28mJ/mm^2 范围内。

【能力检测】

1. 列举冲击波治疗技术中的注意事项。

2. 如何对接受冲击波治疗的患者进行定位。

3. 冲击波由哪四种物理学效应来产生?

4. 冲击波的光学效应有哪些?

5. 冲击波治疗的治疗作用有哪些?

(张建宏)

第十五章

自 然 疗 法

【知识要点】

本章从各种常见自然疗法的概念、治疗原理及治疗作用、治疗技术及临床应用等方面系统介绍了空气浴疗法、岩洞疗法、高山疗法、日光浴疗法和森林浴疗法。其中,空气浴疗法是指裸体或半裸体直接接触空气,利用空气中气温、气湿、气流及其化学成分等理化因素对人体的综合作用来养生康复的方法。根据气温的高低,空气浴主要有温暖空气浴、凉爽空气浴和寒冷空气浴三种。岩洞疗法是指利用自然环境中的天然洞穴,或掘地为窟的人工洞穴,进行养生防病和康复治疗的方法,分为天然岩洞疗法和人工石窟(土屋)疗法两种。高山疗法是利用高山气候、环境对人体的影响,以使疾病康复的方法,根据居住高山的时间长短,高山疗法可分为留居高山法和旅居高山法两种。利用日光照射全身或局部,通过日光对机体功能的调节作用,对疾病进行康复及养生延年的方法,称为日光浴疗法。日光浴疗法可分为局部和全身疗法;全身疗法又分为开始全身照射法、顺序全身照射法和间隙全身照射法 3 种。沙浴疗法是用纯净细小的海沙、河沙或沙漠沙作为介体,向机体传热,达到治疗作用的康复方法,常可与日光浴、空气浴等疗法相结合使用,沙浴疗法主要有天然热沙浴、人工热沙浴疗法两种。利用森林气候的特殊作用,治疗、预防疾病和增强体质的方法,称为森林浴疗法。森林浴包括登山观景、林中逍遥、荫下散步和郊游野餐等广泛接触森林环境的健身活动。在本章学习过程中要注意对各种常见自然疗法治疗技术的学习,严格把握临床适应证及禁忌证。

【重点难点分析】

一、空气浴疗法治疗原理及治疗作用

1. 对温度刺激的反应 在进行空气浴时的气温常低于体温,导致体表热量大量散失,通过体液和神经的反射活动,使大脑皮质、体温调节中枢、血管运动中枢发生一系列的改变,引起皮肤血管收缩,汗液分泌减少,基础代谢增高等一系列反应。

2. 对代谢改变的影响 研究证明空气浴治疗后,蛋白质与脂类代谢转为正常,与肝功能有关的代谢过程正常化,氧化过程得到改善,血细胞内的氧化-还原酶活性升高。

3. 对循环系统的影响 空气浴疗法可使循环系统功能得到代偿性增强,从而使患者临床症状改善。主要表现在脉搏减缓,心搏出量增加,血压逐渐恢复正常,心肌血液供应改善等。

4. 对呼吸系统的影响 在空气浴作用下,呼吸动作加深,呼吸容积增加,使肺泡通气增高,肺泡内氧分压增加,因而血液摄氧能力增强,摄氧量增多,组织的供氧量增多。

二、岩洞疗法治疗原理及治疗作用

1. 在轻度降低的气温下,通过对流或辐射的方式增强了体表散热,这对体温调节有刺激作用,使氧化过程、呼吸、循环及气体交换的生理变化增强。

2. 吸入轻度寒冷的空气对肺泡通气有良好的影响,可加强肺的气体交换。

3. 岩洞内空气的电离度高,吸入负离子浓度含量高的空气,有利于调整神经、心血管系统的功能状态,对各种代谢有良好的影响。

4. 岩洞内极微剂量的氡及其产物,可降低动脉血压,使脉搏变慢,炎症减轻,对变应原的敏感性减轻或完全消失,通气功能明显好转。

5. 天然岩洞、人工石窟或土屋能使人精神宁静,情绪稳定,心志愉悦,对神情损伤者十分有利。

6. 岩洞中多为恒温,冬暖夏凉,有利于正气虚弱,适应能力差的患者康复。

三、留居高山法与旅居高山法的区别

居住高山半年以上进行康复治疗,称为留居高山法,其中又分定居法和暂居法两种。居住在高山两年以上为定居法,半年至两年为暂居法。定居法,多用于癫、狂、痛等病程长、恢复慢的神志异常病症及其他慢性疾患。居住高山十天至半年进行康复治疗,称为旅居高山法。此法适用于病程不长,容易恢复的疾病,如失眠、健忘以及各种精神紧张等。

四、日光浴疗法治疗原理及治疗作用

1. 日光的视觉和色觉作用 视觉效应有赖于眼球、视神经和大脑皮质三部分的功能。光线通过眼球的各层结构,投射到视网膜上,视网膜上的感光细胞(视杆细胞和视锥细胞)接受光刺激后,将其转变为神经冲动,通过视神经传递到视中枢后产生视觉。而感光功能的完成是通过光化学物质的变化来实现的。

2. 日光的热效应 日光中红外线主要表现为热效应,通过辐射的方式传递热能可使物体加热,加速物质的化学和生物反应。让人感觉到温暖、舒适甚至炎热。

3. 日光的化学效应 日光照射到人体后,可引起体内发生化学反应,主要表现为光分解作用、光聚合作用、光敏作用等不同的化学效应。

4. 日光对皮肤的作用 日光的作用大多是通过皮肤吸收而发挥的,因此,皮肤对光的吸收情况是日光对机体作用大小的决定因素。

五、沙浴疗法治疗原理及治疗作用

1. 温热作用 当机体进行沙浴时,沙子的温热可增强机体的代谢,有明显的排汗作用,也可将排出的代谢产物及时吸附清除。

2. 机械作用 高温的沙粒向人体的深部传导压力,加快血流速度,促进血液循环,从而扩张末梢血管,调整全身的生理反应,进而激活与恢复神经功能,改善患病部位的新陈代谢,活跃网状内皮系统功能,调节机体的整体平衡。

3. 磁疗等综合作用 现代医学还认为,沙里含有原磁铁矿微粒,患者在接受沙疗的同时,也接受着一定的磁疗,加之气候干热、高温和充足的红外线,使灼热的细沙集磁疗、放疗、光疗、推拿与按摩等综合疗效于一体。

六、森林疗法治疗原理及治疗作用

1. 森林中负氧离子对人体的作用 森林中负氧离子的含量为每立方厘米 50 000 个以上。从电场的角度来讲,人的机体是一种生物电场的运动,人在疲劳或得了疾病后,机体的电化代谢和传导系统就会产生障碍,这时需要补充负离子,以保持人体生物电场的平衡。

2. 森林中微粒流、杀菌素等对人体的作用 森林中许多树木花草不停地散发着具有药理作用的微粒流,通过人的口、鼻、皮肤进入人体内,又通过肺脏而达全身,能够调节人的神经系统和视网膜功能,降低血压,延缓血流速度和心搏频率,消除疲劳;森林中分泌的杀菌素,杀死体内的白喉、肺结核、痢疾等病原菌;能够促进人体新陈代谢,提高人体免疫能力等。

3. 森林中尘埃、微生物数量少 森林中含氧丰富、空气中的尘埃较少,病原微生物极少,约比城市少 200 倍。这种空气对呼吸系统和心、脑缺血性疾病非常有利,能促进病后恢复期患者和有慢性疾病及神经系统功能性疾病的患者恢复。

七、常见自然疗法的治疗技术、适应证、禁忌证和操作注意事项

(见实训指导部分)

【常见错误分析】

同一季节进行日光浴治疗,其照射剂量在任何地区都是一样的。

在施行日光浴疗法前,必须首先获取当地的日光照射热量分钟数(获得 20 920J 热量所需的

照射时间),用于控制日光浴疗法的剂量。表 15-1 表示在不同地区要获得 20 920J 热量,即 1 个单位热量所需要的时间。

表 15-1　不同纬度地区各月份 9 时和 15 时获得 20 920J 热量所需分钟数

城市名称	各城市纬度	月 份											
		1	2	3	4	5	6	7	8	9	10	11	12
福建泉州市	25°	8.5	6.9	6.0	5.0	4.7	4.6	4.8	5.5	6.6	6.9	8.5	9.0
浙江绍兴市	30°	10.5	8.4	6.7	5.5	5.0	4.9	5.1	5.7	7.0	7.4	11.2	12.0
青岛西南方	35°	13.7	10.0	7.3	5.9	5.3	5.1	5.3	5.9	7.4	8.0	12.5	15.1
北京	40°	23.8	11.2	7.9	6.4	5.6	5.4	5.6	6.1	7.8	9.8	15.1	20.0
吉林乾安县	45°	30.3	12.8	8.5	6.8	5.8	5.6	5.9	6.4	8.1	11.2	18.5	27.8

根据该热量分钟数,可以确定某时、某地、某一患者需要照射的时间,如规定某患者治疗剂量为 2 倍 20 920J 时,在北京 5 月份需照射 11.2 分钟,在福建则需照射 9.4 分钟。

【执业考试链接】

一、以下每一道考题下面有 A、B、C、D、E 五个备选答案,请从中选择一个最佳答案。

1. 空气浴疗法对呼吸系统的影响,下列**不正确**的是
   A. 呼吸加深　　　　　B. 呼吸容积增加　　　　　C. 肺泡通气量增高
   D. 肺活量减少　　　　E. 肺泡内氧分压增加

参考答案:D

【解析】在空气浴作用下,呼吸动作加深,呼吸容积增加,使肺泡通气增高,肺泡内氧分压增加,肺活量增加,因而血液摄氧能力增强,摄氧量增多,组织的供氧量增多。

2. 高山定居法,是指在高山居住
   A. 2 年以上　　　　　B. 半年至 2 年　　　　　C. 半年至 3 年
   D. 半年以下　　　　　E. 3 年以上

参考答案:A

【解析】居住高山半年以上进行康复治疗,称为留居高山法,其中又分定居法和暂居法两种。居住在高山两年以上为定居法,半年至两年为暂居法。居住高山十天至半年进行康复治疗,称为旅居高山法。

3. 下列可降低神经兴奋性的光线是
   A. 红光　　B. 蓝光　　C. 绿光　　D. 紫光　　E. 黄光

参考答案:D

【解析】红光具有兴奋、刺激的作用;蓝光、绿光具有镇静作用;紫光可降低神经兴奋性。

4. 下列**不是**沙浴疗法禁忌证的是
   A. 高热　　　　　　　B. 肿瘤　　　　　　　　C. 经期妇女
   D. 扭伤　　　　　　　E. 有出血倾向者

参考答案:D

【解析】沙浴疗法的禁忌证有急性炎症、心力衰竭、高热、肿瘤、体质虚弱、肺结核、出血倾向者、各种发热性疾病、心绞痛以及婴幼儿、孕妇、经期妇女等。扭伤为沙浴疗法的适应证。

二、以下提供若干组考题,每组考题共同使用在考题前列出的 A、B、C、D、E 五个备选答案,请从中选择一个与考题关系最密切的答案。每个备选答案可能被选择一次、多次或不被选择。

（5~8题共用备选答案）

  A. 局部疗法

  B. 开始全身照射法

  C. 顺序全身照射法

  D. 间隙全身照射法

  E. 沙浴疗法

5. 哪种日光浴疗法适用于关节疾病

6. 对心脏功能不全患者较适宜的是哪种日光浴方法

7. 逐渐增加剂量和照射面积,适用于对日光耐受性较差的患者是哪种方法

8. 对自主神经失调、神经兴奋性增高的患者较适宜的是哪种日光浴方法

参考答案:5. A;6. D;7. C;8. D

【解析】日光浴疗法可分为局部和全身疗法;全身疗法又分为开始全身照射法、顺序全身照射法和间隙全身照射法3种。局部疗法适用于关节疾病、风寒、湿引起的肢体疼痛以及局部性病变等。开始全身照射法适用于身体较强壮者。顺序全身照射法是一种逐渐增加剂量和照射面积的方法,适用于对日光耐受性较差的患者。间隙全身照射法是一种较缓和的方法,对心脏功能不全或血管运动神经障碍、自主神经失调、神经兴奋性增高、贫血和衰弱者较适宜。

三、以下提供若干个案例,每个案例下设若干个考题。请根据各考题题干所提供的信息,在每题下面的 A、B、C、D、E 五个备选答案中选择一个最佳答案。

（9~12题共用题干）

王某,女,56岁,因"情绪不稳,烦燥焦虑半年,加重半个月"为主诉入院。患者半年前开始出现情绪不稳,烦燥焦虑,烦起来电视不能看,甚至听到说话都浑身难受,心慌、爱生气,易紧张,敏感多疑,委屈易哭,伴入睡困难,睡眠表浅,早醒梦多,身疲乏力,记忆力减退,注意力不集中,反应迟钝。做过多次检查,结果均正常,诊断为神经症,欲行日光浴治疗。

9. 首选的日光浴疗法是

  A. 局部疗法   B. 开始全身照射法   C. 顺序全身照射法

  D. 间隙全身照射法 E. 以上都不是

10. 患者由第一天 1 个单位热量开始,逐渐增至 3 个单位热量,如规定该患者治疗剂量为 2 倍 20 920J 时,在北京 7 月份需照射多少分钟

  A. 11.2 分钟 B. 9.4 分钟 C. 5.6 分钟 D. 6.9 分钟 E. 4.7 分钟

11. 患者于日光浴过程中,皮肤出汗并显著变红并感到疼痛,应如何处置

  A. 增加照射剂量   B. 终止照射治疗   C. 延长照射时间

  D. 缩短照射时间   E. 以上都不是

12. 以下患者在进行日光浴过程中的注意事项**不正确**的是

  A. 每次治疗前应在遮阴处作 5~6 分钟空气浴

  B. 进行日光浴时,应使用遮阳伞遮住头部并带暗色保护眼镜

  C. 日光浴必须在饭后 0.5~1 小时进行

  D. 日光浴宜在空腹时进行

  E. 日光浴后应在遮阴处休息 5~10 分钟

参考答案:9. D;10. A;11. B;12. D

【解析】间隙全身照射法是一种较缓和的方法,对心脏功能不全或血管运动神经障碍、自主神经失调、神经兴奋性增高较适宜。此法由第一天 1 个单位热量开始,逐渐增至 3 个单位热量,如规定该患者治疗剂量为 2 倍 20 920J 时,在北京 7 月份需照射 11.2 分钟。患者于日光浴过程

中,皮肤出汗并显著变红并感到疼痛,则表示照射过量,应终止照射治疗。日光浴必须在饭后 0.5～1 小时进行,不宜空腹或饭后立即进行。

【能力检测】

1. 简述空气浴疗法的 5 条注意事项。

2. 简述岩洞疗法的注意事项。

3. 简述沙浴疗法的注意事项。

（姚　娓）

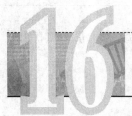

第十六章

物理治疗文书

【知识要点】

物理因子治疗文书对物理因子治疗的实施具有指导性作用。开具物理因子治疗文书时需要注意四点:首先要明确诊断;要考虑到综合使用不同的物理因子,同时要兼顾药物治疗;要根据病情选择物理因子治疗的种类、参数、部位以及剂量并且要确定物理因子治疗的疗程。物理因子治疗单的基本内容包括:患者的一般情况、治疗医嘱、复诊记录、治疗记录、治疗小结。医师开具的物理因子治疗处方应该包括:物理因子治疗的种类、治疗部位、治疗剂量、治疗方法、治疗频次、疗程、示意图。

【重点难点分析】

一、物理因子治疗处方的目的

1. 为物理治疗师提供治疗的基本目的、具体治疗要求,保证医师的医嘱得到准确的执行。

2. 为临床治疗和管理提供永久性的资料。

3. 在发生医疗纠纷时提供病历资料。

二、开具物理因子治疗文书的基本原则

开具物理因子治疗文书应该注意三个基本原则:①明确疾病的诊断;②确定治疗方案时不仅要综合多个物理因子治疗,还要综合药物治疗;③要根据患者病情及患者身体情况合理选择因子种类、治疗参数、治疗部位、治疗剂量以及治疗疗程。

三、两种或两种以上物理因子之间综合应用时应该注意的问题

在综合应用物理因子治疗时应该注意以下问题:①治疗作用基本相同的物理因子不宜同日应用;②产生相互拮抗作用的物理因子不能同时综合应用;③应用反射疗法时,在同一反射区不宜同日使用两种以上的物理因子治疗,以免造成不良反应;④防止综合治疗造成病人过大负荷或引起病人疲劳。

四、物理因子治疗与药物治疗的综合应用

物理因子治疗与药物治疗的综合应用包括:①物理治疗与全身性药物治疗的综合应用;②物理治疗与局部皮肤、黏膜药物治疗的综合应用。

五、选择物理治疗方法时应该注意以下问题

1. 因子的选择　在选择物理因子的时候,不但要根据患者的病情而且还应该对患者的性别、年龄、生活习惯、身体状况以及对物理因子作用的反应能力进行综合考虑。一般而言,应该注意以下几点:①分清主次;②标本兼顾;③综合治疗。选择物理因子时要考虑到所选择的物理因子之间是否存在作用相互协同或相互拮抗的关系,进行合理的综合治疗。

2. 参数的选择　相同的物理因子在治疗不同疾病时,应该选择不同的治疗参数;相同的物理因子在同一疾病的不同阶段,也应该选择不同的治疗参数。所以在具体治疗时,应该根据病情适时地选择和调整治疗参数。

3. 部位的选择　在选择部位时可以从以下几方面考虑:局部治疗时尽量将病变部位置于物理因子能作用的场中;要注意人体各节段的反射作用,可采用上病下治、左病右治的方法;对内脏疾病可在体表投影反射区进行治疗。

4. 剂量的选择　应根据病情的需要选择治疗剂量,一般规律是大剂量产生抑制作用,小剂量产生兴奋作用。

5. 疗程的确定　物理因子作用于人体会产生应答反应并会留下痕迹后作用,这种后作用反应较弱,只有经过反复多次的累积才能达到的一定的强度产生持续疗效。此时应该结束疗程,如果连续治疗,可能造成累积后作用过强,或者机体反应系统产生超限抑制或局部间生态。此时,不但不会提高疗效,而且有可能给机体带来不利影响,产生适应性反应。对于需要多个疗程物理因子治疗的慢性病患者,应当在两个疗程之间设一个间歇期,以利于机体恢复调整,消除上一个疗程适应性反应所产生的影响。间歇期一般为 2 ~ 4 周,同一种物理因子在一年内应用次数以不超过 3 ~ 4 疗程为宜。

六、物理因子治疗单的基本内容

物理因子治疗单应该具备以下几个方面的内容:

1. 一般情况　内容包括就诊日期、姓名、性别、年龄、职业、科别、病历号、联系方式等。简要记录患者的病情,包括主诉、主要体征、目前诊断,同时还需记录患者有无其他并发症、既往史、过敏史等。

2. 治疗医嘱　根据病情开具治疗医嘱,内容包括物理因子治疗的种类、治疗部位、治疗时间、治疗次数、治疗频率、复诊日期等。如果需要采用两种以上物理因子治疗,应注明治疗先后顺序及间隔时间并签名。同时最好在治疗单上用示意图的形式标出治疗部位及治疗方法。

3. 复诊记录　患者复诊时,接诊医师负责记录患者的复诊日期、病情变化及治疗反应。如果因为病情变化或疗效不佳需要更改治疗医嘱时,应注明更改日期、更改项目、重新标注示意图,记录再次治疗的次数或复诊日期并签名。

4. 治疗记录　治疗人员在对患者进行治疗后,应记录治疗日期、治疗剂量、治疗时间、重点记录有无不良反应,并在记录后签名。

5. 治疗小结　患者结束一个疗程的治疗后,经治医师根据对患者的诊察结果及时在治疗单上做出疗效判断,对特殊病人作出治疗小结并签名。

七、物理治疗处方的内容和要求

物理治疗处方的基本内容应该包括:物理因子治疗的种类、治疗部位、剂量、治疗方法、频次、疗程及示意图等。

1. 种类　对于较复杂的病情,应该全面考虑治疗方案。选择一个治疗因子即包括该因子的治疗部位、范围、波形、频率、剂量、强度、时间、频次等。

2. 规格。

3. 治疗部位　书写治疗部位时尽量具体明确,按照解剖学名称详细记载肢体的左右侧、远近端,必要时还需注明距体表解剖标志的距离、治疗面积的大小,同时在示意图上用图示标明。

4. 治疗方式　同一种物理因子在治疗时可以根据病情的需要采用不同的治疗方法和方式。在处方中还应该标明治疗时所使用电极的规格、放置的特殊要求等。治疗剂量:同一种物理因子在治疗时要根据病情的需要采用不同的治疗剂量才能够取得满意的疗效。治疗频次:要在治疗处方中标明治疗的频次。一般治疗是每日 1 次,反应强的治疗可以隔日 1 次,部分治疗可以每日 2 次。同时进行两种以上物理因子治疗时,一定要标明治疗的先后顺序,还需标明总体治疗次数和疗程中间应复诊的时间。

5. 图示　在人体复杂的几何形状上标记某些部位,用图示的形式常常变得简单易懂,便于治疗师理解执行。所以,物理因子治疗处方常常用文字结合图示的方式进行标记。在标记时应尽可能做到准确标明治疗部位和治疗方法,图样简洁清楚,不宜过于繁复。

【常见错误分析】

一、某物理因子的疗效好,为巩固疗效应采取长期治疗

物理因子作用于人体会产生应答反应并会留下痕迹后作用,这种后作用反应较弱,只有经过反复多次的累积才能达到的一定的强度产生持续疗效。此时应该结束疗程,如果连续治疗,可能造成累积后作用过强,或者机体反应系统产生超限抑制或局部间生态。如此不但不会提高疗效,而且有可能给机体带来不利影响,产生适应性反应。对于需要多个疗程物理因子治疗的慢性病患者,应当在两个疗程之间设一个间歇期,以利于机体恢复调整,消除上一个疗程适应性反应所产生的影响。间歇期一般为 2~4 周,同一种物理因子在 1 年内应用次数以不超过3~4疗程为宜。

二、选择物理因子治疗只需考虑患者病情就行

在选择物理因子的时候,不但要根据患者的病情而且还应该对患者的性别、年龄、生活习惯、身体状况以及对物理因子作用的反应能力进行综合考虑。一般而言,应该注意以下几点:①分清主次;②标本兼顾;③综合治疗:选择物理因子时要考虑到所选择的物理因子之间是否存在作用相互协同或相互拮抗的关系,进行合理的综合治疗。

【执业考试链接】

以下每道题下面有 A、B、C、D、E 五个备选答案,请从中选择一个最佳答案。

1. 在选择治疗用的物理因子时要注意的内容**不包括**

　　A. 分清主次　　　　　　B. 物理因子的协同作用　　　　C. 标本兼顾

　　D. 患者的兴趣爱好　　　E. 物理因子的拮抗作用

参考答案:D

【解析】 在选择物理因子的时候,应该注意以下几点:①分清主次;②标本兼顾;③综合治疗。选择物理因子时要考虑到所选择的物理因子之间是否存在作用相互协同或相互拮抗的关系,进行合理的综合治疗。

2. 物理因子治疗单的基本内容**不包括**

　　A. 患者的家庭情况　　　B. 患者的一般情况　　　　　　C. 治疗医嘱

　　D. 治疗记录　　　　　　E. 治疗小结

参考答案:A

【解析】 物理因子治疗单应该具备以下几个方面的内容:一般情况、治疗医嘱、复诊记录、治疗记录、治疗小结。

3. 开具物理治疗文书需要注意的问题有

　　A. 明确诊断　　　　　　　　　　　B. 治疗日期

　　C. 治疗部位　　　　　　　　　　　D. 选择合理的物理因子参数

　　E. 治疗方式

参考答案:A

【解析】 开具物理治疗文书需要注意明确诊断、综合治疗、合理选择治疗因子。

4. 在开具物理治疗处方时应该根据患者病情所处的疾病发展阶段

　　A. 明确诊断　　　　　　　　　　　B. 治疗日期

　　C. 治疗部位　　　　　　　　　　　D. 选择合理的物理因子参数

　　E. 治疗方式

参考答案:D

【解析】 相同的物理因子在治疗不同疾病时,应该选择不同的治疗参数;相同的物理因子在同一疾病的不同阶段,也应该选择不同的治疗参数。所以在具体治疗时,应该根据病情变化适时地选择和调整治疗参数。

5. 应该根据所需达到的治疗目的选择

   A. 明确诊断   B. 治疗日期

   C. 治疗部位   D. 合理的物理因子参数

   E. 治疗方式

参考答案:E

【解析】应该根据需要达到的治疗目的选择治疗方式,包括物理因子治疗的方法、治疗剂量和治疗频次。

【能力检测】

1. 物理因子治疗处方有什么基本内容和基本要求?

2. 怎样确定物理因子治疗的方式?

3. 在选择治疗的物理因子时应该注意什么?

（刘　曦）

第一章

1. 物理因子治疗的作用方式有哪些?

（1）直接作用：物理因子直接引起局部组织的生物物理和生物化学的变化,称为直接作用。不同物理因子对人体的直接作用深度是不同的。

（2）间接作用：指物理因子作用于人体后可以通过热或热外作用,包括穴位-经络,以及一系列的理化变化而发挥作用。电疗及光疗可能引起的神经-体液等变化及其治疗作用,经络学说专著很多,应用时请参考相关著作。

2. 试述物理因子对人体作用的共同性。

物理因子对人体作用的共同性主要表现在物理因子作用于人体后所产生的生理学作用和治疗作用。

1）物理因子对机体的生理学作用主要表现在以下几点：①改变组织细胞和体液内离子的比例和微量元素的含量；②引起体内某些物质分子(如蛋白质分子、水分子等)结构变化；③影响各种酶的生物活性；④调节物质代谢；⑤使体内产生生物学高活性物质；⑥增强血液和淋巴液循环；⑦改变生物膜、血管、皮肤、黏膜和其他组织通透性；⑧引起组织温度改变；⑨调节神经-内分泌信息控制系统功能；⑩加强单核-吞噬细胞系统功能等。

2）物理因子对机体的治疗作用主要表现在以下几点：①改善神经-内分泌功能障碍；②提高机体或某些系统、器官的功能水平；③改善组织器官的血液循环和营养,促进组织修复和再生；④提高局部或全身的抵抗力；⑤镇痛作用；⑥消炎、消肿作用；⑦缓解痉挛；⑧脱敏作用；⑨增强机体的适应能力；⑩提高药物向组织器官渗透等。

3. 试述物理因子治疗技术的应用范围。

（1）慢性病和老年病：据统计,我国目前有2亿多慢性病患者,许多慢性疾病都伴有不同程度的功能减退或丧失,这类患者对康复医学的需求也在逐步增加。老年人口的增多,身体障碍与老龄化一般成正比,因此近年来老年康复问题越发突出,如中长期卧床者、生活不能自理者,而老年人心肌梗死、脑卒中和癌症的发病率比年轻人高。物理因子治疗对很多老年病有较好的治疗效果,例如低频脉冲电磁场对骨质疏松的治疗,水疗法对老年人运动功能降低的改善等。

（2）功能障碍者：随着医学科学技术水平的不断提高,危重患者的抢救成功率明显提高,使免于死亡的残疾人数相应增加；交通事故和运动损伤等使意外伤残增多,通过积极的各种物理因子治疗,使他们残而不废。

（3）疼痛：物理因子治疗技术可应用于多种原因引起的急、慢性疼痛,如腰扭伤引起的急性腰痛,骨与关节损伤引起的疼痛,颈椎病引起的颈肩臂痛,腰椎间盘突出症引起的腰腿痛,肌筋膜炎引起的疼痛等,甚至在癌性疼痛方面也有成功的运用,取得了良好的效果。

（4）病理改变：物理因子治疗技术可改善或消除疾病和损伤引起的病理变化,如微波能够抑制骨关节炎引起的软骨细胞凋亡；脉冲电磁场能够促进成骨细胞的活性；高频电疗的消炎作用；超声波促进骨折愈合；激光促进神经损伤愈合等。

（5）其他：近年来,神经康复、心肺康复、癌症和慢性疼痛的物理因子治疗也在迅猛发展。

4. 试述物理因子治疗技术的应用前景。

（1）老年物理因子治疗技术的重点推进：社会人口老龄化促使老年物理因子治疗技术将成为康复医学研究的重点,尤其是老年神经康复方面。近年来,世界各国人口的平均年龄均有不同程度增长。预计到2150年,老年人口将达到总人口的1/3。其中,我国人口老龄化发展速度最快,2000年,我国60

岁以上老年人口比例已达到11%,已经进入老年型国家。而由慢性疾病造成的老年人口伤残问题尤为突出,我国60岁以上人口的病残率高达27.4%,即4个老人中就有1名是残疾人,物理治疗技术的社会需求巨大。因此,老年康复的物理因子治疗技术必定在不久的将来成为老年康复领域的重要手段。

(2)专科专病物理因子治疗技术的全面推广:物理因子治疗技术的临床应用和应用研究将向各个临床二级和三级学科及其专病渗透推广,在21世纪,该技术可能成为辅助替代药物和手术治疗的重要技术。因此,紧密结合临床开展物理因子的治疗、研究和护理应当成为康复医学工作者的当务之急;提倡各个医院的有关临床科室都开展物理因子治疗技术工作,使物理因子治疗思想贯穿于医疗的全过程;将物理因子治疗技术作为补偿、替代功能缺陷患者的基本方法。

(3)中西医结合物理因子治疗将成为趋势:单纯用西医或中医物理因子治疗已难以取得满意的效果,而以中西医结合的物理因子疗法,如穴位经皮神经电刺激疗法、经穴位小脑顶核电刺激疗法等将成为必然趋势。以督脉电针加电体针治疗脊髓损伤,在改善运动功能、减轻痉挛及大小便控制方面取得满意效果就是有力证明。

(4)物理因子治疗技术社区化:社会服务社区化给社区康复的发展带来了新的动力和机遇。跨入21世纪后,在我国,社区康复将真正成为康复医疗工作的基础。而社区康复的主流技术将是物理因子治疗技术,例如功能性电刺激(FES)通过植入式方法的研究与应用,不仅应用在肢体运动功能的重建,还广泛应用在临床各个领域,如电极人工心脏起搏器已广泛应用于各类心脏病的心率紊乱;通过植入电极控制膀胱排尿功能;触-听觉转换系统应用于聋人等,实现了便携式和家庭式,为有需求的患者带来了便利。

(5)物理因子治疗技术信息化:社会经济知识化加快了康复信息时代的到来。加速物理因子治疗技术信息化和社会化进程是全面推广物理因子治疗技术、特别是物理治疗技术社区化的必然要求。

第二章

1. 列举常规直流电治疗技术的10条注意事项。

(1)治疗前

1)确认患者的姓名、主诉、治疗部位等情况,并向其交代治疗时的感觉。

2)新启用或检修后的治疗仪在使用前,必须进行输出极性的鉴定;检查并保证其各部件正常方能用于患者的治疗。

3)在衬垫上必须标明(+)、(-)极性,用于阳极、阴极的衬垫和导线须严格区分。

4)去除治疗部位及邻近的金属物,以防烧伤。

5)治疗部位皮肤小破损处贴以胶布或垫上绝缘布。若治疗部位毛发过多,宜用温水浸湿或剔去。

6)自制铅板电极时,电极板须避免尖角,以免电流集中而导致化学性烧伤。

7)电极与衬垫须平整,尤其是治疗部位凹凸不平时,必须使衬垫紧密接触皮肤,保证电流作用均匀。

8)衬垫有电极套时,严防反放,避免电极与皮肤之间仅隔一层单布而引起烧伤。

9)抗生素、酶类等药物易被电解产物所破坏,治疗时需采用非极化电极(在药液浸湿的纱布上面依次安置浸水衬垫、缓冲液浸湿的滤纸、浸水衬垫和电极板)。

10)在临床上需作过敏试验的药物必须进行过敏试验,过敏的药物严禁进行离子导入。

11)拟导入的药物应保存于阴凉处。剧毒药应单独加锁存放,专人管理。

12)瓶盖在使用时反放,使用后应及时盖严,防止污染。

13)药物使用前必须检查其失效时间,观察有无变色及变浑,对过期和变质的药液严禁使用。自行配制的药液存放时间不宜超过一周。

14)电水浴的盆槽绝缘性能良好,不接地,不得与下水道直接相通。绝对不能在患者进入盆槽前打开电源。多槽浴时各槽内的水量应一致。

15)电水浴时,浴水中药物的浓度为衬垫法药物浓度的1/10。由于药物的浓度低,水中又存在寄生离子,导入到人体的药量少。所以,不宜使用贵重药品及毒性大的药物做导入。

（2）治疗时

1）调节电流输出时,旋转电位器须缓慢,使电流表指针恒速上升;若骤升骤降,可兴奋运动神经引起抽搐,刺激感觉神经出现电击感。

2）两电极衬垫之间宜保持一定距离,严禁相互接触。

3）电极插头必须紧密连接电极的插口,导线夹下必须垫以绝缘布,切勿使导线夹和导线的金属裸露部分直接接触患者的皮肤。

4）治疗师应经常巡视电流表指针是否平稳、是否在所调节的电流强度上,注意观察患者的表情、询问患者感觉,随时增补或减小电流。如患者感觉电极下有局限性疼痛或烧灼感,应立即调节电流至"0"位、中断治疗进行检查(电流强度是否过大,电极衬垫是否滑脱,导线夹是否直接接触皮肤等),局部皮肤若有烧伤,则应该停止治疗,予以妥善处理;如无烧伤,对不符合要求的情况予以纠正后继续治疗。

5）需调换电极极性或调节电流量程分流器时,必须先将电位器旋回"0"位,再行调节。

6）患者不得触摸治疗仪或其他金属物,不得任意挪动体位,以免电极衬垫位置移动而影响疗效、电极脱落直接接触皮肤而引起烧伤。

7）电水浴时,患者肢体不得离开水面,不得触摸电极,不得向盆槽内增加或减少浴水。

8）治疗结束时应先调节电流至"0"位,关闭电源后,才能从患者身上取下电极和衬垫。电水浴结束时,必须在患者出盆槽前关闭电源。

（3）治疗后

1）检查并告知患者治疗后的皮肤情况。告知患者不要搔抓治疗部位,必要时可使用护肤剂;局部出现刺痒或小丘疹等反应时,可外涂止痒液。

2）电极板使用后须用肥皂水刷洗,去除电极表面的污垢与电解产物。铅板电极应碾平,破裂电极应予更新。

3）用于阴、阳极的衬垫必须冲洗干净、煮沸消毒后,分开晾干备用。破旧的衬垫应予修补或更新。

4）浸药滤纸于治疗后丢弃。浸药纱布可经彻底冲洗、煮沸消毒后反复使用;但必须专药专用。

5）疗效不明显时,应与医师交流患者的治疗反应,确定是否调整处方。

6）浴槽、浴衣、浴帽每次使用后应立即清洗消毒。

2. 计算直流电疗法中常用的矩形电极和圆形电极的电流量。

例如:Φ3cm 的面积为 9.42cm^2,成人电流密度为 0.05 ~ 0.1mA/cm^2,电流量为 0.5 ~ 0.9mA。6cm×10cm 的面积为 60cm^2,成人电流密度为 0.05 ~ 0.1mA/cm^2,电流量为 3 ~ 6mA。5cm×6cm 的面积为 30cm^2,小儿电流密度为 0.02 ~ 0.03mA/cm^2,电流量为 0.6 ~ 0.9mA。4cm×5cm 的面积为 20cm^2,老人的电流密度低于 0.05 ~ 0.1mA/cm^2,电流量应低于 2mA。其他依此类推。

3. 试述直流电药物离子导入疗法中影响药物离子导入体内的因素。

导入的药量与直流电的电流强度和作用时间、溶液的浓度和纯度、治疗部位皮肤或黏膜的导电性、溶剂的特性和药物离子的直径等多种因素有关。根据法拉第第一定律可知,离子导入的数量与所使用的电流强度、作用时间成正比。也就是说,通电时间越长,电流强度越大,所导入的药物数量就越多;但是当电流强度增大到一定值,通电时间超过 30 分钟时,药物的导入量不再随之增加。在一定范围内,溶液的浓度越大,导入的药量越多;如浓度在 0.25% ~ 5% 之间的肝素溶液,导入到体内的药物随着溶液的浓度升高而增多。溶剂中寄生离子的存在,会明显减少药物的导入量。人体不同部位对同一种药物所导入的数量也有所不同,其中以躯干导入的最多,上肢次之,下肢特别是小腿最少。药物在电场作用下,转移最大的是蒸馏水中;向溶液中加酒精是一种能增加导入量的有效方法,但并不适用于酒精易导致沉淀变性的药物。药物离子的直径越大,通过皮肤孔道进入人体的数量就越少。此外,在直流电药物离子导入前进行红外线、超短波等温热疗法治疗,可有效增加药物离子的导入量。

4. 简述直流电药物离子导入疗法的作用特点。

1）提高药物疗效：

（1）直流电不会破坏拟导入药物的药理性质，导入到体内的是有治疗作用的药物成分，而不含大量没有治疗价值的溶剂和基质。

（2）药物可直接导入到较表浅的病灶内，在局部表浅组织中浓度较高。

（3）口服、注射等用药方法很快通过血液循环代谢，而直流电导入的药物在皮肤内形成"离子堆"，贮存时间更长，疗效更持久。

2）导入药物的量少，无过量危险，不易产生副作用。

3）直流电药物离子导入不破坏皮肤的完整性，病人无痛苦，能避免口服、注射用药刺激胃肠道、血管产生的不良反应，而且能避免胃肠液对药物的破坏作用等。

4）直流电药物离子导入疗法也有其一定的局限性。例如，作用表浅而不能直接作用于深层组织；导入体内的药量相对较少且不能精确控制和测定；对全身发挥作用较缓慢等等。

5. 采用列表方式表达直流电疗法的阳极下兴奋性降低的因素。

直流电疗法的阳极下兴奋性降低的因素

因素	物理化学变化	膜结构变化	生理反应
电性	◇ 电极下富有正电荷，加强膜极化 ◇ 负电荷中和膜蛋白表面的负电，蛋白聚结	◇ 致密	◇ 兴奋性下降 ◇ 膜通透性降低，兴奋性下降
离子分布	◇ Mg^{2+}相对增多		◇ 兴奋性下降
酸碱度	◇ 偏酸，接近蛋白质的等电点，蛋白质不稳定，蛋白易聚结	◇ 致密	◇ 神经元兴奋性下降，突触传导减慢
含水量	◇ 电渗作用而脱水，不利于蛋白的水化，易聚结	◇ 致密	◇ 兴奋性下降

第三章

1. 列举感应电治疗技术的注意事项。

（1）治疗前应了解有无皮肤感觉异常，对于感觉减退的患者应避免电流强度过大导致电灼伤。

（2）治疗中电极应避免放置于伤口及瘢痕，避免电流集中引起灼伤。患者不可移动体位及接触金属物品。

（3）电极放置在颈部时，电刺激有时可引起咽喉肌、膈肌痉挛，引起呼吸、血压、心率的改变。

（4）治疗癔症时需采用肌肉明显收缩的电流强度为宜，并配合暗示治疗。

2. 简述感应电疗法的三种剂量。

感应电流的治疗剂量不易精确计算，一般分为强、中、弱三种，强量可见肌肉出现强直收缩；中等量可见肌肉微弱收缩；弱量则无肌肉收缩，但有轻微的刺激感。

3. 简述 TENS 疗法在应用过程中的注意事项。

（1）皮肤有瘢痕、溃疡或皮疹时，电极应避开这些部位；电极与皮肤应充分接触以使电流均匀作用于皮肤，以免电流密度集中引起灼伤；电极部位保持清洁，便于通电。

（2）对儿童进行治疗时，缓慢开机先以弱电流消除恐惧，再将电流逐步调至治疗量。

（3）有脑血管意外病史的患者，不要将电极对置于颅脑；不要让有认知障碍的患者自己做治疗。

（4）综合治疗时，先采用温热治疗法，再行 TENS 进行镇痛，可增加局部血流量，降低皮肤电阻，增强治疗作用。

4. 试比较失神经支配肌肉电刺激疗法对于完全失神经支配及部分失神经支配的肌肉治疗时所选择参数的不同。

完全失神经支配时的治疗所用的持续时间（$t_{有效}$）是 150~600 毫秒，间歇时间（$t_{止}$）是 3000~6000

毫秒。

部分失神经支配时的治疗持续时间（$t_{有效}$）是 50～150 毫秒，间歇时间（$t_{止}$）是 1000～2000 毫秒。

5. 采用列表方式表达三种 TENS 治疗方式在参数及临床应用上的区别。

三种 TENS 治疗方式在参数及临床应用上的区别

方　式	强　度	脉冲频率	脉冲宽度	适　应　证
常规 TENS	舒适的麻颤感	75～100Hz	<0.2 毫秒	急、慢性疼痛；短期止痛
针刺样 TENS	运动阈上，一般为感觉阈的 2～4 倍	1～4Hz	0.2～0.3 毫秒	急、慢性疼痛；周围循环障碍；长期止痛
短暂强刺激 TENS	肌肉强直或痉挛样收缩	150Hz	>0.3 毫秒	用于小手术、致痛性操作过程中加强镇痛效果

第四章

1. 简述立体动态干扰电疗仪操作的注意事项。

（1）治疗时患者不可接触机器，不可随意移动体位。

（2）治疗时，患者治疗部位的金属物品（如手表、发夹、首饰等）应除去，体内有金属异物（如骨科金属固定物、金属碎片、金属节育环等）的部位，应严格掌握电流强度，电流密度 <0.3mA/cm² 方可避免组织损伤。

（3）电极放置的原则是两组电流一定要在病变部位交叉。同组电极不得互相接触。使用抽吸电极时，要注意时间不宜太长一般每组频率不超过 10 分钟，以免发生局部淤血而影响治疗；有出血倾向者不得使用此法。

（4）治疗时注意星状电极的各个小极应与皮肤接触良好，以使三路电流都能充分进入人体。

（5）在调节电流强度时必须两组电流同时调节，速度一致，强度相同。

（6）电极不能在心前区及其附近并置和对置治疗；心脏病患者，电流不宜过强，并注意观察患者的反应，如有不良反应立即停止治疗；孕妇忌用于下腹部、腰骶部及邻近部位治疗；佩戴心脏起搏器者禁用中频电疗法。

（7）治疗期间，治疗师应加强巡视，观察患者有无不适或其他异常反应。如有头晕、头痛、胸闷、嗜睡等症状发生，应及时调节电流强度或停止治疗。如在治疗中患者感到电极下疼痛时，应立即终止治疗。皮肤局部出现斑点状潮红时，应立即涂烫伤油膏并及时处理。

（8）治疗结束后，注意观察治疗区域的皮肤有无发红、烧伤等异常。如有异常，应及时处理。

2. 试述调制中频电治疗调制方式分类及对机体影响。

（1）连续调制波：又称连续调幅波（连调波）。调幅波连续出现。

（2）断续调制波：又称断续调幅波（断调波）。调制波与等幅波交替出现，即调制波断续出现。

（3）间歇调制波：又称间歇调幅波（间调波）。等幅波与断电交替出现，断续出现调幅波。

（4）变频调制波：又称变频调幅波（变调波）。两种不同频率的调制波交替出现，是一种频率交变的调幅波。

连调波：止痛和调整神经功能作用、适用于刺激自主神经节。

间调波：适用于刺激神经肌肉。

交调与变调波：有显著的止痛，促进血液循环和炎症吸收的作用。

3. 中频电疗法的镇痛作用机制。

中频电有比较好的镇痛作用，其机制主要为

（1）即时镇痛作用：其机制有多种解释，神经机制以闸门控制学说、皮层干扰学说来解释，体液机制以 5-羟色胺、内源性吗啡样物质来解释等。

（2）长期效应：经过多次治疗后的镇痛作用是即时镇痛作用的各种因素的综合作用，以及通过轴突反射引起局部血液循环加强的各种效应的综合作用。

第五章

1. 简要叙述怎样确定超短波疗法的剂量,如何根据病情选择治疗剂量。

超短波临床常用治疗剂量是无热量、微热量、温热量,特殊情况下可以使用热量,目前尚无准确实用的客观指标划分剂量大小,确定治疗剂量主要根据患者主观的温热感觉程度、氖光管的辉度、在谐振工作状态下治疗机电子管阳极电流强度(毫安表读数)三个指标进行剂量划分。

(1)无热量(Ⅰ级剂量):患者无温热感,氖光管若明若暗,电流强度100~120mA,适用于急性疾病。

(2)微热量(Ⅱ级剂量):有刚能感觉的温热感,氖光管微亮,电流强度130~170mA,适用于亚急性、慢性炎症。

(3)温热量(Ⅲ级剂量):有明显而舒适的温热感,氖光管明亮,电流强度180~240mA,适用于慢性疾病和局部血液循环障碍。

(4)热量(Ⅳ级剂量):有明显的强烈热感,但能耐受,氖光管明亮,电流强度240mA以上,适用于恶性肿瘤的治疗。

2. 超短波电容电极法治疗时如何通过调节电极与皮肤的间隙获得所需要的治疗剂量。

治疗时在治疗仪输出谐振(电流表指针达到最高、测试氖光灯最亮)的情况下,通过调节电极与皮肤之间的间隙来达到治疗所需要的剂量。大功率治疗仪治疗时电极间隙较大,小功率治疗仪治疗时电极间隙较小;病灶较深时间隙宜适当加大,较浅时间隙较小;无热量治疗时的间隙大于微热量、温热量治疗。

3. 简述短波电疗时的注意事项。

(1)治疗室需用木地板、木制床椅,暖气片等金属制品要加隔离罩,治疗机必须接地线。各种设施应符合电疗技术安全要求。

(2)除去患者身上所有金属物(包括金属织物),禁止在身体有金属异物的局部治疗。

(3)治疗部位应干燥,应除去潮湿的衣物、伤口的湿敷料,应擦干净汗液、尿液和伤口的分泌物。

(4)治疗时患者采取舒适体位,治疗部位不平整时应适当加大治疗间隙。

(5)在骨性突出部位(如肩关节、膝关节、踝关节)治疗时,宜置衬垫于其间,以免电场线集中于突起处,导致烫伤。

(6)电极面积应大于病灶,且与体表平行。

(7)两电极电缆不能接触、交叉或打卷,以防短路;电缆与电极的接头处及电缆与皮肤间需以衬垫隔离,以免烫伤。

(8)治疗中患者不能触摸仪器及其他物品,治疗师应经常询问患者的感觉并检查感觉障碍者治疗局部,以防烫伤。

4. 采用列表的方式比较短波、超短波、微波三种常用高频电疗法的异同。

短波、超短波、微波三种常用高频电疗法的比较

项 目	短 波	超 短 波	微 波
波长	100~10m	10~1m	1m~1mm
频率	3~30MHz	30~300MHz	300~300 000MHz
电流种类	涡电流为主	位移电流为主	定向性电磁波
电力线分布	较深透均匀	深透均匀	较浅,局限
输出元件	电缆	电容电极	辐射器
作用深度	可达皮下与浅层肌肉	可达肌肉、内脏、骨	分米波:较深,可达7~9cm 厘米波:较表浅,可达3~5cm 毫米波:极表浅,只达<1mm

项　目	短　波	超　短　波	微　波
特殊作用	较明显	明显	明显
剂量	主要依据患者感觉	主要依据患者感觉	计算单位为瓦
作用原理	涡电流,欧姆损耗	位移电流介质损耗为主	特高频振荡
治疗技术	电缆法为主	电容法为主	辐射法
主要适应证	慢性、亚急性炎症	急性、亚急性炎症	急性、慢性炎症

第六章

1. 简述红外线照射治疗的注意事项。

(1) 治疗时患者不得移动体位,以防止烫伤,照射过程中如有感觉过热、心慌、头晕等反应时,需立即联系工作人员。

(2) 照射部位接近眼或光线可射及眼部时,应用盐水纱布遮盖双眼,由于眼球含有较多的液体,对红外线吸收较强,因而一定强度的红外线直接照射眼睛时可引起白内障。

(3) 患部有温热感觉障碍或照射新鲜的瘢痕、植皮部位时,应用小剂量,并密切观察局部反应,以免发生灼伤。肢体动脉栓塞性疾病,较明显的血管扩张部位一般不用红外线照射。

(4) 急性扭、挫伤的早期不用红外线照射,而应采用冷敷 5 ~ 10 分钟,冷敷超过 10 分钟则引起继发性血管扩张,渗出增多,肿胀加重。

2. 简述紫外线照射时的注意事项。

(1) 治疗室应通风良好。照射部位涂有药物及照射创面有坏死组织或脓性分泌物时,应先清除;照射头部时,宜把头发剃光。

(2) 患者在治疗过程中,需用同一灯管照射。充分暴露照射部位,并将非照射部位用不透光的布巾遮盖,加以防护。

(3) 对初次接受治疗者,事先应说明照射后的反应。

(4) 患者和操作者均需戴防护眼镜或患者用盐水纱布遮盖眼部,以免发生电光性眼炎。

(5) 应预约患者统一时间照射,以减少开闭灯管的次数。紫外线灯应配稳压器。

(6) 注意保持灯管清洁,勿用手摸灯管壁。应经常检查水冷式体腔紫外线灯的水冷系统是否良好,如有故障不得开机。

3. 简述蓝紫光治疗高胆红素血症的原理。

蓝紫光的波长靠近紫外线,因此,其生物学作用主要以光化作用为主,蓝紫光照射于皮肤黏膜后进入人体,使浅层血管扩张,血液中的胆红素吸收对 420 ~ 460nm 的蓝紫色吸收最强。胆红素在光与氧的作用下产生一系列光化学效应,转变为水溶性的、低分子量的、易于排泄的无毒胆绿素,经胆汁,再由尿液和粪便排出体外,使血液中过高的胆红素浓度降低。

第七章

1. 什么叫超声波声头空载? 有什么危害? 如何防止其空载?

超声波声头空载是指超声波声头暴露在空气中通电工作。可造成声头内晶体过热损坏。治疗时声头必须通过耦合剂紧密接触皮肤或浸入水中,方能调节输出。

2. 简述超声波常规剂量治疗技术(移动法)实施的注意事项。

(1) 确认患者并获得其信任,建立安全感。

(2) 治疗前应告知患者治疗时无感觉或有微热感,若出现异常感觉应及时告知治疗师。

(3) 治疗时,声头必须通过耦合剂紧密接触皮肤,方能调节输出,切忌声头空载或碰撞,以防晶体过热损坏或破裂。

（4）移动速度根据声头面积和治疗面积进行调整，一般为 2~3cm/s,治疗中注意添加耦合剂,保持声头与皮肤紧密接触。

（5）移动过程中声头应垂直于皮肤,声头的移动要均匀,勿停止不动,以免引起疼痛反应或皮肤灼伤。

（6）治疗过程中,不得卷曲或扭转仪器导线;应密切观察患者反应以及仪器的工作状态,如患者感觉疼痛或有烧灼感时,应立即停止治疗,找出原因并予以纠正。

（7）治疗仪器连续使用时,应注意仪器和声头的散热,如有过热应暂时停机一段时间,避免烫伤患者或损坏仪器。

（8）应注意不能用增大强度来缩短治疗时间,也不能用延长时间来降低治疗强度。

3. 试述影响超声产热量大小的因素。

（1）超声剂量:声强越大,受作用生物组织内的产热量越大。临床常用超声治疗剂量为 0.1~2.5W/cm²,同时在治疗过程中,需不时移动声头辐射位置,以防止因局部作用时间过长、剂量过大而导致的升温过高。

（2）超声频率:不同频率的超声在介质内穿透深度不同,频率愈高,穿透愈浅,吸收愈多,产热愈多。

（3）介质性质:作为超声传播介质的各种生物组织对超声波的吸收量各有差异,产热也不同。生物组织的动力学黏滞性愈高,半价层愈小,吸收能量愈多,产热愈多。同等剂量下,骨与结缔组织产热最多,脂肪与血液产热最少。

4. 试述超声波治疗时要求声头紧密接触皮肤,不得留有空隙的原因。

超声波在不同介质的界面被反射的程度完全取决于两种介质的声阻差。声阻差越大,反射越多,进入第二种介质中的超声波能量越少;声阻差越小,反射越少,进入第二种介质中的超声波能量越多。空气的声阻与金属和人体组织的声阻相差很大,如果在使用超声波治疗时,在人体与声头之间即使只有 1/100mm 厚的空气也能使超声波全部反射。因此在超声波治疗时,绝不能允许声头与人体皮肤之间有空气存在。要求声头紧密接触皮肤,不得留有空隙,并应用耦合剂填充声头与人体皮肤之间的空隙。

第八章

1. 磁疗时,如患者出现头痛、头昏等不适该如何处理?

采用磁疗法对患者进行治疗时可能出现的不良反应有:血压波动、头晕、恶心、嗜睡等,症状一般比较轻微,停止治疗,休息后症状可自行缓解。如遇到患者因体弱、敏感等原因,暂停治疗休息后症状仍未缓解,应立即对患者的生命体征进行监测,了解患者心率、心律、血压波动、血氧饱和度等情况,以便出现危急情况,及时处理;如患者头痛症状持续,并出现意识模糊、肢体运动障碍等症状时,可立即对患者进行头颅CT 检查,除外脑血管意外的发生。

2. 在动磁疗法中,对磁头放置的位置有何要求?

（1）旋磁疗法中为保证磁片转动后能有较强的磁场作用,机头与治疗部位距离应尽量缩短,但不触及皮肤。

（2）低频交变磁疗法中应使磁头的开放面与治疗部分的皮肤密切接触。

（3）低频脉冲疗法中应将磁头附着在需治疗的部位。

第九章

1. 简述石蜡在加热过程中的注意事项。

（1）不得直接加热熔解,以免石蜡烧焦、变质。石蜡易燃,保存及加热时应注意防火。

（2）定期检查加热仪器及电线,恒温器失灵及电线老化时应及时更换,以免过热引起燃烧。

（3）反复使用的石蜡,应定时清洁、消毒、加新蜡,以保证蜡质。

（4）石蜡在加热过程中释放出的有毒气体能够对人体造成伤害;因此,治疗室内要保持空气流通,要具备通风设备。

2. 试述石蜡疗法与泥疗法是否可以共同使用。

两种疗法的治疗作用相似,都具有促进局部血液循环、改善局部组织营养及促进局部炎症消退的作用,在使用过程中完全可以共同使用,但选择物理因子时应考虑到是否存在作用相互协同的关系,谨慎合理的综合治疗。

3. 试述蒸气疗法与热气流疗法的异同点。

相同点:两种疗法都属于传导热疗法,都可以进行局部及全身治疗。

不同点:①蒸气疗法是利用蒸气作用于身体来防治疾病和促进康复的一种物理疗法。常用的方法主要有全身蒸气浴和局部熏疗法,在治疗过程中使用了中药,能够起到药物熏蒸的作用。②热气流疗法又称干热空气疗法,是利用强烈的干燥热气作用于治疗部位或全身来防治疾病和促进康复的一种物理疗法。

第十章

1. 冷疗过程中患者可能出现的反应有哪些,如何处理?

（1）一般全身反应少见,个别患者如出现震颤、头晕、恶心、面色苍白、出汗等现象,多因过度紧张所致,经平卧休息或身体其他部位施以温热治疗可很快恢复。

（2）冷治疗达一定深度时,有时会引起局部疼痛,一般不需特别处理;但是对反应强烈、甚至由于疼痛而致休克的患者,需立即停止冷疗,予以卧床休息及全身复温即可恢复。

（3）冷治疗过度或时间过久,局部常可出现水肿及渗出,严重时有大疱、血疱。轻度只需预防感染,保持创面清洁。严重者应严格无菌穿刺抽液,进行无菌换药可愈。

2. 简述冷冻治疗后的并发症及其处理。

（1）水肿和渗液:冷冻后局部组织发生明显的水肿和大量渗液,一般冷冻后数分钟,组织内部水肿迅速发展,12～24小时后达到高峰。术后1周左右可自行消退。但是,对咽喉部的病变进行冷冻治疗后,需常规应用糖皮质激素等药物雾化吸入或肌内注射,以防止局部严重的水肿反应而影响呼吸道通畅。

（2）出血:多因冷冻与病变组织黏着未完全融解而强行将冷刀抽出所致,多发生在黏膜病变上。恶性肿瘤冷冻时也较容易发生出血,血管瘤在重复冷冻后有时因表面坏死而出血。对于局部小出血灶,可采用止血剂及压迫止血;如出现搏动性出血或出血较多,应采用结扎止血或堵塞止血。

（3）局部创面感染:冷冻治疗对局部创面有灭菌作用,但如创口已发生感染,应给予抗生素治疗,并进行伤口换药。

（4）瘢痕形成:加压重复冷冻后常于冷冻表面出现菲薄的瘢痕,咽部病变加压冷冻后,多数出现局部瘢痕,如咽侧腺癌,冷冻后因翼内肌瘢痕挛缩,发生牙关紧闭;鼻腔侧壁血管瘤,冷冻后发生瘢痕而致前鼻孔狭窄。

（5）色素减退:各种病变行深度冷冻后局部色素常减退,以皮肤最明显,与周围正常的皮肤形成鲜明的界线,一般需半年至一年后开始逐渐恢复。

（6）疼痛:在深度冷冻过程中和冷冻后,绝大多数患者都感到疼痛,但多能耐受。如对咽喉部病变进行冷冻,常规用1%的丁卡因喷雾表面麻醉。冷冻治疗后出现的短暂疼痛,一般不用做任何处理。如果患者对疼痛耐受较差或疼痛持续较久时,应酌情给予止痛剂以缓解疼痛。

（7）神经损伤:冷冻对病变区穿过的神经支干有破坏作用。如损伤感觉神经,表现为神经支配区域出现麻木;损伤运动神经,出现神经所支配的肌肉麻痹。一般这种神经损伤是可逆性的,多在给予神经损伤常规治疗后三个月左右恢复功能。

第十一章

1. 你了解水的静水压对人体的影响和危害吗？

静水压力可压迫胸廓、腹部,使呼吸有某种程度的阻力,患者不得不用力呼吸来代偿,使机体增强了呼吸运动和气体交换。静水压可压迫体表静脉和淋巴管,使体液回流量增加,促进了血液和淋巴循环,有利于减轻水肿;利用静水压减轻机体局部的压力,利于创面血液循环,促进创面愈合。但是当静水压超过了人体组织的承受范围,并且较长时间的作用于人体,可使人体组织缺血缺氧,甚至可使血管破裂引起出血,故在使用静水压作用于人体达到治疗作用时,要使其在人体组织可承受的范围之内。

2. 水中运动疗法能达到什么作用？

水中运动有利于增强肌力、提高稳定性与平衡能力、帮助放松与缓解疼痛,给患者提供适当的运动环境。利用水的机械作用,静水压力和水流的冲击可以使血管扩张、血液循环改善;水的浮力可以使人体的重量减轻,使僵硬的关节容易活动,肌肉所需要的力量较在空气中小,利于患者进行各种功能训练。水中运动时,利用水的浮力作用,可以减小身体重量对下肢的压迫,有利于站立、平衡训练。

第十二章

1. 简述正压顺序疗法的注意事项。

(1) 治疗前应检查设备是否完好和患者有无出血倾向。

(2) 每次治疗前应检查患肢,若有尚未结痂的溃疡或压疮应加以隔离保护后再行治疗,若有新鲜出血伤口则应暂缓治疗。

(3) 治疗应在患者清醒的状态下进行,患肢应无感觉障碍。

(4) 治疗过程中,应密切观察患肢的肤色变化情况,并询问患者的感觉,根据情况及时调整治疗剂量。

(5) 治疗前应向患者说明治疗作用,解除其顾虑,鼓励患者积极参与并配合治疗。

(6) 对老年人、血管弹性差者,治疗压力可从低值开始,治疗几次后逐渐增加至所需的治疗压力。

2. 简述判断正压治疗压力大小是否合适的方法。

判断的方法主要有两个方面:

(1) 患者的主观感受:压力适当时患者会觉得受压部位有一定压力,但不会有疼痛、麻木等异常感觉;

(2) 客观观察的指标:受压处的皮肤颜色及弹性、末端循环情况是主要采用的指标。

3. 简述压力疗法的治疗作用以及常用方法。

压力疗法通过改变机体的外部压力差,以促进血管内外物质交换,同时改善由于血液黏稠度增大或有形成分性质的改变而引起的物质交换障碍,促进溃疡、压疮等的愈合,促进再生修复,促进水肿的吸收。常用的方法有正压疗法(体外反搏疗法、正压顺序循环疗法、皮肤表面加压疗法)、负压疗法和正负压疗法。

4. 简述皮肤表面加压疗法持续加压的含义。

持续加压有两方面的含义,一是指不间断加压,每天最好加压 24 小时,若需间断时每次不超过半小时;二是指长时间加压,最少 3~6 个月。

5. 简述体外反搏疗法的注意事项。

反搏前嘱患者排尿及排便;保证室温舒适;治疗前、后应检查记录心率、血压,必要时记录心电图。下列情况须立即停止反搏:

(1) 监控系统工作不正常。

（2）气泵故障或管道漏气，反搏压达不到 0.035MPa。

（3）充排气系统发生故障。

（4）反搏中出现心律失常，心电极脱落，或患者明显不适而不能坚持治疗时；脉搏曲线的反搏波波幅及时限不符合要求时，应及时查找原因，并及时调整有关影响因素，以保证反搏效果。

第十三章

1. 如何评价肌电生物反馈治疗的效果？

除了临床上常用的根据自觉症状、客观指征和必要的理化检查作为评价之外，目前还用如下评价方法：

（1）肌电生物反馈评价方法：在正常情况下，进行肌电生物反馈放松训练，随着放松能力提高，其肌电信号的基线值应逐渐下降，一般把肌电下降能力作为放松能力的一种指标。其计算公式为：

$$肌电下降能力 = \frac{基线值 - 训练后达到最低值}{基线值} \times 100\%$$

上式中基线值为安静状态下 4 分钟的肌电均值。

（2）治疗效果的评价：评价治疗效果一般较为复杂，因疾病种类不同，评价方法也不一样。通常可以根据观察记录、训练日记和各项客观评价指标综合进行评价。例如头痛患者，可以用全天小时头痛强度表示。整个指标通过患者训练日记头痛强度曲线求得：

$$小时头痛强度平均值 = \frac{(1 \times 6) + (2 \times 5) + (3 \times 2) + (4 \times 2)}{24} = 1.25$$

上式表示患者在一天中，头痛强度 1 级（偶尔）为 6 小时，2 级（轻度）为 5 小时，3 级（中度）为 2 小时，4 级（重度）为 2 小时，全天小时头痛强度平均值为 1.25 级。由此可见，这个平均值与头痛强度和头痛持续时间有关。逐日计算这个平均值变化，参考训练日记中服药情况和伴随症状的变化，就可评价出阶段治疗效果。当然，小时头痛强度平均值，仅为评价偏头痛患者治疗效果的一项指标，还需结合临床其他指标作出全面评价。

2. 列举肌电生物反馈治疗技术的注意事项。

（1）对于肌电生物反馈的治疗，关键是需要准确找到治疗部位。

（2）治疗部位处的皮肤要用细砂纸或酒精脱去皮脂，以利于电极的导电，保证调控的灵敏性。

（3）训练的过程中要做好相关的记录，比如治疗时间、自我感觉、基线电位值、本次治疗所达到的电位值。

（4）治疗过程中注意保护患者隐私。天气寒冷时要注意保暖，以防感冒。

3. 生物反馈疗法的禁忌证和适应证有哪些？

生物反馈疗法的禁忌证有：①不愿接受训练者。变态人格不能合作者。②5 岁以下儿童，智力缺陷者，精神分裂急性期。③严重心脏病患者，心肌梗死前期或发作期间，复杂的心律失常者。④青光眼或治疗中出现眼压升高者。⑤训练中出现血压升高、头痛、头晕、恶心、呕吐、失眠、妄想或具有精神症状时也应停止治疗。⑥感觉性失语者。

生物反馈疗法广泛应用于预防医学、临床医学及康复医学。对健康人训练能增强体质、陶冶性情而达到防病强身的目的；对运动员、飞行员、海员、演员等训练可稳定情绪，提高自控能力，以适应专业需要。对患者训练则能通过提高神经系统的功能，有利于疾病的恢复。尤其是对心身疾病、自主神经功能紊乱所致疾病的疗效更好。如原发性高血压、心律失常、消化性溃疡、支气管哮喘、偏头痛、紧张性头痛、癫痫、更年期综合征、产科分娩的应用、肩周炎、腰背痛、脑损伤后遗症、脑卒中后遗症、焦虑症、抑郁症、面瘫、周围神经损伤、痉挛性斜颈、书写痉挛、类风湿关节炎、糖尿病等。在康复医学中，主要用于上运动神经元的损害：如脑血管意外、脊髓不全性损伤、脑性瘫痪；下运动神经元的损害：主要是周围神经损伤和中毒引起的神经疾患;癔症性瘫痪;原因不明的肌肉痉挛,如冻结肩、急性腰背痛、痉挛性斜颈、肌腱移植固定术、假肢活动的功能训练等。以上情况,经反馈训练主要解决痉挛状态、松弛状态、肌萎缩、疼痛、运动受限等,使正常的功能重新建立或获得改善。

4. 生物反馈疗法应用注意事项有哪些?

(1) 治疗室保持安静、舒适,光线稍暗。将外界的干扰降到最低。

(2) 治疗前向患者解释该疗法的原理、方法以及要求达到的目的,解除疑虑,取得患者的合作。

(3) 治疗前要找好最合适的测试记录类别和电极放置部位。治疗后在皮肤上做好记号。

(4) 治疗训练时要让患者注意力集中,密切配合治疗师的指导和仪器指示。

(5) 治疗训练时治疗师用指导语引导,其速度、声调、音调要适宜,也可采用播放录音带的方式进行,待患者熟悉指导语后,可让患者默诵指导语。

(6) 治疗过程中,要有医务人员陪伴,及时给患者以指导和鼓励,树立患者对治疗的信心,并可同时施行心理治疗。训练中注意不能使患者有疲劳和疼痛的感觉。

(7) 根据患者情况,可每日进行生物反馈训练 1 次,每次 5 ~ 30 分钟不等。一般 10 ~ 20 次为 1 疗程。有些疾病常需连续训练数周乃至数月。也有的可每天训练数次。

5. 简述生物反馈治疗仪的主要参数。

(1) 工作范围:仪器的工作范围,是指输入信号的幅度和频率范围。不同生物反馈仪,有不同工作范围。对肌电生物反馈仪来说,其信号幅度约为 $1 ~ 250\mu V$。

(2) 灵敏度:生物反馈仪的灵敏度,是指该仪器所能监测得到的最小信号变化。一般生物反馈仪的灵敏度,根据要求的不同范围通常在 $0 ~ 1000\mu V$。

(3) 频响与带宽:频响即频率响应,它是描述仪器对被测信号的各个频率成分具有不同灵敏度响应的一个参数。带宽是表示频率响应的一个重要参数。从综合信号大小和波形这两种因素考虑,在肌电生物反馈仪设计时,选择 $30 ~ 1000Hz$ 频率带宽较为理想。

(4) 音噪比:即信号噪声比,是指信号大小与各种噪声干扰总和的相对比值。音噪比越大,仪器性能越好。

(5) 稳定性:稳定性是指肌电生物反馈仪在干扰震动等不良的条件下,能维持仪器本身的稳定工作状态,使之不致失控而发生振荡的能力,即仪器自身的抗干扰能力。

(6) 显示方式:目前的生物反馈治疗仪多利用视觉和听觉信息来显示。视觉信息,生物反馈治疗仪上通常采用表式指针、数字、有色光标、曲线和图形显示等方式。这些方式以图形或曲线显示最优,数字读数次之,表式更次之。听觉信息,生物反馈治疗仪上通常采用的方式有声音频率、节拍和音调变化等,音调以柔和、舒缓为佳。

第十四章

1. 列举冲击波治疗技术中的注意事项。

(1) 在定位过程中应避开重要的血管和神经组织。

(2) 患者与水囊之间的压力应适中,不能太紧,以免压伤患者,但也不能太松,致使冲击波传导能力差。

(3) 发现患者严重不适时,应停止放电冲击,找出原因并对症处理后,再进行治疗或暂缓治疗。

(4) 治疗机的压力脉冲通过肌肉组织后衰减,剩余能量就会被骨组织吸收。

(5) 注意机械手臂上的标志,如可触摸或严禁触摸。

(6) 在开始治疗前,应锁定四个脚轮的刹车装置,以免治疗机移动而影响治疗。

2. 如何对接受冲击波治疗的患者进行定位?

(1) 寻找触痛点:根据患者的治疗部位在其范围内寻找触痛点,并以触痛点为冲击波治疗点,即触痛点就是焦点。

（2）本治疗机的焦点与反射体杯口的距离为80mm。

（3）将定位尺插在反射体装饰盖的槽上,根据触痛点的位置判断治疗点的大概深度,然后按水囊进水按键进水或水囊排水按键排水,使水囊胀缩,对照定位尺的标志反复进水或排水,使触痛点与反射体杯口的距离等于80mm,拆下定位尺。

（4）一手扶在曲臂上,另一手握住反射体下托体将反射体移到患者疼痛处,使水囊完全接触患者皮肤。同时根据血管、神经的解剖走向,避开重要的血管和神经组织。

3. 冲击波由哪四种物理学效应来产生?

冲击波由以下四种物理学效应来产生:

（1）利用高压电、大电容,在水中电极进行瞬间放电而产生冲击波,利用冲击波在不同物质中传递时的声阻抗差所产生强大的能量来刺激成骨细胞增殖分化,促进微血管新生,达到成骨组织再生以及修复的功能。

（2）利用电磁线圈,在电能的作用下,产生强大的电磁场,电磁能量遇到绝缘膜后折射到水囊中产生冲击波,再由凹透声镜聚焦后导入需要治疗的区域。

（3）利用压电晶体,在电能的作用下,压电晶体共同振动,发出冲击波,经椭球体的收集,将能量聚集于焦点处。

（4）利用压缩气体产生的能量,驱动手柄内子弹体,使子弹体以脉冲式冲击波的形式到达治疗区域。

4. 冲击波的光学效应有哪些?

冲击波的传播从一种介质进入另一种介质时,会产生折射或反射现象,这近似于光的传播特性。

（1）反射与衍射:冲击波在媒质表面转换的方向取决于两种媒质的声速,当声速是由慢变快时,如在体液或软组织内的肾结石,冲击波的方向以入射波为主。

（2）折射:冲击波由于媒质的不均匀性而在媒质的分界面上发生弯曲被称为折射。通常当一束波折射时它同样反射,冲击波在从介质的底面向上传播的过程中,自然发生许多折射波。

（3）散射与衰减:冲击波的厚度由于组织的非均匀性而发生散射并衰减,即使冲击波的厚度仅仅改变很小的长度,压力也将大大的不同或将可能发生转换。如果冲击波厚度大,那么剪切形变的区域宽度就大,而组织就能够适应或克服冲击波的剪切变形力。

（4）冲击波的聚焦:在聚焦过程中,聚焦波走过的路程比衍射波长。利用这种特性,根据光的折射、反射几何学关系原理进行聚焦,使冲击波的能量集中,达到治疗目的。

5. 冲击波治疗的治疗作用有哪些?

（1）对骨组织的生物学作用:体外冲击波能够增加骨痂中骨形态发生蛋白的表达,加强诱导成骨作用,促进骨痂形成,加速骨折愈合。还可促进钙盐沉积,同时也可击碎骨不连处的坚硬的骨端钙化,促进新骨形成。随着应用范围的不断扩展,体外冲击波已用于治疗骨不连、股骨头缺血性坏死等多种运动系统疾病。

（2）对肌腱组织的生物学作用:体外冲击波可最大限度诱导和激发肌腱组织和细胞的内在愈合能力,减轻粘连,称为临床治疗肌腱末端病的一大新兴发展方向。有研究表明体外冲击波可以使治疗部位的组织内新生血管形成。

（3）对相关细胞的生物学作用:体外冲击波通过对骨髓间充质干细胞、成骨细胞、成纤维细胞及淋巴细胞等代谢的影响而促进骨细胞增殖及骨再生。

第十五章

1. 简述空气浴疗法的5条注意事项。

（1）空气浴疗法治疗中着衣以少为佳，以使空气尽量多接触患者皮肤。但在操作时，要视患者体质情况而定，以不受凉为度。

（2）须按循序渐进的原则。时间由短逐渐延长，温度由高逐渐降低，衣着由多逐渐减少。

（3）为防止机体过度散热和受凉，应避免急剧的气流直接地吹来。在室内进行空气浴时，应避免患者的头、鼻对着敞开的窗户。患关节炎的患者应注意病变部位的保暖，胃肠道易激惹的患者应遮盖腹部。

（4）密切关注天气情况，避免在天气急剧变化时进行空气浴治疗。患感冒等疾病时，应暂停空气浴治疗，待病愈后再继续。夏季在太阳下进行空气浴要戴墨镜，以保护眼睛。

（5）空气浴疗法对某些慢性疾病的疗效确切，但奏效缓慢，故要长期坚持，持之以恒。

2．简述岩洞疗法的注意事项。

接受岩洞疗法的患者应在岩洞中停留较长时间；在岩洞疗法中要注意保护病变部位，如关节炎患者的关节，胃肠易激惹患者的腹部；在进行岩洞疗法时，可根据病情需要配合气功、导引、按摩、音乐、文娱、香气等疗法，效果更好。用过激素治疗的患者疗效较差；岩洞疗法对某些慢性疾病的疗效确切，但奏效缓慢，故要长期坚持，持之以恒。

3．简述沙浴疗法的注意事项。

人工疗沙要求不含有黏土和小石块，因此治疗用沙在使用前必须过筛并冲洗干净，方可用于治疗；天然沙疗时，应选择较干净而且无石块等的疗沙，如选择用海沙，海沙浴可在海水浴前或浴后进行；在治疗时，应注意保护患者面、颈、胸、生殖器等部位，特别是在进行天然海沙浴时，应注意保护头部。

第十六章

1．物理因子治疗处方有什么基本内容和基本要求？

物理治疗处方的基本内容应该包括：物理因子治疗的种类、治疗部位、治疗剂量、治疗方法、治疗频次、疗程及示意图等。

物理因子治疗处方的基本要求：

（1）针对患者具体病情选择物理因子治疗的种类，选择一个治疗因子。

（2）选择物理因子治疗的规格。

（3）选择物理因子治疗的部位：书写治疗部位时应该尽量具体明确，按照解剖学名称详细记载肢体的左、右侧，远、近端，必要时还需注明距体表解剖标志的距离、治疗面积的大小，同时在示意图上用图示标明。

（4）选择物理因子治疗的方式，包括治疗方法、治疗剂量和治疗频次。

（5）用图示准确标明治疗部位和治疗方法。

2．怎样确定物理因子治疗的方式？

确定物理因子治疗的方式包括确定治疗方法、治疗剂量和治疗频次。

（1）治疗方法：同一种物理因子在治疗时可以根据病情的需要采用不同的治疗方法和方式。医生在开具治疗处方时应注意不同治疗方法对不同疾病产生的不同的作用，操作者应充分理解医师在治疗处方中所开具治疗方法的主要目的。

（2）治疗剂量：同一种物理因子在治疗时根据病情的需要所采用的不同治疗剂量。

（3）治疗频次：要在治疗处方中标明治疗的频次。一般治疗是每日1次，反应强的治疗可以隔日1次，部分治疗也可以每日2次。同时进行两种以上物理因子治疗时，一定要标明治疗的先后顺序，还需标明总体治疗次数和疗程中间应复诊的时间。

3．在选择治疗的物理因子时应该注意什么？

在选择物理因子的时候，不但要根据患者的病情而且还应该对患者的性别、年龄、生活习惯、身体状况以及对物理因子作用的反应能力进行综合考虑。一般而言，应该注意以下几点：

（1）分清主次：在明确诊断的前提下，要弄清楚疾病所处的阶段及该阶段所存在的主要问题。特别是当患者存在多种疾病时更应该分清主次找出主要矛盾，针对主要矛盾采取相应的治疗。

（2）标本兼顾：根据患者疾病本质和症状表现，同时考虑局部治疗与整体治疗的关系，做到标本兼顾。

（3）综合治疗：选择物理因子时要注意作用方式、部位、强度、时间、频次和治疗的疗程，同时应考虑到所选择的物理因子之间是否存在作用相互协同或相互拮抗的关系，进行合理的综合治疗。

1. 陈健.物理因子治疗技术学习指导及习题集.北京:人民卫生出版社,2010.

2. 陈景藻.现代物理治疗学.北京:人民军医出版社,2001.

3. 郭新娜,汪玉萍.实用理疗技术手册.第4版.北京:人民军医出版社,2013.

4. 何成奇,高强.物理治疗实训教程.西安:第四军医大学出版社,2012.

5. 何成奇.物理因子治疗技术.北京:人民卫生出版社,2010.

6. 林成杰.物理治疗技术.北京:人民卫生出版社,2010.

7. 刘晓光.冷疗法在运动医学中的应用.福建体育科技,2006,25(2):26-28.

8. 刘忠良.物理因子治疗技术实训指导.北京:人民卫生出版社,2010.

9. 繆鸿石.电疗与光疗.上海:上海科技出版社,1979.

10. 南登崑.康复医学.第4版.北京:人民卫生出版社,2008.

11. 南登崑.实用物理治疗手册.北京:人民军医出版社,2001.

12. 乔志恒,范维铭.物理治疗学全书.北京:科学技术文献出版社,2001.

13. 乔志恒,华桂茹.理疗学.北京:华夏出版社,2005.

14. 王金田,王德江,杨善芝.临床实用理疗学.沈阳:辽宁科技出版社,1995.

15. 王茂斌.康复医学.北京:人民卫生出版社,2009.

16. 伍贵富,杜志民.增强型体外反搏理论与实践.北京:人民卫生出版社,2012.

17. 燕铁斌.物理治疗学.北京:人民卫生出版社,2008.

18. 燕铁斌.康复医学与治疗技术试题解析.北京:人民军医出版社,2009.

19. 燕铁斌.康复医学与治疗技术精选模拟习题集.北京:人民卫生出版社,2011.

20. 张维杰,彭怀晴,蓝巍.物理因子治疗技术.武汉:华中科技大学出版社,2012.

21. 中华医学会.临床技术操作规范(物理医学与康复学分册).北京:人民军医出版社,2004.